- Ludolf v. Krehl (?) S.136
- Buchbesprechung

Kelker
vs. Bayer (Autor)

Polit. Ausführung
naiv
Selbstreflexion

Volksdiabetologe
gelegentlich zu deutlich

regional
→ provinziell

A.M. Diabetologe – kein Literat — ein neuer Kar. Politiker
Ekelhar   Gnomenhaxer
Präsident der DGIV – Klappentext + i. Buch
"jede Hexerei"
Ehrenbriefe & Ordinariam ("Freunde")
Divergens z. Bayer (Franconia) vs. Sywia
NS-Politur sehr oberflächlich – kein Tiefgang
→ nicht ustig da selbst viel Kaufkraft
bemäht → Kleinbürgerideal d. Bevölkerung ↑ + mehr
Spany Vorbild – nicht adäquat – selbe Kritik   erweer
[strikethrough]
Belehrung über DM für uns leicht verständlich
KZ-Mühlberg — wichtig + überzeugend
Heinsle ... ⊕
Gutes Jedediny……
HbA1c! S.105
Zell- u. Gentherapie Hinweis sinnvoll
Rotes
"Freunde"
Replik S. 255

Hellmut Mehnert

Diabetes

–eine lebenslange Herausforderung

Für Rike

Hellmut Mehnert

Diabetes

– eine lebenslange Herausforderung

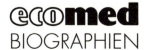

BIOGRAPHIEN

ecomed Umweltinformation
Dieses Buch wurde auf chlor- und säurefreiem Papier gedruckt.
Unsere Verlagsprodukte bestehen aus umweltfreundlichen und ressourcenschonenden Materialien.
Wir sind bemüht, die Umweltfreundlichkeit unserer Werke im Sinne wenig belastender Herstellverfahren der Ausgangsmaterialien sowie Verwendung ressourcenschonender Rohrstoffe und einer umweltverträglichen Entsorgung ständig zu optimieren.
Dabei sind wird bestrebt, die Qualität beizubehalten bzw. zu verbessern.
Schreiben Sie uns, wenn Sie hierzu Anregungen oder Fragen haben.

Die Deutsche Bibliothek – CIP-Einheitsaufnahme

Mehnert, Hellmut:
Diabetes : eine lebenslange Herausforderung / Hellmut Mehnert. – Landsberg : ecomed, 2000 (ecomed-Biographien)
ISBN 3-609-20171-1

Diabetes – eine lebenslange Herausforderung

© 2000 ecomed verlagsgesellschaft AG & Co. KG
Justus-von-Liebig-Str. 1, 86899 Landsberg
Telefon 0 81 91/1 25-0, Telefax 0 81 91/1 25-2 92, Internet: http://www.ecomed.de
Alle Rechte, insbesondere das Recht der Vervielfältigung und Verbreitung sowie der Übersetzung, vorbehalten. Kein Teil des Werkes darf in irgendeiner Form (durch Photokopie, Mikrofilm oder ein anderes Verfahren) ohne schriftliche Genehmigung des Verlages reproduziert oder unter Verwendung elektronischer Systeme gespeichert, verarbeitet, vervielfältigt oder verbreitet werden.
Satz und Druck: Verlagsdruckerei Kessler, 86399 Bobingen
Printed in Germany 820171/1000105
ISBN 3-609-20171-1

Inhalt

Vorwort	9
1. Kindheit und Krieg (1928–1945)	12
Im „Dritten Reich"	12
Schuljahre..................................	14
Der Krieg und seine Folgen	18
2. Zur Historie des Diabetes mellitus	20
Frühzeit und Mittelalter	21
Von Thomas Willis zu Claude Bernard	22
Die Bauchspeicheldrüse im Mittelpunkt	23
Der Weg zum Insulin	24
Insulin in Deutschland	25
Die ersten oralen Antidiabetika	29
3. Nachkriegszeit und Internierung (1945–1948)	30
Krankenpflege und Abitur.......................	31
Verhaftung und Internierung.....................	33
Nach der Entlassung	72
4. Werkarbeit und Studium (1948–1954)	74
Grenzübertritt und Münchner Zwischenspiel..........	74
Als Autoschlosser in Cuxhaven	75
Studienbeginn in München	80
Erste Examina...............................	83
Hochschullehrer	85
Vom Wert der Studentenverbindung	88
Staatsexamen: Prüfer und Prüfling	93
5. Volkskrankheit Diabetes mellitus	100
Warum Volkskrankheit?........................	100
Immunsystem und Typ-1-Diabetes	102
Wie sind die Bedingungen beim Typ-2-Diabetes?	103
Zur Diagnose des Diabetes mellitus	105
Die Therapie des Diabetes mellitus	106
Die Folgeschäden des Diabetes mellitus	108
Die Schulung des Diabetes-Patienten	109

Inhalt

    Sozialmedizinische Probleme 111
    Die Kosten des Diabetes mellitus 112

6. Ausbildungsjahre und erste ärztliche Tätigkeit (1954–1965) 115
    Chirurg im Rot-Kreuz-Krankenhaus 116
    Praxisvertretung Dr. Standl 118
    Universitätspoliklinik: wichtige und schöne Jahre 121
    Der erste Schritt zur Diabetologie 125
    Historie der oralen Antidiabetika 127
    Ein „Versuch" 132
    Die Entscheidung für die Joslin-Klinik 133
    Alexander Marble und Siegfried Thannhauser 146
    Forschungen an der Poliklinik 150
    Schulung – die wichtigste Aufgabe 154
    Kritiken und kritische Situationen 155
    Helmuth Rottenhöfer – im Dienst und im Fasching 158
    Ein besonderes Gutachten 161
    Die Habilitation: Probleme und Erfahrungen 163
    Schwabing kündigt sich an 171
    Der diabetologische Aufbruch 1956 bis 1965 175

7. 1966–1968 – die wichtigsten Jahre 180
    Rike und die Kinder 180
    Dienstantritt in Schwabing 181
    Die weltweit größte Diabetes-Früherfassungsaktion 1967 185

8. Diabetes und Schwangerschaft – eine besondere Herausforderung 193

9. Die Schwabinger Jahre (1966–1993) 202
    Die Münchner Krankenhausreform 202
    Demokratie richtig verstanden 205
    Die Forschergruppe Diabetes 209
    Zukunfts- und Finanzprobleme 212
    Aufgaben und Ziele der Forschergruppe 214
    Otto Wieland 218
    Weitere Schwabinger Aktivitäten 219
    Meine Fakultät 222
    Krankheit, Ärztliche Direktion, Klinische Forschung 225

Inhalt

Schwabinger Festivitäten.......................... 229
Walter Seitz wird emeritiert....................... 232
Der Tod der besten Freunde 236
Eine Festrede..................................... 239
Weitere diabetologische Entwicklungen............. 243

10. Insulintherapie: Forderungen und Fehler............ 246

11. Wichtige Kongresse................................ 254
 1973 Tagung der Deutschen Diabetes-Gesellschaft
    in München................................ 254
 1975 Kongress der Europäischen Diabetes-Gesellschaft
    in München................................ 257
 1976 Kongress der Internationalen Diabetes-
    Vereinigung in New Delhi 259
 1981 Kongress der Deutschen Gesellschaft für Innere
    Medizin in Wiesbaden...................... 261
 1982 Jahrestagung der Deutschen Forschungs-
    gemeinschaft in Bonn 283
 1990 Kongress „Jugend forscht in München"........... 284
 1993 65. Geburtstag und Abschiedsvorlesung von
    Hellmut Mehnert am 27. Februar in München 286
 1998 Wissenschaftliches Symposium anlässlich der
    ersten Verleihung des Hellmut-Mehnert-Preises...... 293

12. Späte Präsidentschaft und andere Aktivitäten 294
 Ziele der Deutschen Diabetes-Union................ 294
 Besuche im Bundesgesundheitsministerium 298
 Weitere Aktivitäten 303

13. Familie, Kollegen, Freunde, Patienten............... 304
 Abenteuer eines Airdaleterriers 305
 Freunde und Kollegen.............................. 307
 Wiederum: Probleme mit der Schwangerschaft 311
 Prominente 315
 Medizinische Raritäten............................ 326
 Gutachten: Probleme mit Ärzten, Anwälten und
 Patienten 329
 Diabetiker – liebenswerte Patienten 332
 Das Münchhausen-Syndrom 333

Inhalt

14. Rückblick und Ausblick 338

    Literatur 350

Vorwort

In einem sehr lesenswerten Buch hat Grete Weil zur Problematik von Autobiographien folgendes geschrieben:

„In einem Fernsehinterview wurde Gräfin Dönhoff gefragt, warum sie sich so lange gesträubt habe, über ihre Kindheit und Jugend zu schreiben und warum sie es dann doch noch getan habe. Sie erklärte, ihr Verleger habe sie dazu gedrängt und schließlich mit der Bemerkung überzeugt: Die Menschen von heute wüssten kaum noch, wie es damals gewesen sei, und die wenigen, die noch lebten und es wüssten, könnten nicht schreiben."

Grete Weil erklärt dann ihre eigene Situation und sagt, dass sie die Herausforderung zu schreiben, mit folgenden Gedanken angenommen habe:

„Nicht ohne Vorbehalte. Ich bin mir der Gefahren einer Autobiographie bewusst. Da ist einmal die Eitelkeit, die jeder, der glaubt etwas zu sagen zu haben, mit sich herumträgt – und die bei einer Autobiographie nach außen gekehrt wird. Da ist überdies die Gefahr, die Prominenten, die man kannte, denen man beggnete, so in den Vordergrund zu stellen, dass schließlich der Eindruck vorherrscht, niemals hätten Nichtprominente im eigenen Leben eine Rolle gespielt. Es entsteht eine Aneinanderreihung von Namen, die wirkt, als würde dem Leser der „Who is Who" zur Lektüre vorgesetzt. Ein anderes Gefahrenmoment: Wie hält es die Autorin mit der Wahrheit? Ich bin eine äußerst unwillige und deshalb wohl auch schlechte Lügnerin. Was ich sage, soll stimmen. Doch inwieweit trügt die Erinnerung? Und sollte man dem Lesenden wie sich selbst zugestehen, dass zu einer Autobiographie auch Dichtung gehört?"

Bis auf den letzten Satz akzeptiere ich alles, was Grete Weil gesagt hat. In einem Buch, in dem aber zwangsläufig auch wissenschaftliche Fragen zur Sprache kommen, sollte bei der Autobiographie die „Dichtung" möglichst nur eine geringe Rolle spielen. Das heißt nicht, dass das Bemühen des Autors um die Wahrheitsfindung immer von Erfolg gekrönt sein wird, wohl aber sollte er sich – und das habe ich mir für dieses Buch vorgenommen – darum bemühen, nicht zu „dichten" und sich dem Ziel des Buches „Diabetes, eine lebenslange Herausforderung" zu stellen. Vom Verlag wurde – wie ich meine zu Recht – gewünscht, dass ich mit diesem Buch eine Art der „erlebten Diabetologie" darstelle. Meine Zustimmung hierzu wurde mir nicht zuletzt dadurch erleichtert, dass ich in der Tat mein Leben in sehr enger Verknüpfung mit den Problemen des Diabetes sehe. Dies gilt nicht nur in familiärer Hinsicht (beide Eltern und ein Großvater hatten einen Typ-2-Diabetes), sondern vor allem auch deswegen, weil ich von frühester ärztlicher Tätigkeit an mit Problemen des Diabetes befasst wurde und in eine Zeit hineinkam, in der die Diabetologie aus verschiedenen Gründen, die es in diesem Buch darzustellen gilt, einen unerhörten Aufschwung genommen hat. Bedenken kommen mir nur insofern, als ich zugegebenerweise meiner Familie einen weitaus höheren Stellenwert in meinem Leben einräume als meinem Beruf. Durch dieses Buch, das sich ganz maßgeblich mit dem Diabetes und meinen Bemühungen darum beschäftigt, könnte deswegen der falsche Eindruck entstehen, dass mir die familiären Freuden weniger bedeutet hätten als die beruflichen Erfahrungen. Dem ist gewiss nicht so. Vielleicht klingt dies auch manchmal an und wird für den Leser erkennbar, wenn ich in kürzeren Abschnitten auf meine Familie zu sprechen komme. Die Gewichtung zu Gunsten der beruflichen Tätigkeit lag eben in der oben skizzierten Aufgabenstellung durch den Verlag.

Ich habe mir insbesondere die Autobiographie meines Freundes Wolfgang Spann zum Vorbild genommen, der in dem sehr lesenswerten Buch „Kalte Chirurgie" in gelungener Weise eine Mischung von eigenem Erleben und fachlicher Problematik der Rechtsmedizin anbietet. Ähnlich bin ich deswegen auch in diesem Buch vorgegangen, indem ich immer wieder in Abwechslung zu bestimmten Abschnitten meines Lebens – von der Schule über die Ausbildung zur Weiterbildung und zur beruflichen Tätigkeit hin – wichtige diabetologische Kapitel eingestreut habe, die dem Leser das Verständnis für die Krankheit und für meine Beschäftigung damit erleichtern sollen. Auch habe ich an manchen Stellen ausführlich Statements oder Reden zitiert, die für die jeweilige medizinische, aber auch allgemein gesundheitspolitische Situation kennzeichnend gewesen sind. Der Leser mag verzeihen, dass ich deswegen fast die gesamte Rede anlässlich meiner Präsidentschaft bei der Deutschen Gesellschaft für Innere Medizin 1981 wiedergegeben habe, weil unter dem Thema „Vom Leben und Leiden unserer Patienten" ein Überblick über die damalige medizinische Situation und insbesondere auch die Krankheitsbilder, die uns besonders beschäftigten, gegeben wurde.

Ich habe mich gern mit der „Volkskrankheit Diabetes" auseinandergesetzt. Volkskrankheit ist deswegen der richtige Ausdruck, weil die Erkrankung häufig ist. Sie hat aber noch andere Eigenschaften, die sie für einen willigen und engagierten Arzt zusätzlich interessant macht: Diabetes ist gut diagnostizierbar, kann gut behandelt werden und hat gravierende Folgeschäden, die man mit adäquater Therapie weitgehend verhindern kann. Das sind alles Eigenschaften, die man nicht von vielen Krankheiten behaupten kann. Ich gebe durchaus zu, dass ich wahrscheinlich ein schlechter Onkologe geworden wäre, da die ungünstige Prognose noch immer bei der Hälfte der Krebspatienten mir die optimistische Anschauungsweise, die ich der Medizin gegenüber habe, sicherlich erschwert hätte. Andererseits habe ich aber die Volkskrankheit Diabetes auch verstanden als das, was mein Freund Ernst Friedrich Pfeiffer einstmals im Scherz meinen Freunden Karl Schöffling, Karl Jahnke und mir als Bezeichnung zudachte. Er sagte „Ihr seid doch alle Volksdiabetologen". Genau das war es aber, was ich immer sein wollte. Ich habe mich bei allem großem Interesse an der Wissenschaft und an der Lehre stets bemüht, die Dinge, wie wir sie erforscht haben und wie wir sie den Studenten und den Ärzten in der Lehre weitergaben, auch den Patienten zu vermitteln. Die Schulung in Gruppen und die individuelle Beratung der Patienten haben meine ärztliche Tätigkeit entscheidend geprägt. Hiermit habe ich sicher einen Großteil meiner Zeit verbracht. Ich habe mich darum bemüht, dass auch aus meinen Mitarbeiterinnen und Mitarbeitern „Volksdiabetologen" geworden sind. Vielleicht kann dieses Buch ein wenig dazu beitragen, dass diese Denkrichtung in der Diabetologie weitere Anerkennung und durch viele Ärzte ihre Fortsetzung findet, die die Medizin um der Patienten willen betreiben wollen.

1. Kapitel
Kindheit und Krieg (1928–1945)

Am 22. Februar 1928 wurde ich als drittes Kind meiner Eltern Dr. med. Manfred Mehnert, Internist, und Frau Annalies, geb. Richter, in Leipzig geboren. Der Tag der Geburt fiel auf den Aschermittwoch, was meine ziemlich abergläubische Großmutter mütterlicherseits zu düsteren Prophezeiungen veranlasste: „Der arme Junge! Wer weiß, was er für Unglück erleben muss!" Um es vorweg zu nehmen: Nach über 70 Jahren stelle ich fest, dass die Voraussage meiner Großmutter im großen und ganzen falsch war und dass ich ein von viel Glück erfülltes Leben führen durfte.

Im „Dritten Reich"

Meine frühesten kindlichen Erinnerungen gehen sogar noch in die Zeit vor 1933, also vor die Machtübernahme Hitlers, zurück; denn ich kann mich noch genau an einen Umzug von Kommunisten mit roten Fahnen in Leipzig erinnern, was natürlich vor 1933 gewesen sein muss. Maßgeblich wurde meine Kindheit durch die folgenden Jahre von 1933 bis 1945 geprägt, über die es hier kurz zu berichten gilt.

Die nationalsozialistische Bewegung beeinflusste damals viele Deutsche und insbesondere das Bürgertum in einem kaum vorstellbaren Maße. Schon der Begriff „Nationalsozialismus" war ja außerordentlich geschickt gewählt, da er sowohl die überwiegend national gesinnten Kreise des deutschen Volkes ansprach als auch seine Zuwendung zum Sozialen, ja zum Sozialismus zu erkennen gab. Diejenigen, die den Versailler Vertrag nach dem Ersten Weltkrieg ablehnten – und das waren die meisten Deutschen – und die sich – zu Unrecht – in der Weimarer Republik als Deutsche nicht genügend vertreten fühlten, wählten ebenso die Nazis, wie es auf jene sozialistisch gesinnten Menschen zutraf, die einen Sozialismus Moskauer Prägung oder auch nur sozialdemokratischer Provenienz aus „vaterländischen Gründen" ablehnten. Hinzu kam, dass unmittelbar nach 1933 die Regierungspolitik gewisse Erfolge zu

Kindheit und Krieg (1928–1945)

verzeichnen hatte, insbesondere mit der Beseitigung der Arbeitslosigkeit und der Wiedergewinnung von ehemals deutschen Gebieten. Das sprach die Leute an und ließ sie trotz der ersten erkennbaren unangenehmen, ja üblen Eigenschaften des Nationalsozialismus dennoch zunächst zu Hitler stehen. In brillanter Weise haben Autoren wie Sebastian Haffner oder Golo Mann die damalige Situation geschildert, aber auch zu Recht darauf hingewiesen, dass der Zeitpunkt für die Machtübernahme für die Nazis Anfang der 30er Jahre besonders günstig lag. So manche Maßnahme – Autobahnbau, Arbeitsdienst – war ja schon in der Weimarer Republik vorgeplant und brauchte von Hitler nur noch vollzogen zu werden.

Ich hatte das große Glück, Eltern zu haben, die uns Kinder liebten, ohne uns zu verhätscheln. Wir Geschwister lernten früh, was Arbeit und Sparen bedeutete, nicht zuletzt, weil es uns die Eltern vorlebten. Die internistische Praxis meines Vaters – 1919 eröffnet – ging dank seiner Leistungen, vor allem als röntgenologisch versierter Internist immer recht gut, war aber natürlich ökonomisch nachteiligen Zeitströmungen – bedingt durch Inflation und Weltwirtschaftskrise sowie durch das generell damals geringe Einkommen der Ärzte – ausgesetzt. Mit einer fünfköpfigen Familie konnte sich mein Vater z.B. ein Auto nicht leisten, so dass wir in den Urlaub – bevorzugt an die Nordsee – mit einem Sonderzug der Reichsbahn fuhren. In unserer großen Leipziger Wohnung waren Praxis und Privaträume getrennt, aber letztlich doch in einem Stockwerk vereint. Dies hatte den Vorteil für die Patienten und den Nachteil für die Familie, dass mein Vater Tag und Nacht erreicht werden konnte, obwohl er als Facharzt eigentlich weniger Hausbesuche zu machen brauchte. Meine Mutter half von Anfang an in der Praxis mit. Sie war Arzthelferin, Sprechstundenhilfe, Haushälterin und nicht zuletzt eine gütige Mutter, die in ihrer Bescheidenheit uns stets ein Vorbild gewesen ist. Vor allem im Krieg bewährte sich das Praxisteam „Vater und Mutter" hervorragend, zumal es ja kaum noch zusätzliches Personal gab. Jedenfalls lag die Last dann vorwiegend auf meiner Mutter, während sie in früheren Jahren noch von einem Kindermädchen und einem Hausmädchen unterstützt worden war. Mit meinen Geschwistern hatte ich ein sehr gutes Verhältnis, obwohl ich als der Jüngste, der Kleinste, natürlich mitunter von den anderen „geknechtet" wurde. Immerhin lernte

1. Kapitel

ich dadurch, mich im Umgang mit der Mitwelt zu bewähren und mich rechtzeitig und effektiv zu verteidigen. Mein Bruder war ein Meister im Erfinden von Spielen und im Übrigen ein für seine Jugend begnadeter Poet, der ganze Theaterstücke für die Familie schrieb.

Mein Vater war ein Mann von deutschnationaler Gesinnung, der relativ früh in die Partei eintrat. Für ihn, der sich später als Arzt wegen der Krankschreibung von Fremdarbeitern vor der Gestapo verantworten musste, war der Niedergang Deutschlands mit dem folgenden Krieg und dem fürchterlichen Kriegsende das niederschmetterndste Erlebnis seines politischen und staatsbürgerlichen Denkens. Ich rechne es ihm hoch an, dass wir Kinder – neben mir der sechs Jahre ältere Bruder und meine vier Jahre ältere Schwester – nicht im nationalsozialistischen Sinne erzogen wurden, sondern immer eine liberale Gesinnung vorgelebt bekamen. Hierfür mögen die sich abzeichnenden Ereignisse wie der Röhm-Putsch 1934 mit der Ermordung vieler Unschuldiger und das abstoßende Juden-Pogrom im Jahre 1938 maßgeblich verantwortlich gewesen sein. Unbeschadet dessen mussten wir alle der Hitler-Jugend beitreten, die ja damals eine Pflichtorganisation war. Ich selbst blieb in dem weniger politisch ausgerichteten Jungvolk, wo ich wie viele meiner Schulkameraden „Führer" wurde, eine Entwicklung, die sich zwangsläufig ergab, wenn man nicht – wie ein Freund es ausdrückte – „von noch Blöderen geführt sein wollte". Die Zeit im Jungvolk verlief ohne Komplikationen, da sich unsere Tätigkeit im Wesentlichen auf Sport, Geländespiele, Bastelarbeiten und Heimatabende beschränkte. Politische Schulungen waren extrem selten und wurden mit Müdigkeit und Gähnen beantwortet.

Schuljahre

Eine wesentliche Rolle für unsere politisch eher indifferente Haltung spielte die Schule. Ich hatte das Glück, als Schüler auf ein angesehenes Gymnasium, die Thomasschule zu Leipzig, zu kommen. Für die Einschulung nach bereits drei Vorschuljahren benötigten meine Eltern das Placet des Sächsischen Kultusministeriums, das persönlich in Dresden eingeholt werden musste. Der Beamte sagte

Kindheit und Krieg (1928–1945)

meiner Mutter in vorwurfsvollem Ton: „Wissen Sie, dass Sie Ihrem Sohn ein Jahr seiner Kindheit rauben?". Zu meinem Glück beharrten aber meine Eltern auf der vorzeitigen Übernahme in das Gymnasium, was später für mich von besonderer Bedeutung war: Konnte ich doch auf diese Weise mein Abitur 1946 noch vor der russischen Internierung machen und nicht erst im Anschluss daran im Jahre 1948, wo die Bedingungen ungleich schwieriger gewesen wären. Die Thomasschule war in Leipzig ein Hort konservativen und liberalen Denkens zugleich. Zu meiner Zeit ab 1937 war noch der berühmte Karl Straube Thomaskantor und leitete die Motetten in der Kirche und die Konzerte des Chors. Als Hitler zu Anfang seiner Regierungszeit u.a. auch Leipzig besuchte, war gerade ein alter Parteigenosse, ein ehemaliger Tischlermeister, Oberbürgermeister geworden. Dieser an sich brave Mann sollte zu Ehren Hitlers die Begrüßungsrede halten. Er legte sein Manuskript auf das Rednerpult im Rathaus und wartete auf seinen Auftritt, der nach einer einführenden Kantate durch den Thomanerchor (bei Gott also kein Nazi-Lied!) stattfinden sollte. Karl Straube breitete die Partitur auf dem Rednerpult aus und nahm am Ende der musikalischen Darbietung die Noten mitsamt dem Manuskript des Oberbürgermeisters mit auf seinen Platz. Das Stadtoberhaupt war völlig verzweifelt. In der freien Rede absolut ungewöhnt, brachte er ohne Manuskript nur einige wenige Sätze zustande, was Hitler – der bekanntlich äußerst nachtragend war – ihm und, wie man meinte, auch Leipzig niemals verziehen hat. Seine Besuche in der „Reichsmessestadt" blieben jedenfalls von da an eine Rarität. Karl Straube fand im Übrigen im Alumnat der Thomas-Schule dann das Manuskript des Oberbürgermeisters unter seiner Partitur wieder. Der Tischlermeister wurde sehr bald abgelöst und durch den großen Carl Goerdeler ersetzt. Goerdeler trat aber nach kurzer Amtszeit zurück, als die Nazis ohne sein Wissen das Mendelssohn-Denkmal vor dem Gewandhaus abrissen, und spielte dann im Widerstand gegen Hitler eine bedeutende Rolle.

Die Lehrer der Thomasschule waren zum großen Teil zwangsläufig Parteigenossen, aber ein wirklich überzeugter indoktrinierter Nazi war nicht unter ihnen. Zwar erinnere ich mich an große Reden des neuen Rektors während des Krieges, die wir Schüler persiflierend wiedergaben („Großes ist geschehen, noch Größeres bahnt sich an, Gewaltiges ist im Gange!"), aber im Ganzen gesehen war der Einfluss der Lehrer auf uns Schüler alles andere als Nazifreundlich. Der Zeichenlehrer Krötzsch malte mit Kreide an der Wandtafel eine sich langsam verflachende Wellenbewegung auf und bezeichnete die Spitzen als Romanik, Gotik, Barock, Rokoko und die ausklingenden, sich verflachenden Wellen am Ende der Zeichnung als den jetzt üblichen „Baracken-Stil". Ein mutiger Mann, der aber niemals von irgendeinem Schüler politische Schwierigkeiten bekam! Ähnliches galt für den Geographielehrer Martin, der im Krieg den Unterricht mit den Worten zu beginnen pflegte: „Meine Herren, unterschätzen Sie die Amerikaner nicht" und dann den Weltatlas aufschlagen ließ, um uns die Größe Deutschlands gegenüber der seiner Kriegsgegner aufzuzeigen. Der von uns allen verehrte Deutsch- und Geschichtslehrer Eichelbaum war Halbjude und konnte als dekorierter Offizier des Ersten Weltkrieges noch längere Zeit an der Thomasschule unterrichten. Erst gegen Ende des Krieges wurde er beurlaubt, erfreulicherweise ohne dass sein Leben gefährdet war.

Beliebtester Jugendschriftsteller war in jenen Jahren in Deutschland nach wie vor Karl May, der als praktizierender überzeugter Christ eigentlich gar nicht den Vorstellungen des „Dritten Reiches" entsprach (und im Übrigen in der nächsten Diktatur auf deutschem Boden, in der DDR, lange Jahre verpönt war). Ich habe die damals erschienenen 65 Bände (von „Durch die Wüste" bis zum „Buschgespenst") alle buchstäblich verschlungen – und eine Menge daraus gelernt. Karl May war ein Meister gelungener Reisebeschreibungen, wobei er offenbar aus den richtigen Quellen zu schöpfen wusste; denn er selbst hatte nur wenige Orte seiner Abenteuer besucht. 50 Jahre später war meine Frau bei einer gemeinsamen Ägypten-Reise sehr erstaunt darüber, was ich von diesem Land wusste („Im Lande des Mahdi", Band 1 und 2) und welche arabischen Vokabeln ich beherrschte. Und noch etwas war bemerkenswert an diesem sächsischen Schriftsteller, der unerschütterlich an die Kraft des Guten glaubte: Trotz der außerordentlichen Spannung, die seine Bücher beherrschte, schilderte er nie Grausames, war sparsam mit Mord und Totschlag und hielt nichts von billigen „Weibergeschichten". Für seinen Helden „Old Shatterhand" hatte er eine medizinisch zweifelhafte, aber sehr effektive Kampfmethode, die „gezielt dosierte Gehirnerschütterung" erfunden, indem dieser seine Gegner mit einem Fausthieb an die Schläfe nur betäubte, aber nicht umbrachte. Wenn der Schriftsteller jemanden sterben ließ – wie seinen besten Freund Winnetou oder das unübertreffliche Pferd Rih (arab. „Wind") von Kara Ben Nemsi (= Karl, Sohn der Deutschen) – dann konnte sich auch ein „tapferer" Junge die Tränen kaum verdrücken. Karl May ist in der modernen Literaturkritik ziemlich umstritten. Ich aber habe viel Vergnügen und Nutzen von der Lektüre seiner Bücher gehabt – und stehe damit nicht allein. Mit Freude habe ich z.b. erfahren, dass einer der bedeutendsten juristischen Ordinarien der Münchner Ludwig-Maximilians-Universität, Roxin, Vorsitzender des Karl-May-Vereins ist und eine brillante Karl-May-Vorlesung gehalten hat, deren Manuskript er mir liebenswürdigerweise zukommen ließ. Doch nun zurück zu den 30er Jahren.

Als im Jahre 1939 der Krieg begann, herrschte keine Begeisterung unter der Bevölkerung. Für uns Kinder bestand daran, dass wir diesen Krieg gewinnen würden, zunächst kein Zweifel, worin wir ja in den ersten Jahren durch die Siege der Wehrmacht auch bestätigt zu werden schienen. Allmählich wurde aber der Ton rauher, die Kriegslage schlechter und die Knechtung bestimmter Kreise unserer Mitbürger unerträglich. Die in Leipzig besonders zahlreichen Juden mussten den Judenstern tragen, ein gelbfarbenes Abzeichen, das sichtbar an der Kleidung angebracht werden musste. Als ich eines Tages in Jungvolkuniform durch die Stadt ging, begegnete mir eine am Judenstern erkennbare alte Jüdin mit einem schweren Gepäckstück. Ich hatte zu Hause gelernt, dass man alten Menschen helfen soll und habe der Frau den Koffer nach Hause getragen. Dies wurde von einem meiner Vorgesetzten beobachtet, der mir darauf die schlimmsten Vorwürfe machte. Ich war einigermaßen verblüfft, da ich für die Unhöflichkeit gegenüber alten Menschen keine Entschuldigung finden konnte. Ich trug den Fall meinem Vater vor, der mir uneingeschränkt Recht gab. Die Sache gab mir aber doch zu denken, und ich glaube, dass ich von Stund an kritischer gegenüber manchen sogenannten Errungenschaften des Dritten Reiches wurde. Probleme mit meinen Vorgesetzten im Jungvolk gab es auch, wenn – wie so oft – der „Dienst" auf den Sonntagvormittag festgesetzt wurde. Hier kollidierte die Pflicht zum Dienst mit meinem wesentlich größeren Interesse für den Fußball. Als Mitglied einer Jugendmannschaft des SC Wacker Leipzig war ich an sich für die Fußballspiele am Sonntagvormittag freigestellt, was aber immer wieder zu Ärger mit den höheren Jungvolkführern führte. Letztlich habe ich mich aber doch durchgesetzt und keines der für mich als Fußballnarr so wichtigen Spiele ausfallen lassen.

Der Krieg und seine Folgen

Am 4. Dezember 1943 wurden weite Teile des alten schönen Leipzigs durch einen englischen Bombenangriff dem Erdboden gleich gemacht. Unsere Jungvolkgruppe war gerade zu einer Wehrertüchtigung abkommandiert und ging in dieser Nacht mit ihrer schrecklichen Feuersbrunst sofort zum Löschen über. 40 Mann gelang es, ein Wohnhaus zu retten, aber Tausende andere Häuser brannten nieder.

Der Krieg forderte auch in unserer Familie seine Opfer. Als erster starb mit 19 Jahren mein Bruder Lothar auf einem Vorpostenboot der Kriegsmarine. Später sollten seine beiden Vettern in Afrika bzw. in Russland fallen. Im Kriege heiratete meine Schwester den von mir menschlich besonders geschätzten Schwager Hans Löblich. Er war als Offizier der Kriegsmarine auf der „Blücher" im Oslo-Fjord untergegangen, konnte sich aber dabei ebenso retten wie später nach einem Flugzeugabsturz. Er schenkte mir mitten im Krieg zwei Paar Boxhandschuhe – ein damals unschätzbares Präsent –, um das ich von meinen Schul- und Sportfreunden rückhaltlos beneidet wurde. Bei der Hochzeit trug er seine Uniform mit einer Art „Admiralshut". Unter meinen Freunden verbreitete sich das Gerücht, dass meine Schwester einen Admiral geheiratet hatte. Ich habe dieser Version möglichst wenig widersprochen.

Nun ging der Krieg mit großen Schritten – aber noch immer zu langsam – dem Ende entgegen. Im letzten Kriegsjahr fielen mehr Menschen in Deutschland an der Front und in der Heimat dem Wahnsinn zum Opfer als in allen Kriegsjahren zuvor. Kaum 17 Jahre alt geworden, wurde ich noch zum Volkssturm eingezogen, um zusammen mit 60- bis 70-Jährigen sowie Altersgenossen von mir Leipzig gegen die anrückenden Amerikaner zu verteidigen. Je-

Kindheit und Krieg (1928–1945)

der fünfte von uns erhielt eine Maschinenpistole und jeder ein Fahrrad, an dessen Lenkstange zwei Panzerfäuste angebunden waren. Diese Panzerfäuste waren bekanntlich Abwehrwaffen gegen feindliche Panzerwagen, die auch von einem einzelnen Kämpfer wie ein Gewehr abgefeuert werden konnten und den Panzer mit ziemlicher Sicherheit vernichteten. Ende April 1945 war es also so weit. Die Amerikaner rückten immer näher an Leipzig heran. Unsere kleine Kampfgruppe war einem Unteroffizier unterstellt, der uns mit ständigen „Absetzbewegungen" zur Innenstadt Leipzigs führte. Dort erklärte er uns mit einem Male, dass der Krieg für uns zu Ende sei; er gäbe uns den dienstlichen Befehl, alle Waffen sofort in die Ruinen zu werfen und nach Hause zu gehen. Wir verblendeten Jugendlichen waren zunächst empört, mussten aber dann dem so klugen Befehl gehorchen, womit der Krieg für uns zu Ende ging. Zehn Tage nach der Besetzung Leipzigs durch die Amerikaner kam die Nachricht vom Tode Hitlers über den Rundfunk. Nun und allerspätestens nun mussten wohl auch die besonders ideologisch Indoktrinierten einsehen, dass der Krieg verloren war.

Wie es damals vor Kriegsende um die Jugend bestellt war, mag daraus hervorgehen, dass ich mich mit einigen anderen meiner Altersgenossen 1944 zu den sogenannten Einmann-Torpedos gemeldet hatte, ein Himmelfahrtskommando, von dem kaum einer, der wirklich zum Abschuss seines Torpedos gegenüber einem feindlichen Schiff kam, zurückkehrte. Nachdem schon der oben erwähnte Unteroffizier am Ende des Krieges für mich ein Glücksfall gewesen ist, war es im Hinblick auf die Einmann-Torpedos die Tatsache, dass die Küsten, von denen dieses Kriegsspielzeug starten konnte, rasch verloren gingen und damit kein Einsatz mehr möglich war. Was hat man als junger Mensch allein mit derartigen Handlungsweisen seinen Eltern für Sorgen bereitet! Ich habe später oft darüber nachgedacht und war dankbar, dass mein Jahrgang und die etwas jüngeren Altersgenossen sich glücklich preisen konnten, nicht früher geboren und zur Schlachtbank geführt worden zu sein.

In den folgenden Kapiteln dieses Buches wird – seiner Thematik entsprechend – viel von der Entwicklung der Lehre um den Diabetes, die sogenannte Diabetologie, und meine Beziehungen dazu die Rede sein. Für meine Kindheit kann ich nur anmerken, dass mein Großvater ein klassisches „metabolisches Syndrom" aufwies, mit

1. Kapitel

hohem Blutdruck, Übergewicht und Diabetes mellitus, der mit Insulin behandelt wurde. Der berühmte Internist Morawitz, Ordinarius der Medizinischen Universitätsklinik in Leipzig, war sein behandelnder Arzt und machte damals – heutzutage eine Unmöglichkeit für einen Lehrstuhlinhaber – noch Hausbesuche. 1936 hatte Hagedorn das erste Insulin mit Depotwirkung zur Verfügung gestellt, das wenig später dann auch mein Großvater erhielt. Diese Reminiszenz mag uns erste Veranlassung geben, in der Geschichte des Diabetes zurückzublättern und die Entwicklung dieser Krankheit bis zur Mitte der 40er Jahre des 20. Jahrhunderts zu schildern.

2. Kapitel
Zur Historie des Diabetes mellitus

Frühzeit und Mittelalter

Um 1550 vor Christus wurde im sogenannten Papyrus Ebers eine Medizin empfohlen, „um die Ausscheidung von zu viel Urin zu vertreiben". Dies dürfte der erste Hinweis auf die Zuckerkrankheit gewesen sein, die zu Recht als „Diabetes mellitus" bezeichnet wurde. Dieser Name beschreibt den Befund der bekannten Harnzuckerausscheidung und besagt, dass eine Harnvermehrung mit süßem Geschmack des Urins bei dieser Krankheit beobachtet wird (griechisch diabainein = hindurchfließen, lateinisch mellitus = honigsüß). Schon im zweiten Jahrhundert vor Christus unterschied Demetrius die Herzwassersucht vom Diabetes als unterschiedliche Form der Wassersucht, während Aulus Cornelius Celsus später die Harnflut beschrieb, bei der große Urinmengen schmerzlos ausgeschieden werden und der Kranke stark an Gewicht verliert. Eine erste zusammenfassende Beschreibung des Krankheitsbildes Diabetes wurde von Aretaios von Kappadokien geliefert, und der berühmte Galen bezeichnete das Leiden im zweiten Jahrhundert nach Christus als Durstkrankheit und als nächtliche Wassersucht. Galen glaubte allerdings, dass dem Diabetes ein Nierenleiden zugrunde liege. Ebenfalls um diese Zeit beschrieb ein chinesischer Arzt eine Krankheit, bei der Durst, vermehrtes Wasserlassen und süßer Urin die Leitsymptome darstellten. Ähnliches berichteten im sechsten Jahrhundert nach Christus indische Ärzte.

Paracelsus (1493–1541) führte die chemisch orientierte Betrachtungsweise ein. Er sah die Ursache des Diabetes im Vorhandensein eines trockenen Salzes, das sich irreversibel an der Niere ablagerte. Er verordnete zur Behandlung Hungerkuren und setzte damit einen Markstein für die Behandlung des Typ-2-Diabetes, der bekanntlich die Zuckerkrankheit der älteren, übergewichtigen Patienten darstellt. Thomas Sydenham (1624–1689) sah die Ursache des Diabetes in einer unvollständigen Verdauung der Speisen, insbesondere der Stärkearten, und in einer Ausscheidung der nicht assimilierten

Bestandteile im Urin. Er empfahl – was später ebenfalls Eingang in die Therapie hielt – eine bevorzugte Eiweißernährung.

Von Thomas Willis zu Claude Bernard

Die Vererbung der Erkrankung wurde erstmals von Richard Morton (1637–1698) beobachtet. Thomas Willis entdeckte im Jahre 1674 den süßen Geschmack des Diabetikerurins, den er als Mischung von Salzen mit Schwefel erklärte. Bemerkenswert ist sein Hinweis auf die Diabeteshäufigkeit in Familien mit hohem Lebensstandard. Schon im Jahre 1682 exstirpierte Johann Conrad Brunner – allerdings unvollständig – die Bauchspeicheldrüse von Hunden. Die Tiere zeigten zunächst großen Durst und vermehrtes Wasserlassen; sie erholten sich jedoch wieder, sodass Brunner die Lebensnotwendigkeit der Bauchspeicheldrüse im Hinblick auf die Verhinderung eines Diabetes verneinte. Dies war natürlich ein Irrtum, weil – wie gesagt – das Pankreas nur unvollkommen entfernt worden war. Michael Ettmüller lieferte die erste Beschreibung unterschiedlicher Diabetestypen im Jahre 1688. Er kennzeichnete diese allerdings nur durch den unterschiedlichen Verlauf einerseits von einem Typ mit großen Mengen dünnen Urins, starkem Durst und raschem Verfall der Körperkräfte und andererseits einem Typ mit weniger großen Urinmengen und langsamerem Krankheitsverlauf: Typ-1- und Typ-2-Diabetes. Auch Morgagni konnte 1771 in seinem grundlegenden Werk über den Sitz und die Ursachen der Krankheiten dem Diabetes noch kein anatomisches Substrat zuordnen.

1774 entdeckte Dobson – in Analogie zu Thomas Willis – den süßen Geschmack des Blutserums von Zuckerkranken. Er gewann bereits durch Verdampfen von Blut und Urin eine süße, zuckerähnliche Substanz. Folgerichtig beschrieb Home 1780 die Gärprobe zum Nachweis des Harnzuckers. 1788 vermutete Cawley eine Beziehung zwischen Pankreasverkalkung und Diabetes – eine erste Bezugnahme des Krankheitsbildes auf die Bauchspeicheldrüse. Rollo und Frank führten 1796 das Beiwort „mellitus" ein. Rollo beschrieb dabei auch den Acetongeruch in der Atemluft der Zuckerkranken und schlug zur Behandlung eine knappe Ernährung vor. Frank unterschied den Diabetes mellitus oder verus vom Diabetes insipidus oder spurius, bei dem bekanntlich nur große Wassermengen, aber kein Zucker ausgeschieden werden. Erste Versuche, Harn- und Blutzucker quantitativ zu erfassen, stammen von Ambrosioni im Jahre 1835. Der große Apollinaire Bourchadat wies zusammen mit Peligot im Diabetikerharn Traubenzucker nach (1838). Trommer und Fehling beschrieben 1841 die nach ihnen benannten Zuckerbestimmungsmethoden im Harn. Claude Bernard wies 1849 Glykogen in der Leber nach und erzeugte durch den „Zuckerstich" im Hirnbereich eine Glucosurie beim Tier. Erneut wurde im Jahre 1897 durch Petters auf die Bedeutung des Acetons bei Diabetikern hingewiesen.

Die Bauchspeicheldrüse im Mittelpunkt

In einer großartigen Doktorarbeit, die im Übrigen – gemessen an ihrem bedeutenden Inhalt – von einer geradezu rührenden Bescheidenheit ist, beschrieb 1869 Paul Langerhans mit dem Titel „Beiträge zur mikroskopischen Anatomie der Bauchspeicheldrüse" die Inselzellen, ohne allerdings ihre Bedeutung zu erkennen. Adolf Kußmaul bezeichnete den Endzustand des Diabetes mellitus mit der Veränderung des nach ihm benannten Atmungstyps, der Apathie und der Bewusstlosigkeit vor dem Tod als „Coma diabeticum" (1874). Eine quantitative Zuckerbestimmung im Urin wurde durch die Entwicklung des Gärungssaccharimeters durch Max Einhorn im Jahre 1888 möglich.

Eine weitere Großtat im Bereich der Diabetologie wurde im Jahre 1889 von Oskar Minkowski und Josef von Mering vollbracht: Sie wiesen im Harn pankreatektomierter Hunde, die die typischen Symptome des Diabetes zeigten, Zucker nach und erkannten damit, dass zur Abwendung eines Diabetes das Vorhandensein der Bauchspeicheldrüse unabdingbar ist. Schon 1892 führten Minkowski und Hedon den Nachweis, dass der Diabetes mellitus pankreatektomierter Hunde durch Implantation von Bauchspeicheldrüsengewebe unter die Haut gebessert werden kann. Languesse vermutete 1893/94, dass die von Langerhans beschriebenen Pankreasinseln, die er jetzt zu Ehren des Entdeckers Langerhans'sche Inseln benannte, ein Sekret produzierten, das wichtige Funktionen im Kohlenhydratstoffwechsel hat. 1895 führte von Noorden die Haferkur in die diätetische Behandlung der Zuckerkrankheit ein und definierte als wertvolle Hilfsrechengröße für die Diät die sogenannte Weißbroteinheit (= 12 Gramm Kohlenhydrate, also z.B. eine halbe Semmel). Als er die bessere Verträglichkeit von Graubrot erkannte, nannte er sie nur noch Broteinheit (BE).

Der Spontandiabetes bei Mäusen wurde 1905 von Cuenot beschrieben. Franz Knoop und Gustav Embden klärten Zusammenhänge zwischen gestörtem Fettstoffwechsel und gleichzeitig alteriertem Kohlenhydratstoffwechsel auf (1905). 1906 forderte Naunyn als Heildiät gegen Diabetes eine streng eingehaltene, knappe Kost und die Einschaltung einzelner Hungertage. Lane und Benley unterschieden 1907 bis 1911 histologisch durch Anwendung spezieller Färbemethoden sogenannte A- und B-Zellen in den Langerhans-Inseln.

Der Weg zum Insulin

Das Jahr 1908 war tragisch: Georg Ludwig Zülzer konnte durch Injektion eines alkoholischen Extraktes aus Kälberpankreas den artifiziellen Diabetes eines Hundes deutlich bessern. Klinische Versuche mussten jedoch abgebrochen werden, da sich bei den Patienten nach Injektion des Extraktes Schüttelfrost, Schweißausbrüche und Tachykardie einstellten. Minkowski – der Chef von Zülzer – verbot daraufhin die weiteren Experimente, deren Nebenwirkungen als Allergie gedeutet wurden. In Wirklichkeit handelte es sich um die ersten Insulin-induzierten Blutzuckersenkungen als Ursache der beschriebenen klassischen Unterzuckererscheinungen. 1909 wurde von de Meyer für das hypothetische, noch unbekannte Pankreashormon der Name Insulin geprägt. Man war sich also damals schon darüber im Klaren, dass dieses so wichtige Hormon seinen Platz in den Langerhans-Inseln haben müsste.

1918 wurden mit Hilfe von Guanidininjektionen im Tierversuch durch Watanabe Blutzuckersenkungen erzielt – Vorläufer der Entdeckung späterer Tabletten, der sogenannten oralen Antidiabetika. Unbestritten ist das Jahr 1921 das größte Jahr der Diabetologie.

Banting und Best gewannen aus dem Presssaft des Pankreas ein blutzuckersenkendes Präparat, das sie Isletin und später nach de Meyers Vorschlag Insulin nannten. Schon am 11. Januar 1922 erfolgte bei dem diabetischen 14-jährigen Leonard Thompson die erste Behandlung mit Insulin: Er erhielt täglich Injektionen eines gereinigten Extraktes aus Ochsenpankreas; sein Zustand besserte sich binnen weniger Tage dramatisch. Der Siegeszug dieses Medikamentes, das zu den wichtigsten der gesamten Medizin zählt, begann also schon wenige Monate nach der Entdeckung durch Banting und Best. Banting und Mc Leod erhielten für die Entdeckung des Insulin den Nobelpreis, den Banting spontan mit dem ihm assistierenden Medizinstudenten Charles Best teilte (1923). Ebenfalls im Jahre 1923 entwickelten Hagedorn und Jensen eine Mikromethode zur Bestimmung des Blutzuckers mit Ferrocyanid. Diese Methode beherrschte die Diabeteskliniken und Praxen bis in die 50er und 60er Jahre des 20. Jahrhunderts und ermöglichte mit den nur geringen benötigten Blutmengen und mit ihrer relativen Genauigkeit der Messergebnisse Patientenkontrollen und Stoffwechselstudien, wie es sie vorher nicht gegeben hatte. Im Jahre 1923 erschien das erste Insulinpräparat in Deutschland im Handel.

Insulin in Deutschland

Wir wollen an dieser Stelle die Geschichte des Insulins in Deutschland bei dem größten deutschen Insulinhersteller, der damaligen Firma Hoechst (jetzt Aventis), bis in die Neuzeit verfolgen: Die erste offizielle Mitteilung über die Einführung von Insulin Hoechst als Medikament findet sich in der „Pharmazeutischen Zeitung" vom 31. Oktober 1923. Der Preis der Insuline war damals nicht niedrig. Der Apotheker verlangte für fünf Kubikzentimeter mit 20 Einheiten Insulin 11,75 Reichsmark. Ausländisches Insulin war aufgrund der Inflation in Deutschland nicht bezahlbar. Der große Minkowski, der dem deutschen Insulinkomitee vorstand, teilte am 11. Dezember 1923 Hoechst mit, dass das Hoechster Präparat von dem Deutschen Insulinkomitee geprüft und empfohlen wurde. Damit war auch offiziell die Insulinbehandlung des Diabetes mellitus mit einem industriellen Insulinpräparat in Deutschland eingeleitet worden. Mit großem Vorsprung ging Hoechst an die folgenden Arbeiten zur Herstellung und zum Vertrieb des Insulins und war damit deutschen Konkurrenten um Jahre voraus. Daneben aber wurde dieses von Diabetikern und Diabetologen herbeigesehnte lebensrettende Wundermittel von Ignoranten und Außenseitern auch bekämpft und verunglimpft.

So wurde etwa in der österreichischen Gesundheitszeitschrift „Die Lebensreform" 1931, Nr. 8, unter dem Titel „Schach dem Insulin" folgender in Auszügen wiedergegebene Artikel veröffentlicht:

„Durch die Presse ging kürzlich die Nachricht, dass in Österreich behördlicherseits das bekannte Diabetespräparat Insulin verboten worden sei ... Jedenfalls aber ist so oder so schon die Tatsache erfreulich, dass ausgerechnet von einer Behörde die Initiative gegen Insulin ausgegangen ist! Das muss man wirklich anerkennen, denn wir wissen ja zur Genüge, wie üppig sonst der Amtsschimmel und wie senil die ganze Instanzenwirtschaft der Behörden im Allgemeinen sich ausnimmt ... Wir, die wir nur der Natur folgen, haben ja schon immer unsere Zuckerkranken ohne Insulin kurieren können. Hoffen wir, dass nun bald auch das Teufelszeug Salvarsan und die tollen ekelhaften Impfseren von einem ähnlichen Verbote getroffen werden."

Probleme bei der Insulingewinnung

Kommentar überflüssig! In den Jahren 1925 bis 1935 ergab sich als wesentliche Schwierigkeit der Insulingewinnung die nicht ausreichende Beschaffung von Bauchspeicheldrüsen, die in Deutschland von kleinen Schlachthöfen geliefert werden mussten. In diesem Punkte konnte Lindner von Hoechst entscheidende Verbesserungen bei der Ausbeute von Insulin initiieren. Schon früh wurden Bemühungen aufgenommen, ein Depot-Insulin zu schaffen. Hier konnte – wie oben erwähnt – Hagedorn Mitte der 30er Jahre einen Durchbruch erzielen. Die Kombination des Insulins mit dem Eiweißstoff Protamin aus dem Sperma verschiedener Fischarten brachte die gewünschte Verzögerung der Insulinwirkung. Die damaligen Protamin-Insuline mussten aber vor der Injektion noch von dem Patienten selbst zubereitet werden. Als von großer Bedeutung erwies sich die Entdeckung, dass das basische Chinolinharnstoffderivat Surfen ein idealer Partner für Insulin ist. Die Diabetologen meiner Generation sind gleichsam mit den Surfeninsulinen aufgewachsen. Abgesehen von gelegentlichen Problemen bei der Hautverträglichkeit ist das Depot-Insulin Hoechst als Surfeninsulin ein hervorragendes und besonders „griffiges" Insulin mit einer für viele Patienten idealen Wirkungsweise gewesen. Während des Zweiten Weltkrieges gab es dann ernsthafte Probleme mit der Drüsenversorgung, da viele Gefrierräume in den Schlachthöfen zerstört wurden und natürlich auch bei dem Mangel an Schlachtvieh weniger Bauchspeicheldrüsen anfielen. Die Tatsache, dass es in den Kriegs- und Nachkriegsjahren nur wenige adipöse, d.h. insulinresistente Diabetiker gab, mag die Versorgung allerdings erleichtert haben (das Gros der Patienten hätte ja bei Übergewicht sonst sehr viel mehr Insulin benötigt). Sehr bewährt hat sich dann das 1951 eingeführte Komb-Insulin, das noch griffiger und schneller wirkte als das „Depot-Insulin Hoechst klar". Für die Vorläufer der intensivierten konventionellen Therapie mit mehreren Spritzen war das Komb-Insulin von besonderem Nutzen. So wurde von mir in den 50er Jahren bei den auf eine gute Diabeteseinstellung besonders angewiesenen zuckerkranken Schwangeren die Dreier-Verabreichung von „Komb früh, Alt mittags und Depot abends" empfohlen. 1967 wurden die Monospezies-Insuline entwickelt. Die Rinderinsulinzubereitungen wurden dabei für die Routinetherapie eingesetzt, die Schweineinsuline waren vor allem Patienten mit Insulinallergie oder Fällen von Insulinresistenz vorbehalten. Die Einführung chromatographischer Reinigungsverfahren in den 70er Jahren führte zu einer stetigen Qualitätsverbesserung der Insuline.

Humaninsulin und Analoga

Die Entwicklung von Synthesemethoden für das Humaninsulin in den 70er Jahren leitete über in eine neue Methode zur Herstellung körpereigener Substanzen. Die Gentechnik kündigte sich an. Insulin ist eines der ersten gentechnisch erzeugten Produkte überhaupt. Die Einbringung der genetischen Information für Humaninsulin bzw. deren beiden Eiweißketten in Plasmide von Colibakterien initiierte die biosynthetische Herstellung des Insulins. Auch Hoechst führte Anfang der 80er Jahre diese neue Technologie in Deutschland ein, konnte aber die Methode zur Herstellung erster Humaninsuline aus politischen Gründen (!) nicht anwenden: Grüne Politiker verhinderten mit abstrusen Argumenten über viele Jahre die gentechnologische Gewinnung von Insulin in Deutschland, obwohl derartiges auf die gleiche Weise gewonnenes Insulin im Ausland erzeugt und in Deutschland verkauft werden konnte. Wahrlich eine besonders originelle Methode zur Vernichtung von Arbeitsplätzen!

Der Rest der Story ist schnell erzählt. 1982/83 hat das Humaninsulin seinen weltweiten Siegeszug angetreten, da seine Verträglichkeit durch kein anderes Insulin erreicht wird. Für die Pumpentherapie wurden spezielle stabilisierte Insuline hergestellt, wobei die kleinste Insulinpumpe der Welt, die H-Tron Hoechst, Maßstäbe in diesem Behandlungsbereich gesetzt hat. Mehr als 20.000 der 200.000 bis 300.000 insulinbedürftigen Typ-1-Diabetiker in Deutschland bedienen sich der Pumpe. Über 85% aller Insulin spritzenden Diabetiker haben sich überdies der Behandlung mit Injektionshilfen vom Typ der Pens zugewandt. Aufgrund der gesetzlichen Voraussetzungen wurde 1993 der erste Versuchseinsatz des biosynthetischen Humaninsulins möglich. Im Juni 1994 erhielt Hoechst endlich die Genehmigung für die biosynthetische Produktion von Humaninsulin. Erst Ende 1996 aber fiel der Entschluss, mit der Zulassung des biosynthetisch hergestellten Humaninsulins dieses auch weltweit einzuführen, was anderen Firmen – wie Novo Nordisk oder Eli Lilly – durch die Produktion außerhalb Deutschlands schon seit vielen Jahren möglich gewesen war.

Durch die Gentechnik ist die Produktion modifizierter Insuline auf einfachem Wege möglich geworden. Inzwischen werden auch Insulinanaloga verwendet, Substanzen, bei denen einzelne Aminosäuren am Insulinmolekül ausgetauscht oder ergänzt werden und die zu einer entweder sehr kurzen (Insulin Lispro bzw. Novo Aspart) oder sehr langen, stabilen Wirkung (Insulin glargin) führen. Auch die Entwicklung eines inhalativen Insulins befindet sich bereits in der klinischen Prüfung.

Die ersten oralen Antidiabetika

Nun aber noch einmal zurück in die 20er Jahre des vorigen Jahrhunderts, nachdem wir uns mit der Geschichte des Insulins um ihrer Kontinuität willen einen zeitlichen Vorgriff erlaubt haben. 1926 führten Frank, Nothmann und Wagner das Diguanidin Synthalin A als erstes orales Antidiabetikum in die Therapie ein. 1929 berichteten Slotta und Tscheche sowie Hesse und Taubmann über die Blutzuckersenkung von Biguaniden, die später eine besondere Bedeutung bekommen sollten. Houssay entdeckte das diabetogene Prinzip der Hypophyse im Jahre 1930: Der Diabetes des pankreatektomierten Hundes kann durch Hypophysektomie gebessert werden. Im Jahre 1936 beschrieb Paul Kimmelstiel zusammen mit Wilson beim Diabetiker eigentümliche noduläre Veränderungen an den Kapillarschlingen der Nierenglomeruli, die nach den Autoren als Kimmelstiel-Wilson-Syndrom benannte diabetische Glomerulosklerose. 1941 erzeugte Ingle experimentell bei der Ratte den Steroiddiabetes durch Injektion hoher Dosen von Cortison. 1942 beobachteten Janbon und Mitarbeiter schwere Hypoglykämien bei der therapeutischen Anwendung des 1941 zu anderen Zwecken eingeführten Sulfonamids IDDT, dessen blutzuckersenkende Wirkung 1942 von Loubatières an die Anwesenheit von Pankreasgewebe gebunden festgestellt wurde. Hierüber wird noch ausführlicher zu sprechen sein.

Schon bis zum Jahre 1945 waren also wichtige Kapitel der Diabetologie geschrieben: Klassifikation, Diagnose, Therapie und Folgeschäden waren in den damals vorgegebenen Grenzen erforscht und bildeten die Grundlage für weitere Erkenntnisse, wie sie in den folgenden Kapiteln immer wieder aufgezeigt werden können.

3. Kapitel
Nachkriegszeit und Internierung (1945–1948)

Der Krieg ging am 8. Mai 1945 zu Ende mit der schlimmsten Niederlage, die wohl je ein kriegführender Staat erlitten hat. Für meine Generation brach eine Welt zusammen. Nachdem wir noch bis in die letzten Kriegsjahre hinein in kindlichem Unverstand an den Sieg der deutschen Waffen geglaubt hatten, kamen jetzt Dinge zu Tage, wie sie in ihrem Ausmaß ganz wenige vorher wussten und kaum jemand vermutet hatte. Ich meine damit nicht allein die militärische Niederlage und die Zerstörung der deutschen Städte – gipfelnd im Bombardement des bis Februar 1945 lange unversehrt gebliebenen Dresden –, sondern ich meine die Aufklärung der entsetzlichen Greueltaten, die an den deutschen und europäischen Juden vollbracht worden waren. Die Bilder von Auschwitz, Dachau und Buchenwald und vielen anderen Konzentrationslagern mussten eigentlich auch den letzten indoktrinierten Nazi überzeugen, dass er mit seinem Glauben Verbrechern aufgesessen war. Das im Krieg beim Auftreten mancher Missstände gebrauchte geflügelte Wort „Wenn das der Führer wüsste" hatte keine Gültigkeit: Hitler war in allem, auch in Anordnung und Vollzug des Völkermordes, immer der Spiritus rector und der Verantwortliche gewesen.

In Leipzig installierte sich – leider nur für kurze Zeit – die amerikanische Militärregierung, die u.a. demokratische Parteien gründen ließ. In den eineinhalb Monaten von Mitte April bis Anfang Juni 1945 fanden sich Männer und Frauen zusammen, um das fortzusetzen, was vor zwölf Jahren unterbrochen worden war, nämlich die Praktizierung der Politik in einem demokratischen Gemeinwesen. Liberale, christlich-demokratische, sozialdemokratische und kommunistische Kräfte fanden sich zusammen und begannen unter Unterstützung durch die Bevölkerung mit den Aufräumarbeiten. Dies galt nicht nur im materiellen Sinne für die Beseitigung der Trümmer in den zerbombten Städten, so auch in Leipzig, sondern vor allem auch für die Beseitigung der Naziideologie, die erfreulicherweise immer mehr an Bedeutung und an Unterstützung durch die Deutschen verlor. Und dann kam die bittere Enttäuschung: Anfang Juli 1945 übergaben die Amerikaner weite

Nachkriegszeit und Internierung (1945–1948)

Teile Mitteldeutschlands – so auch Leipzig – an die Russen, die dafür in Berlin die Errichtung von drei Sektoren der westlichen Alliierten zuließen. Dieser Tausch war in Geheimabkommen schon Monate vorher vereinbart worden und führte zu weitreichenden Folgen im besetzten Deutschland. Die unter den Amerikanern sprießende zarte Pflanze der Demokratie wurde innerhalb kurzer Zeit ersetzt durch ein Regime, in dem im Grunde nur eine Partei – die Sozialistische Einheitspartei – als Zwangsvereinigung von sozialdemokratischer und kommunistischer Partei dominierte.

Krankenpflege und Abitur

Meine Schulzeit war eigentlich 1944 beendet gewesen, als die restlichen Schüler unserer Klasse – im Gegensatz zu mir als Jüngstem waren die meisten schon zur Wehrmacht eingezogen – das Notabitur, den sogenannten „Reifevermerk", erhielten. Da anfänglich noch die Besatzungszonen-übergreifenden gesamtdeutschen Maßnahmen der Alliierten wirksam waren, wurde folgender Beschluss gefasst: Der Reifevermerk hatte in ganz Deutschland keine Gültigkeit als Abitur; die Betroffenen mussten in einem neuerlichen Kurs auf ihrer alten Schule ein „richtiges" Abitur nachmachen.

Bis diese Entscheidung vollzogen wurde, führte ich ein von der Besatzungsmacht und anderen Behörden relativ unbehelligtes Leben. Ich war mit einigen Schulfreunden über mehrere Monate als Krankenpfleger in der Universitätsaugenklinik tätig und wollte dabei in das Fach Medizin ein wenig „hineinschnuppern". Dass ich den Arztberuf ergreifen würde, stand zu diesem Zeitpunkt noch keineswegs fest. Gern wäre ich damals auch Jurist geworden, wenn nicht die durch die Besatzungspolitik und vor allem durch die Sowjets verbogene Rechtssituation dem doch sehr entgegenstand.

Die Augenklinik stand damals unter der Leitung des angesehenen Ophthalmologen Prof. Jess, dessen Sohn ein Klassenkamerad von mir war. Nicht selten kamen in dieser Zeit russische Soldaten als Patienten in die Klinik, die in ihrem Appetit auf alkoholische Getränke leider zum Methylalkohol gegriffen hatten; dieser macht in höherer Dosis bekanntlich blind. Einige Russen hatten sogar den Alkohol getrunken, in dem im Tierkundemuseum Eidechsen und

3. Kapitel

Schlangen aufbewahrt wurden. Jess war Persona grata bei seinen Patienten und erhielt von einem Russen rechtzeitig den Wink, dass die GPU, die russische Geheimpolizei, ihn am nächsten Tag wegen seiner Parteizugehörigkeit verhaften wolle. Mit Rucksack und in Begleitung der Familie überquerte Jess noch am gleichen Abend die Zonengrenze nach Westdeutschland, was damals noch relativ leicht möglich war, und entging so der Verhaftung; er wurde später Ordinarius in Mainz.

Dies war für mich der erste Fall, bei dem ich von der russischen Willkür mit Verhaftungen deutscher Staatsangehöriger hörte. Ich kam überhaupt nicht auf die Idee, dass ein solches Vorgehen auch mich betreffen könnte und blieb weiter in Leipzig. Dafür gab es auch aus dem persönlichen Bereich mehrere Gründe: Zunächst einmal war es natürlich angenehm, in diesen Notzeiten mit wenig Lebensmitteln die väterliche Praxis im Hintergrund zu wissen, bei der doch manche Patienten vom Lande unseren Nahrungsmittelbedarf immer wieder stillen halfen. Zum anderen ging ich damals in die Tanzstunde, eine Tätigkeit, die Monate vorher im Krieg absolut verpönt war. Tragisch war es, als wir in dem Klavierspieler, nach dessen Melodien wir uns bewegten, den alten Musiklehrer der Thomasschule wiedererkannten, der als Parteigenosse aus dem Schuldienst entlassen worden war und sich auf diese Weise seinen Unterhalt verdiente.

Inzwischen kam der Spätsommer 1945, und die Schulen wurden wiedereröffnet. Die Thomasschule war ausgebombt und fand – was uns nicht unangenehm war – ihr Unterkommen in einer renommierten Mädchenschule, dem Max-Klinger-Gymnasium. In der neugebildeten Klasse, die in einem halbjährigen Kurs das Abitur nachmachen sollte, fanden sich die unterschiedlichsten Jahrgänge wieder: Der ehemalige Volkssturmmann saß neben dem ehemaligen Leutnant auf der Schulbank, und alle hatten nur das eine Ziel, möglichst schnell zum Abitur und dann zum Studium zu kommen. Trotz der äußeren Umstände war diese Schulzeit eigentlich sehr unbeschwert und wurde auch nicht durch einen wie auch immer gearteten Leistungsdruck gestört: Unsere Lehrer – die wenigen, die als Nichtparteigenossen noch verblieben waren – machten uns das Leben leicht und ermöglichten uns ein Abitur, das an Simplizität nicht zu übertreffen war. Wir wurden nur in den Fächern

Latein, Englisch und Deutsch geprüft und das auch nur in so freundlicher Weise, dass kein Schüler durchfallen konnte. So ist mir der lateinische Abitur-Text „Die Verschwörung des Catilina" von Sallust als so einfach unvergessen, dass ich zwei Fassungen in der Übersetzung vom Lateinischen ins Deutsche abgab, nämlich eine wörtliche Übersetzung und eine freie. Ende März 1946 erhielten wir das nunmehr endgültige Reifezeugnis, das die Voraussetzung für ein akademisches Studium bildet.

Inzwischen hatte sich in unserer Familie einiges Unerfreuliche ereignet. Mein Vater wurde am 13. Februar 1946 von den Russen verhaftet. Wir erfuhren weder eine Begründung noch den Ort, an den er verbracht wurde. Daraufhin übernahm Prof. Josef Keller, früher Oberarzt bei Morawitz an der Leipziger Universitätsklinik, die Praxisvertretung und wurde nach vier Wochen ebenfalls in unserer Wohnung verhaftet. Als Begründung diente die Tatsache, dass er zusätzlich einen Dienstgrad bei der Hitlerjugend als „Bannarzt" hatte, um alljährlich Tausende von Hitlerjungen zu röntgen. „Du hattest viele Tausend Untergebene, deswegen bist Du so schlimm wie ein General" war die Begründung, die Keller bei der Verhaftung erfuhr.

Verhaftung und Internierung

Die Schulzeit endete am 16. April 1946 mit einem sogenannten Mulus-Ball der frisch gebackenen Abiturienten unserer Schule und der von uns so geschätzten Mädchenschule. Der Ball fand in einer großen Gaststätte in der Nähe unserer Wohnung statt. Während der Veranstaltung ging ich kurz zum Abendessen nach Hause, wo meine Mutter schon auf mich wartete. Wenig später läutete es an der Tür, und ein deutscher Polizist forderte mich auf mitzukommen. Er sagte, den Grund hierfür wüsste er nicht, aber es läge wohl eine Anfrage von den Russen vor. Ich machte mir deswegen keine Sorgen, da ich ein gutes Gewissen hatte: Auch aufgrund der Potsdamer Beschlüsse der Alliierten fielen 17-Jährige mit meinem Dienstgrad im Jungvolk unter eine von allen Besatzungsmächten gebilligte Amnestie. Ich ahnte nicht, dass meine Volkssturmzeit mir als Werwolftätigkeit ausgelegt werden sollte. In der Polizeiwache

3. Kapitel

musste ich übernachten und wurde am nächsten Tag in eines von drei Gefängnissen gebracht, die ich in den nächsten zehn Tagen zu durchlaufen hatte. Hier wurde ich nun erstmals von der russischen GPU, die damals NKWD hieß, vernommen und zwar auf ziemlich unsanfte Weise, nicht gerade mit Folter, aber doch mit Prügeln. Ich wurde dann in das nächste Gefängnis gebracht und kam dann dabei in eine für zwei Mann gedachte Zelle, in der sieben Häftlinge untergebracht waren. Wie sich im Gespräch herausstellte, war in dieser Zelle wenige Wochen vorher mein Vater gewesen, an den sich ein länger Inhaftierter noch erinnern konnte. Schließlich wurde ich mit einigen anderen Häftlingen in ein drittes, zentrales Gefängnis in Leipzig verbracht, von dem am nächsten Tag dann der Abtransport in das Lager Mühlberg an der Elbe stattfand. In diesem Internierungslager blieb ich zweieinviertel Jahre und habe nach der Entlassung als 20-Jähriger einen Bericht geschrieben, den ich mit einigen wenigen Kürzungen als authentisches Dokument meiner Haftzeit hier wörtlich übernehme.

„Am 26. April 1946 schlossen sich die Flügel des mit Hammer und Sichel versehenen Tores des sowjetrussischen KZ-Lagers Mühlberg hinter mir, um sich erst nach fast 27 Monaten, am 14. Juli 1948, für mich und 149 andere Kameraden zur Entlassung wieder aufzutun.

Dieser Tag war zwar der schönste in unserem bisherigen Leben, aber er wurde nicht übermütig und überschwänglich froh begangen, wie wir es uns in den zwei, ja drei Jahren grausamer Haft vorgestellt hatten. Zu sehr weilten unsere Gedanken bei denen, die zurückbleiben mussten, und denen, die niemals wieder zurückkehren würden …

Am 15. September 1945 wurde der erste Transport politischer Häftlinge in das ehemalige Kriegsgefangenenlager gebracht. Am 26. April 1946 lagen bereits über 2000 Tote in den Massengräbern vor dem damals mit 12.000 Mann belegten Lager. Am 14. Juli 1948 hatte die Sterbeziffer die 7000 weit überschritten. Die entstandenen Lücken aber hatte die GPU längst wieder aufgefüllt …

„Dawai, Dawai! Los, los!" Unter diesen Rufen der russischen Bewachungsmannschaften laufen wir 30 Männer und drei Frauen des Leipziger Transportes vom 26. April 1946 mit unserem Gepäck die Lagerstraße entlang. Ich fluche nicht schlecht. In der rechten

Nachkriegszeit und Internierung (1945–1948)

Hand balanciere ich meinen grifflosen Pappkarton mit den nötigsten Sachen, während die linke die Hosen halten muss, da uns im Gefängnis die Gürtel, Hosenträger, ja sogar die Gummizüge aus den Turnhosen weggenommen worden sind, um „Selbstmordversuchen durch Erhängen" vorzubeugen, wie es hieß! Dazu stechende Hitze, die lange Omnibusfahrt im Angesicht der schussfertigen Maschinenpistolen der Rotgardisten in den Knochen und die quälende Ungewissheit des allgemein verrufenen Lagers vor uns! Gott sei Dank, „das Ganze halt!" In Windeseile stürzt sich von den Russen kommandiertes, nur allzu bereitwilliges deutsches Lagerpersonal auf uns und unser Gepäck. Wir werden „geflöht'! Mäntel, Jacken und Stiefel werden beschlagnahmt oder gegen altes Zeug eingetauscht.

Nun werden wir in die Quarantänebaracken geführt. Was, in diesen Ställen soll ein Mensch leben? Die „Alten" die schon einen ganzen Winter darin verbracht haben, schmunzeln vielsagend ob unserer Verwunderung. Links und rechts an den Wänden befinden sich durchgehende Holzpritschen ohne Stroh; in der Mitte ein Ofen, der in einem Winter den für 250 Menschen bestimmten Raum niemals würde aufheizen können. Doch wer denkt jetzt schon an einen Winter! Im Herbst sind wir doch bestimmt längst wieder zu Hause. Die alten Lagerhasen sagen doch selbst, dass man von einer bevorstehenden Entlassung spricht.

Oh, wir harmlosen Gemüter. Damals kannten wir sie noch nicht, die Herren mit den grünen Militärmützen und Aufschlägen: GPU.

Wir konnten daher auch nicht ahnen, dass diese Gerüchte nur zur Aufrechterhaltung der Ordnung von ihnen selbst in die Welt gesetzt worden waren!

Gewitzigt durch meine Gefängniserfahrungen, frage ich einen „Alten': „Was gibt's denn hier zu essen?" Die Antwort ist zufriedenstellend, wir sind gerade in eine günstige Periode hineingekommen: Täglich gibt es 600 g Brot, 15 g Zucker, 2-mal 3/4 ltr. Graupen, gelegentlich mit Fleisch oder Öl, aber stets mit der ominösen „Pülpe" gedickt.

Letzteres ist ein Restprodukt der Kartoffelschale, das selbst die Schweine, für die es ursprünglich gedacht war, verschmähten!

Ein tragikomischer Zufall will es, dass ausgerechnet der Direktor der mitteldeutschen Fabrik, in der das Zeug hergestellt wurde, ebenfalls als Internierter im Lager Mühlberg gefangen ist. Er, der

3. Kapitel

über die Zusammensetzung betimmt informiert war, hat seine „Pülpe", nie angerührt – das sagt wohl genug! „Wie ist der Tagesplan?" ist meine nächste Frage. „Der ist in der Quarantänezeit ganz gemütlich, da Ihr ‚Neuen" noch nicht zu Arbeiten innerhalb des Lagers herangezogen werdet." „Briefverkehr mit den Angehörigen?" Ein müdes Lächeln des ‚Alten" ist die Antwort. So etwas hat es nie gegeben! Papier, Bleistifte und Messer sind abzugeben. Desgleichen Schmuck, auch Eheringe und Uhren, – zur Anschaffung von Medikamenten für das Lazarett – heißt es. Doch das glauben selbst wir ‚Greenhörner" nicht. „Gibt es Ungeziefer hier?" „Und wie, besonders Flöhe in jeder Menge!" Na, das sind ja nette Aussichten. Unter diesen Gesprächen wird es schnell Abend.

Stur rollen die ersten Tage ab. Ich frage nach Herrn Prof. Keller aus Leipzig. Jawohl, der ist auch hier, wird mir gesagt. Ich bitte einen Kameraden, ihn von meiner Anwesenheit zu verständigen. Wenig später treffe ich mit ihm zusammen. Prof. Keller führte nach der Verhaftung meines Vaters im Februar einige Tage unsere Praxis, um dann auch „abgeholt" zu werden. Hier treffe ich ihn nun wieder. Er ist von kleiner Statur, etwas dick, aber sein Kopf mit der hohen Stirn und den grauen, klugen Augen verraten sofort den hochintelligenten Menschen. Ich kenne ihn von Leipzig her nur sehr flüchtig.

Er duzt mich, da dies Befehl für das ganze Lager ist. Erst kommt es mir komisch vor, aber schließlich sage ich auch „Du" zu ihm.

Ich kann ihm berichten, dass seine Familie durch einen glücklichen Zufall über seinen derzeitigen Aufenthaltsort informiert ist. Das ist für ihn eine gewisse Beruhigung. Damals konnte ich noch nicht ahnen, dass dieser Mann in den kommenden Jahren wie ein Vater an mir handeln und mir das Leben retten würde. Aus den Tagen werden Wochen. Ich bin inzwischen Sanitäter geworden, sogenannter Verbindungssanitäter zwischen der Quarantäne und dem übrigen Lager. Ich habe die Kranken der Neuankömmlinge in die Ambulanzen zu führen oder ins Lazarett einzuweisen. Diese Beschäftigung hat manche Vorteile. Ich erhalte einen zusätzlichen Leistungszuschlag bei den warmen Mahlzeiten, zumal ich mit meinen 18 Jahren noch als Jugendlicher gelte. Außerdem darf ich aufgrund meiner Sanitäterarmbinde durch das ganze Lager gehen. Der gewöhnliche Sterbliche darf das nämlich nicht. Oh nein, er muss sich stets in seiner Zone aufhalten, von denen es insgesamt sechs

Nachkriegszeit und Internierung (1945–1948)

gibt, und die von deutscher Lagerpolizei streng bewacht werden. Brüder, Söhne und Väter sehen sich oft wochenlang nicht, obwohl sie hinter denselben Stacheldrahtzäunen gefangen sind. Von den weiblichen Internierten sind wir durch einen besonderen Zaun und eine Postenkette getrennt. Nur im Lazarett, in der Wäscherei und im Theater sind Frauen beschäftigt.

Ein Reichsgerichtsrat, ein alter Herr aus Leipzig, den ich öfters zur Behandlung in die Ambulanz bringe, sagt mir eines Tages. „Junge, wenn Du hier Augen und Ohren aufmachst, kannst du mehr lernen als Dir irgendwo anders geboten werden könnte. Dieses Elendslager ist ein Extrakt des Weltgeschehens. Es ist ein Staat für sich mit einer tyrannischen Oberschicht, verkörpert durch die deutsche Lagerführung mit Postenjägerei, Intrigen, kurzum mit allem, was Dir im Alltag der Freiheit nur nicht so krass vor Augen gehalten wird. Letzten Endes gleicht aber eines dem anderen erstaunlich und erschreckend." Der 65-jährige kluge Jurist hat den Nagel auf den Kopf getroffen. Das wird mir von Woche zu Woche, von Monat zu Monat klarer. Eine dünne Oberschicht von meist ehrlosen Burschen hat mit Einverständnis der Russen alle Macht in der Hand.

Der Oberleiter, der Diktator Mühlbergs, Walter Haller, hat praktisch unumschränkte Befehlsgewalt. Wir müssen ihn und seine Helfershelfer, die durch rote Armbinden gekennzeichnet sind, mit militärischer Ehrenbezeigung grüßen und aufstehen und „Achtung" rufen, wenn einer der „Rotschwänzchen', wie sie im Volksmund heißen, die Baracke betritt. Haller selbst wohnt in einem beinahe komfortablen Zimmer in der Stabsbaracke. Es ist reich mit Gegenständen ausgestattet, die in den Werkstätten des Lagers hergestellt wurden. Er verteilt großzügig Nachschlagszettel, aufgrund derer seine besonderen Schützlinge an den Küchen eine Extraportion Essen empfangen können. Noch großzügiger ist er allerdings im Verteilen von Strafen und Verboten. Wegen nichtiger Vergehen lässt er Frauen, Männer, Knaben oft wochenlang im Bunker einsperren oder steckt die straffälligen Männer in das sogenannte „Jauchenkommando". Dies ist die gefürchtetste Arbeitsabteilung überhaupt. In große Fasswagen müssen die Ärmsten die Jauche aus den Latrinen schöpfen und vor dem Lager in Schleusen ausleeren. Der Oberleiter, der anscheinend in seiner Vergangenheit mit der Justiz auf Kriegsfuß stand, pflegt neu eingelieferte Juristen prinzipiell diesem

3. Kapitel

Kommando zuzuteilen. 38 Reichsgerichtsräte, meist hochbetagte alte Herren wurden im Laufe der Jahre nach Mühlberg gebracht. Im Juli 1948 lebten – nicht zuletzt durch Hallers Schuld – noch drei!

Ein Dorn im Auge des Tyrannen ist auch die bevorzugte Stellung des Lazaretts. Hier hat der russische Majorarzt ein Machtwort gesprochen und den verantwortlichen Ärzten, dem Lagerarzt Prof. Dr. Eufinger und seinem Stellvertreter Prof. Dr. Keller, besondere Befugnisse eingeräumt, die dem Oberleiter immer wieder Anlass zu Wutausbrüchen geben.

Ein ganz übler Bursche ist auch ein gewisser Boris, der eine Zwischenstellung zwischen deutscher und russischer Lagerleitung innehat. Boris ist an sich auch nur ein politischer Häftling, wird aber wegen seiner russischen Sprachkenntnisse bevorzugt und leitet den Arbeitseinsatz innerhalb des Lagers. Brutal schlägt er auf die halbverhungerten Menschen ein, wenn sie nicht schnell genug arbeiten! Doch eines Tages erreicht ihn die gerechte Strafe des Schicksals. Die Russen selbst finden in seiner Vergangenheit einige dunkle Punkte, wie Misshandlung von Kriegsgefangenen und verurteilen ihn zu Zwangsarbeit in Russland.

Im Lager gibt es inoffiziell statt der Geldwährung die Brotwährung. Für Brot oder Zucker kann man alles haben. Viele, die gut ausgestattet nach Mühlberg kamen, verkaufen nach und nach ihre Sachen gegen Lebensmittel in der Hoffnung, noch vor Einbruch des Winters entlassen zu werden. Die Oberschicht deckt sich dementsprechend mit Anzügen, Mänteln, Wäsche, Schuhen etc. ein. Für sie bedeuten ja drei Tagesrationen Brot, für die man beispielsweise ein Oberhemd von irgendeinem armen, hungrigen Teufel erwerben kann, praktisch nichts. Gottlob, dass es auch noch ein paar anständige Kerle unter ihnen gibt! „Ein Staat für sich', an diese Worte des alten Herrn muss ich stets denken, wenn ich durch das Lager gehe.

Da gibt es die Schuster, die fast ohne Material unsere Schuhe wieder zusammenflicken, die Schneider, die Schlosser, die Dachdecker, den Schornsteinfeger, die Köche, das Kohlenkommando, die Verwaltung, das zahlreiche Sanitätspersonal, die einzelnen Stäbe der Barackenführungen, die Fleischer, die Bäcker, die Lagerpolizei, die „Gestapo" (die geheime Lagerpolizei), die sich besonderer Unbeliebtheit erfreut, die Russenhandwerker, die ausschließlich für Russen arbeiten, die Friseure und nicht zuletzt die Künstler, die

Nachkriegszeit und Internierung (1945–1948)

im Lagertheater ihr Bestes tun. In den Vorstellungen der sog. „Kulturellen Sektion" sind fast jedes Mal auch Russen anwesend. Erste Kräfte deutscher Bühnen sind ja hier unfreiwillig versammelt und helfen, den grauen Lageralltag zu verschönen. In den ersten Wochen kostet mich jeder Theaterbesuch große Überwindung. Zu hart kommt es einem an, wenn man bei Wagners Musik oder Gogols „Heirat" auf unbequemen Holzbänken sitzt und in Gedanken doch stets bei den Lieben daheim ist. Doch es ist erstaunlich, wie schnell man abstumpft. Bald werden mir die Theaterbesuche die schönste Entspannung, und ich kann mich auch auf die gebotenen Stücke konzentrieren, ohne von trüben Gedanken befallen zu werden.

Es wird allmählich Sommer. Im Lager entsteht Unruhe, Gerüchte schwirren mehr denn je umher. Alle wissen, dass „sich irgend etwas tut'. Und richtig, eines Tages werden ca. 900 Arbeitsfähige von einem russischen Oberstarzt, der allgemein nur „der Knebelbart" genannt wird, ausgemustert. Das sieht nicht nach Entlassung aus. In kurzer Frist werden die meist jungen und kräftigen Kameraden in den Quarantänebaracken zusammengezogen, sorgfältig nach verbotenen Gegenständen durchsucht und am 9. Juni in aller Frühe aus dem Lager geführt. Später erfahren wir durch Zufall von einem gesprächigen russischen Posten, dass die Bedauernswerten, in Güterwagen zusammengepfercht, zur Arbeit nach Russland gebracht worden sind.

Im Juli werden die Quarantänebaracken abermals gefüllt, diesmal mit über 2000 Mann. Meist sind es alte, schwache Männer, die keine oder nur eine sehr niedrige Stellung in den sog. Wehrverbänden, wie SA, NSKK, Volkssturm etc. innehatten. „Das ist der Beginn der Entlassung!" jubeln die Glücklichen und trösten gleichzeitig die anderen. „Aber ihr kommt bestimmt auch bald an die Reihe!" Eines Tages werden sie abtransportiert, nach dem Entlassungslager Frankfurt an der Oder, wie es heißt. Drei Tage später steht der gesamte Transport wieder vor den Toren Mühlbergs! Man hatte die Ärmsten unter unmenschlichen Bedingungen in Waggons nach Frankfurt gebracht, die von den Strapazen und der glühenden Hitze völlig erschöpften Menschen dort ausgeladen, ihre Namen verlesen, ca. 120 Mann nach uns unverständlichen Gesichtspunkten herausgesucht und den „Rest" wieder zurückgeschickt. Welchen Sinn diese Aktion

3. Kapitel

haben sollte, konnten wir nie ergründen. Wer könnte auch behaupten zu wissen, was sich im Inneren der bolschewistischen Sphinx abspielt?

Anfang August herrscht abermals große Aufregung im Lager. Alle ehemaligen Offiziere werden herausgesucht und am 8. August mit unbekanntem Ziel abtransportiert. Nun glaubt schon niemand mehr an eine baldige Entlassung. Der größte Teil der annähernd 1200 Mann wurde, wie es sich später herumsprach, in Kriegsgefangenenlager nach Russland gebracht, wo es den meist ziemlich alten Herren weit besser erging als in dem Elendslager Mühlberg.

Ich kann mich in diesen bewegten Wochen über Beschäftigungslosigkeit nicht beschweren. Immer muss unser Barackenstab, bestehend aus dem Barackenältesten, seinem Stellvertreter, dem Fourier, dem Schreiber, dem Melder und den zwei Sanitätern, die durch die vielen Neubelegungen ziemlich ramponierte Baracke säubern und in Ordnung bringen.

Zwischen den einzelnen großen, von Mühlberg abgehenden Transporten kommen auch ständig kleinere Gruppen von neu Verhafteten in die Quarantäne. Ich stürze mich förmlich auf jeden Leipziger, der dabei ist, wozu ich besonderen Grund habe. Als ich verhaftet wurde, war auch mein Vater aufgrund falscher Beschuldigungen noch in GPU-Haft. Hier treffe ich nun viele, die mit ihm kürzere oder längere Zeit in einer Massenzelle zusammen gewesen sind. Ein Kamerad erzählte mir, dass mein Vater, der durch einen bestochenen Wärter mit meiner Mutter in brieflicher Verbindung stand, bei der Nachricht von meiner Verhaftung einen Nervenzusammenbruch erlitten hat. Ich zermartere mich förmlich vor Schmerz und Heimweh nach meinen so schwergeprüften Eltern.

Endlich, endlich erhalte ich im August durch einen Neuankömmling die ersehnte günstige und glaubhafte Nachricht, dass mein Vater aus seiner Zelle entlassen worden sei. Dadurch, dass später eingelieferte Häftlinge sich alle nicht an die von mir genau beschriebene Person meines Vaters zu erinnern vermögen, gewinnt die Nachricht noch an Glaubwürdigkeit. Ich bin nun einigermaßen beruhigt. Nur möchte ich jetzt auch meine Eltern über mein derzeitiges, doch immerhin erträgliches Schicksal aufklären. Ich versuche durch sog. sichere Gewährsleute kleine Briefe hinauszuschmuggeln.

Nachkriegszeit und Internierung (1945-1948)

Wohl ein Dutzend dieser Art mögen es im Laufe der Jahre gewesen sein – nicht ein einziger jedoch hat meine Eltern erreicht.

Wir haben einen knallig heißen Sommer in diesem Jahre! In den Baracken ist es vor Hitze und Ungeziefer nicht auszuhalten.

Ich leide an einer Hautkrankheit, der Pyodermie, bedingt durch die einseitige Ernährung und die vielen im Schlaf aufgekratzen Flohstiche. Zur Behandlung begebe ich mich zu Prof. Keller, der mich bisher in regelmäßigen Abständen aufgesucht hat, um sich nach meinem Befinden zu erkundigen. Er ist beruhigt, dass ich einen für Mühlberger Verhältnisse recht ordentlichen Posten erhalten habe.

Mit seinem Helfer („Melder") Manfred freunde ich mit gut an. Er ist gleich mir 18 Jahre alt und ist als „Werwolf" verhaftet worden, weil er – wie alle seine Altersgenossen – in einem Lager vormilitärisch ausgebildet worden ist.

Meine allmorgendlichen Besuche in der Ambulanz werden mir allmählich zur lieben Gewohnheit. Still setze ich mich im Untersuchungsraum in eine Ecke und sehe dem jeweils untersuchenden Arzt zu. Merkwürdigerweise duldet man mich in den sonst streng abgeschlossenen Räumen, vor allem wohl, weil ich mich durch einige Handgriffe nützlich zu machen verstehe.

Da, plötzlich Anfang September, als es keiner erwartet, kommt die große Sensation. Wahr und wahrhaftig beginnen die Entlassungen.

Stabsmelder, die die zackige Prätorianergarde Hallers verkörpern, sind es, die in die Baracken laufen und die einzelnen Kameraden aufrufen. Misstrauisch nach den ersten schlimmen Erfahrungen dieses Sommers nehmen die Betroffenen die Nachricht entgegen, überglücklich fallen sie sich in die Arme, als tatsächlich die ersten 50 Mann nach Empfang des Marschproviants das Lager als freie Menschen verlassen dürfen. 150 sind es am ersten Tag, 100 am zweiten, 50 am dritten, am vierten aber ist schon Schluss. Aus! Unerbittlich schließen sich die Tore, um sich erst nach fast zwei Jahren wieder aufzutun. Das Schicksal von Tausenden, die die nun folgende Zeit nicht überleben sollen, ist nun besiegelt. Doch wer dachte damals an so etwas; sicher ist dies nur eine kleine Stockung, eine Verzögerung ...

Als aber Woche um Woche vergeht und sich nichts ereignet, da müssen selbst die größten Optimisten erkennen, dass es wieder

3. Kapitel

nichts mit der großen Entlassung gewesen ist. Im Oktober wird der Rest der bisher wegen Unabkömmlichkeit reklamierten Offiziere, sowie ein Teil der Arbeitsfähigen abtransportiert, über 100 Ärzte waren im Frühjahr noch in Mühlberg, jetzt sind es nur noch 32! Das ist wenig, viel zu wenig für ein so großes Lager von 10.000 meist alten und gebrechlichen Menschen. Auch in der Ambulanz tritt dadurch ein Wechsel ein. Die innere Abteilung muss neu besetzt werden. Zur Überraschung aller entschließt sich der Oberarzt Prof. Keller, den jüngsten Arzt, Dr. Bekkering, einen Holländer, mit diesem wichtigen Posten zu betrauen. Gewiss, der energische Blonde hat sich durch entschlossenes und kluges Verhalten bisher viel Achtung und Sympathien erworben, aber ob er dieses enorme Pensum bewältigen kann, erscheint immerhin fraglich. Doch Prof. Keller wird schon wissen, was er tut!

Als ich am nächsten Morgen wieder wie gewöhnlich nach Erledigung meiner dienstlichen Geschäfte mich in meinen Winkel in der Ambulanz zurückziehen will, bedeuten mir meine Freunde vorsichtig, meines Bleibens würde wohl hier nicht mehr lange sein. Auf meine erstaunte Frage, was dies denn zu bedeuten habe, sagen sie, dass der neue Ambulanzarzt Dr. Bekkering ihnen unmissverständliche Anweisung über den Aufenthalt in den Diensträumen gegeben habe. Kurz gesagt, sie befürchten, er würde mich hinausschmeißen.

Ich will es darauf ankommen lassen. Pünktlich 9 Uhr erscheint Dr. Bekkering zur Sprechstunde, nachdem er vorher schon in zwei Invalidenbaracken Visite abgehalten hat. Flüchtig überblickt er den Raum, setzt einen Gerüchte-kolportierenden Sanitäter an die Luft, sieht mich in meiner Ecke und stutzt. Er fragt, wer ich sei, und was ich hier wolle.

In kurzen Worten schildere ich ihm, dass ich Medizin studieren wolle und nun hier mit Genehmigung der bisherigen Ambulanzärzte durch Zusehen und Zugreifen einiges gelernt hätte und auch gern noch mehr lernen wollte. Tiefe Stille herrscht im Raum. Der Schreiber Martin, der gleichzeitig Küchensanitäter ist, kaut nervös an seinem Federhalter. Es täte ihm leid, wenn ich aus diesen Räumen verbannt würde. Wir zwei sind gute Freunde geworden in den letzten Monaten, er, der Freiberger Jurist und ich, der Leipziger Abiturient.

Da löst ein kurzes „Nun gut, meinetwegen" des Doktors die allgemeine Spannung. Ich atme erleichtert auf: „Danke, Doktor!"; aber

Nachkriegszeit und Internierung (1945–1948)

dieser hört schon gar nicht mehr zu, sondern lässt die ersten Patienten hereinrufen. Nachdem er seinen ersten arbeitsreichen Vormittag in der Ambulanz hinter sich gebracht hat, komme ich durch Zufall mit ihm ins Gespräch. Ich erzähle ihm, wie man mich in Leipzig verhaftet hat als „werwolfverdächtigen Spion der Westmächte", weil ich einer anglophilen Gruppe der CDU (Christlich-Demokratische-Union) nahestand.

Dr. Bekkering lächelte grimmig. Auch er hat seine Erfahrungen mit der GPU gemacht. Er hat in einem der verrufensten Dresdner Gefängnisse mehrere Wochen unter den schlimmsten Bedingungen zugebracht.

Es beginnt in Mühlberg ungemütlich zu werden. Der Herbst meldet mit kalten Stürmen einen frühen und harten Winter an. Die russischen Posten auf den acht Wachtürmen rund um den sechsfachen Stacheldrahtring bedauern jetzt sicher sehr, dass sie im Sommer wegen der großen Hitze die Glasscheiben einfach herausgeschlagen haben. Tief vermummt leisten sie ihren vierstündigen harten Dienst.

Aber noch viel unangenehmer meldet sich für uns Häftlinge der nahende Winter. Es ist nicht nur die kalte Witterung, die uns in unseren Baracken zu schaffen macht. Vielmehr sind es erneute Verbote und Anordnungen der Russen, die unsere Lage verschlimmern. Ab sofort wird im Lager statt einmal, zweimal täglich Zählappell durchgeführt. Ein Sergeant hat die Front abzuschreiten, ein deutscher Lagerführer und ein Dolmetscher helfen ihm beim Zählen. Oft dauert es Stunden, bis die schwierige Prozedur vorgenommen ist. Die ermatteten Menschen fallen um wie die Fliegen.

Doch den größten Trumpf spielen die Sowjets Anfang November aus. In der Nacht vom 3. zum 4. November 1946 wird in allen KZ-Lagern der sowjetischen Besatzungszone Deutschlands ein Befehl bekanntgegeben, dessen Durchführung und Auswirkungen Moskaus Schuldkonto mit weiteren Zehntausenden von Opfern bolschewistischen Terrorsystems belastet. Die Verpflegung aller Internierungslager wird um fast 50% auf einen Satz von nicht einmal 1000 Kalorien gesenkt. Hatten wir bisher mit Galgenhumor gesagt, dass unsere Portionen zum Leben zu wenig und zum Sterben zu viel sind, so gibt es jetzt nur noch eine Lesart: Die Beibehaltung dieses neuen Verpflegungssatzes bedeutet das Todesurteil für alle Inhaf-

3. Kapitel

tierten. Die deutschen Ärzte werden deswegen sofort bei der russischen Kommandantur vorstellig. Sie bitten gleichzeitig um Stroh für die Liegepritschen und um Feuerungsmaterial.

Mit den üblichen Versprechungen werden sie, ohne das etwas geschieht, abgespeist.

Inzwischen hat sich in dem Lager eine vollkommende Veränderung des allgemeinen Stimmungsbildes vollzogen. Eine sog. ganz sichere „Parole", dass wir bis zum 31. Dezember 1946 entlassen sein müssten, weicht der furchtbaren Wirklichkeit. In den ersten Tagen nach der großen Kürzung kann man das Hungergefühl durch vermehrten Schlaf etwas beheben, doch sehr bald ist dies nicht mehr möglich. Ein dauernder, grässlicher Hunger, oft mit starken Kopfschmerzen verbunden, schleicht sich ein. Wie ist doch jetzt unsere Ernährung festgelegt worden? Zum Frühstück gibt es 300 g schlechtes, nasses Brot mit einem Viertel Liter Kaffee oder Wasser.

Zu Mittag: 3/4 Liter wasserklare Kartoffelsuppe mit zwei bis drei Löffeln fester Substanz. 25 g Fleisch stehen an der Tafel angeschrieben – wir finden sie nicht. Zu Abend: 1/2 Liter dünne Graupen oder Hirsesuppe. Winzige Fettaugen lassen die angeschriebenen 12 g Fett ahnen. Alle fünf Tage gibt es außerdem 75 g (lies: 50 g) Zucker.

Das ist alles! Das ist aber in seiner Auswirkung nichts anderes als Mord, kalter, wohlberechneter Mord! Auch unserem kleinen Barackenstab geht es jetzt schlecht. Bisher hatten wir für uns sieben Mann in einem besonderen Kübel Essen empfangen und stets relativ günstig „gefasst". Jetzt aber müssen wir mit anderen Kompaniestäben zusammen empfangen und erhalten auch nicht mehr als alle anderen.

Das mag nur zu recht und billig erscheinen, aber man muss sich vor Augen halten, was für Arbeit und Anstrengungen die Aufrechterhaltung einer ständig die Belegung wechselnden Baracke für den Stab mit sich bringt. Dazu kommen noch die an Idiotie grenzenden Befehle der deutschen Lagerführung. Die Wege zwischen und hinter den Baracken müssen stets nach einem ganz bestimmten Schema gefegt und geharkt sein. Bei Schneefall muss der Schnee auf Tischen und Bänken zu einem bestimmten Sammelplatz wegtransportiert werden. Man bedenke, diese Anordnung kommt von Mitgefangenen, die selbst nicht darben müssen, aber über den Zustand

Nachkriegszeit und Internierung (1945–1948)

ihrer Leidensgenossen bestens informiert sind! Nachdem zuletzt täglich etwa fünf bis zehn Tote von dem Beerdigungskommando in aller Frühe vor das Lager gebracht wurden, steigt die Zahl der pro Tag Verstorbenen jetzt jäh an. 20, 25, 30 sind der Durchschnitt, 40, ja 50 bedeuten keine Seltenheit mehr. Inmitten dieser grausamen Hungerperiode trifft mich ein schwerer Schlag. Laut Befehl der Kommandantur müssen die Quarantänebaracken vorbildlich renoviert, die Belegschaft aber auf ein Mindestmaß verringert werden. Die Stabsbaracke ordnet an, dass u.a. auch ich in eine Stammbaracke verlegt werde. Mir ist zum Heulen zumute, denn das bedeutet die Trennung von den sechs Kameraden, mit denen ich im letzten halben Jahr Freud und Leid geteilt habe, das bedeutet aber auch den Verlust der Sanitäterarmbinde, mit der ich alle Zonentore passieren und die Ambulanz aufsuchen durfte. Schwer geknickt gehe ich am nächsten Tag zum letzten Mal, wie ich meine, zu meinen Freunden in die Ambulanz. Wortlos hört sich Dr. Bekkering meine Klage an. Dann geht er schnurstracks zur Lazarettverwaltung und setzt durch, dass ich sofort als Sanitäter einer neu eröffneten Baracke eingesetzt werde, für die er als Barackenarzt vorgesehen ist. Ich bin einigermaßen beruhigt und getröstet und dem Doktor außerordentlich dankbar. Doch davon will er nichts wissen; fast böse knurrt er, ich solle nicht soviel reden, sondern lieber mein Bündel schnüren und umziehen. Das tue ich nun auch. Die neue Baracke ist vorläufig nur mit einem Stab von sechs Mann belegt. Alle frieren entsetzlich, da uns für den schlechten Ziegelofen, der für die ganze Baracke gedacht ist, kaum 10 kg Kohle am Tag zustehen. Dabei muss man bedenken, dass uns die 250 lebenden „Heizöfen" einer vollbelegten Baracke fehlen. Es ist nur ein Glück, dass wir in einem besonderen Eimer an der Küche Essen fassen und nicht schlecht abschneiden. Das Weihnachtsfest verläuft so auch verhältnismäßig annehmbar.

Die Sowjets meinen es doch wirklich „gut" mit uns! In den Feiertagen wird der Verpflegungssatz erhöht. Es gibt wieder 100 g Brot mehr sowie etwas Kartoffeln und Nährmittel zusätzlich. Das ist ein Tropfen auf den heißen Stein, aber keine Hilfe für halbverhungerte Menschen! Die notwendige Kalorienzahl von 1800 bis 2000 ist bei weitem noch nicht erreicht. Etwa 1300 bis 1400 mögen es jetzt sein. Man hat aber noch eine andere „Feiertagsüberraschung" für uns.

3. Kapitel

Das gesamte Lager wird erneut auf Arbeitsfähigkeit untersucht. Der „Knebelbart" muss diesmal einen sehr strengen Maßstab anlegen, um wenigstens noch 900 Mann ausmustern zu können. Diese werden in die freigemachten, renovierten Quarantänebaracken verlegt, besonders gut verpflegt und sorgfältig eingekleidet. Die Pelzmützen, Filzstiefel und gefütterten Jacken lassen ahnen, wohin die Reise gehen soll!

Im neuen Jahr bekommt das Lager großen Zuwachs. Im Laufe weniger Wochen rollen unaufhörlich Transporte aus anderen aufgelösten Lagern bei uns ein. Die Arbeitsfähigen sind bereits heraussortiert und werden Anfang Februar mit unseren ausgemusterten Leuten abtransportiert. Die Belegschaften der Lager Jamlitz, Ketschendorf und Torgau füllen unseren auf 8000 Mann zusammengeschrumpften Bestand auf über 15.000 wieder auf. Diese Zusammenlegung verschiedener Lager ist ein alter Trick der GPU. Nach außen hin kann mit Fug und Recht behauptet werden: Die Internierungslager X, Y und Z sind aufgelöst worden. Wie sieht aber die Wahrheit aus? Einerseits lohnte es sich einfach nicht mehr, die durch die dauernden Verluste dezimierten Lager in ihrer Gesamtheit aufrechtzuerhalten, andererseits aber konnte man durch die Auflösung derselben irgendein anderes Lager wieder auffüllen und auf die alte Belegstärke bringen.

Doch so etwas pflegt man natürlich der Öffentlichkeit nicht mitzuteilen.

Im Lager steigt jetzt die Sterbeziffer derartig an, dass es selbst der GPU zuviel wird. Fast 1000 Männer und Frauen sind es allein im Monat Februar, die elend umkommen, buchstäblich verhungern und erfrieren. Deshalb richtet man jetzt sogenannte Dystrophikerbaracken ein, deren Insassen vom Arbeitseinsatz befreit sind und auch am Tage auf ihren Pritschen liegen dürfen. Endlich wird nun auch Stroh herangeschafft. Unsere Baracke wird ebenfalls mit Dystrophikern belegt. Es ist ein jammervoller Anblick, diese halbverhungerten abgezehrten, halb vertierten Menschen zu beobachten. Dr. Bekkering, der jetzt in unsere Baracke übergesiedelt ist, hat alle Hände voll zu tun. Doch was vermag ärztliche Kunst, wenn die einfachsten Vorbedingungen für eine Heilung – ein guter Ernährungs- und Körperzustand der Patienten – nicht erfüllt sind. Es ist ein Glück, dass sich unter dem jungen Holländer ein guter Sanitätsstab zusammengefunden hat. Der Oberpfleger ist zwar ein wetterwendischer Geselle, aber wir anderen Pfleger, Walter Müller, Willy Langner und ich harmonisieren um so besser miteinander. Unser Doktor, den ich seit kurzem mit seinem Vornahmen Theo anrede, hat mich außerdem noch zu seinem Schreiber gemacht. Ich bin jetzt dauernd mit ihm zusammen und lerne sehr viel für meinen zukünftigen Beruf. Theo ist ein prächtiger Kerl und setzt sich für seine Sanitäter ein, wo er kann. Immer wieder versucht er unsere kärglichen Arbeitszuschläge erhöhen zu lassen. Mitte Februar besichtigt der Majorarzt unsere Baracke. Er stellt fest, dass sie nicht zur Unterbringung von Dystrophikern geeignet sei, und befiehlt den sofortigen Umzug in eine andere Baracke. Am nächsten Tag findet die für Pfleger und Kranke so anstrengende Verlegung statt. Besser ist die neue Unterkunft bestimmt auch nicht, nicht einmal ein Sanitäterraum ist vorhanden. Die Anstrengungen des Umzugs haben zur Folge, dass unsere Totenzahl statt 1 bis 2 täglich auf 4 bis 5 für mehrere Tage ansteigt. Wir sind alle völlig erschöpft. Immer stärker machen sich jetzt bei mir Schwächeerscheinungen bemerkbar. Öfters wird mir schwarz vor den Augen, und ich muss mich schnell setzen, um nicht umzufallen. Am 20. Februar tritt eine erfreuliche Veränderung in einer erneuten Verpflegungsaufbesserung ein. Theoretisch wird die 2000 Kalorienzahl jetzt erreicht; da aber die uns zustehenden Kartoffeln fast völlig verdorben sind, uns jedoch ohne jeden Verlustausgleich angerechnet werden, ist die Grenze für das Lebensminimum noch immer nicht erreicht. Die uns täglich zustehenden Lebensmittelmengen bestehen jetzt aus 500 g Brot, 50 g Fleisch, 20 g Fett, 600 g Kartoffeln oder Gemüse, 20 g Zucker und 30 g Marmelade. Dies klingt einigermaßen ausreichend, wirkt aber weit weniger eindrucksvoll, wenn man bedenkt, dass von diesen Rationen auch die Tausende, die im Arbeitseinsatz stehen, zusätzlich gespeist sein wollen.

Die Ernährungsverbesserung wirkt sich zunächst auf die Sterbeziffer nicht aus. Denn einerseits gibt es eben auch jetzt noch zu wenig zu essen, und andererseits hat der vergangene Winter mit seiner Missernährung zu sehr an den Kräften der Menschen gezehrt.

Eine unangenehme Hautkrankheit kursiert im Lager – die Bartflechte. In dem Massenbetrieb der Friseurstuben, wo man anfangs

3. Kapitel

nicht die nötige Obacht gab, wird die Flechte übertragen. Bald hat jeder zweite im Lager die bewusste ringförmige Rötung im Gesicht oder auch am Körper. Nur durch genaue Überwachung und sofortige Behandlung ist diese unangenehme Begleiterscheinung der mangelnden Lagerhygiene erfolgreich zu bekämpfen.

Auf den Tag genau, wie es der Kalender vorschreibt, beginnt 1947 der Frühling. Die abgestumpften Menschen sehen ungläubig den Schnee zerrinnen und die ersten Knospen sprießen. Sie öffnen die kleinen Luken ihrer Baracken und lassen die milde Frühjahrsluft herein. Wie ein Wunder kommt es ihnen vor, dass sie diesen Winter überstanden haben. Die tägliche Totenziffer sinkt nun auch wieder erheblich herab. Noch weiß man nichts von der schlimmsten Saat des vergangenen Winters, der seuchenartig auftretenden Tuberkulose. Es sei vorweggenommen, dass schon im nächsten Vierteljahr die rapide Zunahme der Tuberkulosefälle einen Ausbau der dafür vorgesehenen Lazarettstation 2 erfordert.

Schließlich müssen weitere Baracken zur Aufnahme freigemacht werden. Im Sommer 1948 sollten dann insgesamt 17 Unterkünfte mit 3500 Tbc-Kranken belegt sein, was zu diesem Zeitpunkt einem guten Drittel der Lagerbelegschaft entsprach! Ein abermaliger Umzug unserer Barackengemeinschaft, allerdings ohne die altbewährte Kompanieführung, bringt Anfang April 1947 erneute Mühen und Anstrengungen für alle Beteiligten mit sich.

In der neuen Baracke haben wir viel Ärger mit der Barackenführung, die sich ständig in sanitäre Dinge einmischen will. Um so fester schließt sich unser Freundeskreis zusammen; abends sitzen wir oft lange beieinander und kommen auf die schönsten und ernstesten Dinge zu sprechen.

Nicht alle haben in dieser harten Zeit ihren Glauben bewahrt, unser Doktor aber hat ein schier unerschütterliches Gottvertrauen. Willy, der früher eine Konservenfabrik in Schlesien besaß, ist mir auch ein Vorbild. Er ist ein vornehmer Charakter, stets gleichbleibend ruhig und fleißig. Bis spät abends flickt, näht und wäscht er für sich und die ihm anvertrauten Patienten, wenn ihn auch Hunger und Müdigkeit oft zu übermannen drohen. Sorgen bereitet uns nur Walter, ein hochintelligenter Mensch, dem offensichtlich der Hunger am schlimmsten zusetzt. Er ist in der letzten Zeit unruhig und nervös geworden; die Angst, hier elend umkommen zu müssen und nicht

Nachkriegszeit und Internierung (1945–1948)

mehr zu seiner Familie zurückkehren zu können, spricht aus seinen Augen. Und eines Tages kommt dann auch, was kommen musste. Walter benutzt einen Theaterbesuch der Kompanie, um vom Brot eines Kameraden ein Stück abzuschneiden. Da er aber alles andere als ein Gauner ist, kommt die Tat schnell ans Licht. Der Arme muss seine aus falschem Selbsterhaltungstrieb geborene Verfehlung hart büßen. Der unserem Sanitätsstab sowieso feindlich gesinnte Barackenälteste bauscht die Angelegenheit entsprechend auf. Mit Schimpf und Schande wird der Unglückliche, der seine Tat ehrlich bereut, seines Postens enthoben und für zehn Tage ins Arresthaus gesperrt. Theo, Willy und mich trifft das alles furchtbar schwer. Dabei sind wir weniger Walter böse als vielmehr den eigentlichen Urhebern, die einen so hochbegabten Menschen durch ihre Hungermethoden so tief haben sinken lassen. Unserem Sanitätsstab wird nun ein anderer Pfleger zugeteilt. Sehr bald müssen wir erkennen, dass wir mit diesem, einem gewissen Steinbrich, einen bösen Fang gemacht haben. In seiner Arbeit unsorgfältig und faul, trägt er dem Barackenchef alles zu, was sich in unserem Sanitätsraum alles ereignet und was von uns besprochen wird. Eines Tages beobachten Willy und ich, wie er heimlich aus dem Kochgeschirr eines kranken Kameraden, den er in letzter Zeit geradezu auffallend „betreute", heimlich Suppe löffelt. Empört stellen wir ihn zur Rede. Er leugnet geschickt, ja bezichtigt uns sogar der Verleumdung. Wir wollten an ihm nur die Scharte „Walter Müller" wieder auswetzen. Wütend teile ich Theo das eben Erlebte mit. Der Doktor setzt sich sofort mit dem Barackenältesten in Verbindung. Dieser aber – längst von dem Zwischenfall in Kenntnis gesetzt – deckt seinen Genossen und droht sogar, Willy und mich absetzen zu lassen wegen böswilliger Verleumdung. Ich bin außer mir. Theo und Willy aber sind besonnener.

Sie wissen, dass hier Macht vor Recht geht, und mahnen mich zur Vorsicht. Theo rät zu geduldigem Abwarten und begründet dies mit zwei alten Sprichwörtern, wie es nun einmal seine Art ist.

„Einerseits", sagt er in Hinblick auf jenen Steinbrich, „die Katze lässt das Mausen nicht, und dann wissen wir ja aus Erfahrung: Gottes Mühlen mahlen langsam, aber unendlich fein." Wie recht er damit hatte, sollte die Zukunft zeigen. Steinbrich machte sich in den folgenden Monaten durch unsaubere Geschäfte immer unbeliebter,

3. Kapitel

so dass ihn sogar der Barackenchef nicht mehr zu halten vermochte – er wurde abgesetzt ...

Nachdem unsere Barackenbelegschaft wie üblich alle drei Wochen wieder einmal zum Duschen in der kleinen Badeanstalt des Lagers gewesen ist, merke ich am nächsten Tage, dass ich mich allem Anschein nach sehr erkältet habe. Und richtig, das Fieberthermometer zeigt auch etwas Temperatur an. Theo untersucht mich gründlich, kann aber nichts feststellen. Das Fieber jedoch und die allgemeine Mattigkeit will nicht weichen. Zufällig – oder war es durch Theos Vermittlung? – kommt in den nächsten Tagen Prof. Keller in die Baracke. Lange horcht und klopft er mich sorgfältig ab. Dann ordnet er an: „Probepunktion". Wenig später bekomme ich die lange Kanüle einer 50 ccm-Spritze in den Rücken gestoßen, der Kolben saugt an ... und da höre ich auch die Stimme Kellers: „Einweisung nach Station 2 wegen Pleuritis exsudativa!" Ich bin ziemlich erschüttert, also eine nasse Rippenfellentzündung habe ich.

Wie oft haben wir erkrankte Kameraden mit dieser Diagnose in das Lazarett eingeliefert und mussten schon nach kurzer Zeit ihre Namen mit dem Vermerk: „Gestorben an Lungen-Tbc" für immer aus unseren Listen streichen! Bevor ich eingeliefert wurde, habe ich außerdem noch das Pech, dass ich eine höchst unangenehme Prozedur über mich ergehen lassen muss. Zweimal im Jahr durchsuchen nämlich russische Soldaten jeden Winkel des Lagers und jede Tasche der Häftlinge nach den bewussten verbotenen Gegenständen. Glasscherben, Nägel und am Stiel angeschärfte Löffel zählen als „gefährlich" auch dazu. Unter Fieberschauern muss ich von irgendeinem Iwan meine Lagerstatt durchwühlen lassen und mich bis aufs Hemd entkleiden. Doch auch das geht vorbei. Ich atme erleichtert auf, als ich am nächsten Tage seit über einem Jahr wieder in einem richtigen Bett liege. Dem Lazarett stehen nämlich ca. 400 Betten mit Strohsäcken zur Verfügung. Das bedeutet aber, dass noch immer mindestens 2000 Kranke, auf harten Holzpritschen zusammengepfercht, liegen müssen. Ich liege mit 15 anderen Jugendlichen in einem Zimmer. Zwölf dieser tapferen, jungen Burschen, die ausnahmslos wie ich an nasser Rippenfellentzündung erkrankt sind, sollten die Nachwirkungen der Krankheit nicht überstehen und an Lungentuberkulose eines langsamen, grausamen Todes sterben. Es ist immer wieder erschütternd und bewunderungswür-

Nachkriegszeit und Internierung (1945–1948)

dig zugleich, wie diese prächtigen Jungen völlig gefasst die Nachricht entgegennehmen, dass sie infolge Bakterienfeststellung in ihrem Auswurf in das Zimmer 5 verlegt werden müssen. Diesen großen Raum nennen wir das Sterbezimmer der Station; viele gute Kameraden sind im Laufe der Zeit dort hineingetragen worden, lebend hat es keiner jemals wieder verlassen. 14 bis 18 Jahre sind meine Zimmergenossen alt und schon zum Tode verurteilt ... Und warum? Weil irgendein gemeiner Denunziant die damaligen Schulbuben in der Pflichtorganisation der Hitlerjugend im Braunhemd marschieren gesehen hat und sie nun für einen Judaslohn der bereitwilligen GPU als „Werwölfe" angezeigt hat!

Ich lerne jetzt kennen, was wahre Freundschaft bedeutet. Vor allem sind es natürlich Theo, Willy und Martin, der Ambulanzschreiber, die sich rührend um mich kümmern und mich fast täglich besuchen. Aber auch meine Freunde aus der Quarantänebaracke lassen sich öfters sehen. Nie kommen sie mit leeren Händen, und wenn sie nur eine dünne Scheibe geröstetes Brot bei sich haben. Entscheidend aber für meine langsame Wiedergenesung ist die Hilfe, die mir von Prof. Keller zuteil wird. Jeden Mittag und jeden Abend erscheint sein Manfred mit einem Schlag Essen bei mir. Gottlob bekommen auch die anderen Jugendlichen im Zimmer von irgendwoher einen kleinen Essenszuschuss – die zwei oder drei, die von niemandem etwas erhalten, werden von uns anderen mit durchgeschleppt. Aber es nützt alles nichts, einer nach dem anderen verlässt unser Zimmer, um nach zwei, drei oder höchstens vier Wochen sein junges Leben auszuhauchen. Ich bin erstaunt, dass ich, der ich noch immer mit dem Schlimmsten rechnen muss, keinerlei Todesangst verspüre. Nur der Gedanke, dass meine Eltern wohl nie etwas von meinem Schicksal erfahren würden, stimmt mich traurig. Die Schwestern und Ärzte geben sich die erdenklichste Mühe mit uns, doch können sie im Grunde nicht heilen, sondern nur lindern, selten die Genesung beschleunigen, sondern nur das Sterben verzögern ...

Wider Erwarten hält sich meine Lunge aber ausgezeichnet; auch die Pleuritis klingt langsam ab, das Exsudat verschwartet.

Nach fünf Wochen, Anfang Juni, darf ich das erste Mal aufstehen.

Theo holt mich in der Mittagsstunde zum „Spaziergang" ab. Nach zehn Minuten liege ich total erschöpft wieder auf meiner Bettstatt. Für heute reicht es mir. Meine Bekannten, die ich unterwegs traf,

3. Kapitel

haben mich fast nicht wieder erkannt. Einer sagte mir, er hätte nicht geglaubt, dass ich lebend davonkommen würde, und, wie ich jetzt aussehe, zweifle er noch immer daran.

Taktvoll oder ermutigend kann man dies ja auch nicht gerade nennen! Täglich gehe ich nun für kurze Zeit an die frische Luft, und langsam, ganz allmählich kehren meine Kräfte zurück. Es ist dennoch fraglich, ob ich nicht bei meinem schlechten Allgemeinzustand einem etwaigen Rückfall erlegen wäre, wenn sich Mitte Juni nicht meine Situation grundlegend verändert hätte. Am 17. Juni werden zu aller Überraschung etwa zehn Jugendliche entlassen. Einem Dresdner Rechtsanwalt, der entsprechende Verbindungen zur GPU hatte, war das anscheinend Unmögliche gelungen. Durch monatelange Vorstellungen bei den Sowjetbehörden und ein stichhaltiges Plädoyer hatte er die Freilassung der Glücklichen durchgesetzt. Wie ich später von meinen Eltern erfahren sollte, war auch ich neben vielen anderen von dem Anwalt in diesem Sinne vertreten worden, doch hatte sich die GPU-Zentrale Karlshorst nur zur Freilassung des erwähnten knappen Dutzends entschließen können. Unter den strahlenden, völlig überraschten Jungen befindet sich auch Manfred, der Melder des Oberarztes, meines Gönners Prof. Keller. Kaum hat er noch Zeit, sich von seinem Chef zu verabschieden, mir und seinen anderen Freunden jubelnd zuzuwinken, und schon geht's zum Tor hinaus, in die Freiheit ...

Der Melderposten beim Oberarzt ist freigeworden! Wie ein Lauffeuer spricht sich das unter den Jugendlichen des Lagers herum. Überall wird Prof. Keller daraufhin angesprochen, dieser und jener wird ihm empfohlen. Er scheint aber andere Pläne zu haben. Am selben Tage treffen sich auch zwei für diesen begehrten Posten recht alte „Bewerber" im Untersuchungszimmer des Professors. Doch die beiden, die gegenseitig von den Plänen des anderen nichts wissen, wollen dem Oberarzt nur einen ihnen bekannten Dritten als Melder vorschlagen. Beide haben dabei denselben im Auge, nämlich – mich! Bedarf es noch einer Erklärung, dass der eine meiner Fürsprecher natürlich Theo und der andere Martin ist? Wie erstaunt und erfreut sind die beiden nun, als sie vom Professor erfahren, dass meine Einstellung sowieso von Anfang an in seiner Absicht gelegen habe. Er will nur das Ergebnis einer letzten Generaluntersuchung abwarten. Ich liege unterdessen nichtsahnend in

Nachkriegszeit und Internierung (1945–1948)

meinem Krankenzimmer und lasse geduldig die Torturen der Blutentnahme für eine Blutsenkung mit einer völlig stumpfen Kanüle über mich ergehen. Anschließend werde ich vom Stationsarzt besonders gründlich untersucht, abgehorcht und abgeklopft. Ich bin etwas verwundert, da ich ja eigentlich noch gar nicht wieder an der Reihe war. Nach ca. zwei Stunden bekomme ich auf einem Zettel das Resultat meiner Blutsenkung und Untersuchung von dem geheimnisvoll lächelnden Arzt in die Hand gedrückt. Er sagt, ich solle mich damit sofort beim Oberarzt melden. Auf dem kurzen Wege zum Dienstzimmer stelle ich mit Freude fest, dass mein heutiger Befund so günstig wie noch nie ausgefallen ist. Prof. Keller scheint mich schon zu erwarten. Immer noch ahnungslos gebe ich ihm den Zettel. Er studiert ihn genau und fragt mich dann ruhig, als wäre es das Selbstverständlichste der Welt: „Hellmut, wie wäre es, willst du mein Melder werden?"

Vier Wochen tue ich jetzt Dienst bei meinem neuen Chef und weiß, dass ich das große Los gezogen habe. Als Mediziner und Menschenkenner weiß Prof. Keller genau, wo so einem langen Kerl wie mir am meisten der Schuh drückt. Mit seinem Melderposten ist von jeher ein sehr angenehmes Privileg verbunden gewesen: Der täglich zweimalige Besuch der Küche! Auf seinem Gang zur Küchenkontrolle darf ihn sein Melder begleiten und dort den Leistungszuschlag empfangen. Die dicken Köche sind ordentlich gerührt, als sie mich das erste Mal abgezehrt in der Großküche zu sehen bekommen, und mein Chef ihnen versichert, dass ich „dem Totengräber von der Schippe gesprungen" sei. „Keine Sorge, Professor, den Jungen füttern wir Dir schon wieder hoch", versichern sie ein ums andere Mal. Und sie haben Wort gehalten!

Jeden Mittag und jeden Abend gehe ich nun zur Küche und darf mich satt essen. Das Schönste aber ist, dass ich mit dem Essen, das ich außerdem in der Baracke empfange, wechselweise meine Freunde beglücken darf. Vor allem Willy kann ich so manchen Schlag Essen zukommen lassen.

Ich genieße das volle Vertrauen meines Chefs und darf fast bei jeder Untersuchung und jedem Kolloquium zugegen sein. Für mich als angehenden Medizinstudenten ist dies natürlich äußerst wertvoll und ich komme aus dem Staunen über die wissenschaftliche Vielseitigkeit meines Chefs nicht heraus. Ein Beispiel möchte ich an

3. Kapitel

dieser Stelle anführen. Im Lager herrschte infolge der einseitigen und vor allem eiweißarmen Ernährung eine starke Neigung zu Ödemen, zur Wassersucht. Prof. Keller wollte anfangs eine eiweißhaltige Hefe züchten, um diese als geringen Ausgleich zur Verteilung kommen zu lassen. Es war aber nicht möglich, die zum Ansetzen notwendige geringe Menge von den desinteressierten Russen zu erhalten. Daher ging er zu einem anderen Projekt über. Er ließ in den Friseurstuben alle abgeschnittenen Haare und im Schlachthaus die Klauen und Hörner des geschlachteten Viehs sorgfältig sammeln. Nach peinlichster Reinigung in dem von ihm geleiteten chemischen Laboratorium wurden diese sogenannten „Abfälle" in einem Autoclaven gekocht und aufgelöst, destilliert und in Flaschen gefüllt. Als „Cystin" bzw. „Cornin" wurde diese übelriechende Flüssigkeit zunächst an die innere Station ausgegeben. Hier kam diese stark eiweißhaltige Medizin an schwer ödemkranke Patienten, die gleichzeitig auf salzlose und wasserarme Kost gesetzt wurden, zur Verteilung. Der Erfolg war verblüffend. Binnen 48 Stunden waren die Betreffenden nicht mehr wieder zu erkennen. Durch eine geradezu unwahrscheinlich hohe Ausscheidungsmenge hatten sie den größten Teil ihres Wassers verloren und waren zu Skeletten abgemagert. Bei entsprechender Lebenshaltung mit der oben erwähnten Diät und der fortgesetzten „Cornin" oder „Cystin"-Kur hatten die Patienten auch später kaum noch unter Ödemen zu leiden gehabt. Völlige Ausheilung ist natürlich nur durch eine andauernde, gute Ernährung möglich.

Die Russen wissen die ärztliche Kunst Prof. Kellers und der anderen deutschen Ärzte sehr wohl zu schätzen. Ständig kommen sie zur Behandlung in unser Lazarett. Der Kapitänarzt lässt sich von unseren Chirurgen den Blinddarm herausnehmen, eine Offiziersfrau durch unseren Lagerarzt, einen Gynäkologen, entbinden. Letzterer, ein Dresdner Professor, ist, da er eher ins Lager gekommen ist als mein Chef, der einzige Vorgesetzte Prof. Kellers. Beide verstehen sich aber ausgezeichnet, und der Lagerarzt, der meist beim Russen vor dem Tor zu tun hat, lässt seinem Oberarzt völlig freie Hand in den Lazarettangelegenheiten des Lagers. Da sind sie auch in besten Händen! Immer wieder bringt Prof. Keller Verbesserungsvorschläge vor und so mitunter den sonst so gemütlichen Majorarzt in helle Verzweiflung. Eines Tages inspiziert auch wieder der „Knebelbart", der russische Oberstarzt Katz, das Lager.

Bei der Prüfung des heute außerordentlich dicken Essens meint er lakonisch: „Ich weiß, dass das Essen sonst wesentlich schlechter ist." In aller Ruhe und Bestimmtheit kann ihm nun Prof. Keller auseinandersetzen, warum das Essen stets so gut ist, wenn ein russischer Arzt zur Inspektion kommt. Wochenlang zurückgehaltene Lebensmittel werden für diesen Tag vom Magazinsergeanten ausgegeben.

Potemkinsche Dörfer oder sowjetische Rekordziffern – es kommt letzten Endes auf dasselbe heraus. Ich bin im Laufe dieses Sommers wieder der geworden, der ich früher war. Reichlich 10 kg habe ich zugenommen, bin aber dabei nicht dick geworden, da ich ständig in Bewegung bin. Auch können die Graupensuppen, selbst in genügenden Portionen, kaum einen Schmerbauch bewirken. Fast jeden der langen Sommerabende verbringe ich mit Theo, Martin und Willy. Oft bitten wir irgendeine Koryphäe eines Fachgebietes zu uns; dieselben sind ja zu hunderten hier unfreiwillig versammelt. Einmal erzählt uns ein Kunsthistoriker über Rembrandt, dann ein Weltreisender über Indien, ein Philologe über Goethes „Faust", ein Europameister von seinen Motorradrekorden und – wenn es ganz hoch kommt – unser Professor über Medizin. Wenn nur meine Eltern von dieser erfreulichen Umgestaltung meines Schicksals wüssten, denke ich immer und immer wieder. Bestimmt hat Manfred nach seiner Entlassung bei mir zu Hause Bescheid gegeben, aber zu dieser Zeit war ja leider nicht viel Erfreuliches von mir zu berichten. Doch auch hier hilft mir mein „professoraler Schutzengel", wie Theo treffend sagt. Es gelingt ihm, einen Brief an seine Familie herauszuschmuggeln, in dem er auch genau über mein derzeitiges Wohlbefinden Bericht erstattet. Jetzt bin ich beinahe sogar glücklich. Das hätte mir jemand vor einem halben Jahr prophezeien sollen!

Zu Herbstbeginn erleben wir eine große Überraschung. Nachdem bis vor kurzem der Besitz gedruckten Materials bei Strafe strengstens verboten war, werden ab jetzt täglich mehrere Stöße Zeitungen in das Lager gebracht. Die körperlich, aber auch geistig halbverhungerten Menschen stürzen sich förmlich auf diese erste geistige Nahrung seit Eröffnung des nunmehr seit zwei Jahren bestehenden Lagers. Natürlich kommen nur kommunistisch orientierte Blätter der

3. Kapitel

Ostzone zur Verteilung. Jede Zeile bis zur kleinsten Annonce wird durchgelesen und überall bieten sich für uns Neuigkeiten, meist unerfreulicher Natur. Hetzpropaganda gegen die Westmächte scheint die erste Parole geworden zu sein! Die Sowjetunion mit allen ihren Vorzügen und Errungenschaften wird unaufhörlich verherrlicht und in den Himmel gehoben – wir, die wir von der „Sowjetkultur" am sichtbarsten gesegnet sind, denken uns unseren Teil. Weitere Überraschungen folgen. Der Lagertyrann Walter Haller wird plötzlich mit einem großen Teil seiner Spießgesellen vom russischen Kommandanten abgesetzt und wegtransportiert. Wir sind wie vom Donner gerührt. Theo widmet ihm ungerührt einen trockenen Nachruf „Der Mohr hat seine Arbeit getan, der Mohr kann gehen." Dieses Zitat aus Schillers „Fiesco", der gerade über die Mühlberger „Bühne" geht, kennzeichnet die Situation am besten.

Haller hat mit seinen grausamen Methoden Hand in Hand mit der GPU gearbeitet und geholfen, so manchen Kameraden unter die Erde zu bringen – jetzt scheint es genug zu sein – „ ... der Mohr kann gehen!"

Man kann sich überhaupt des Eindrucks nicht erwehren, dass irgendetwas mit uns beabsichtigt wird. Etwas Schlechtes kann es jedenfalls nicht sein, da die Russen eine auffallende Fürsorge für uns an den Tag legen. Schon jetzt, im Oktober, werden Kohlen lastzügeweise angefahren. Das wiederum ist ein Dämpfer für allzu optimistische Gemüter, die glaubten, noch vor Einbruch des Winters entlassen zu werden. Erstmals werden jetzt auch größere Mengen fester, wenn auch gebrauchter Kleidungsstücke ausgegeben. Trotzdem wird der Bedarf bei weitem noch nicht gedeckt. Noch immer laufen schwache, alte Menschen in dünnen, geflickten Sommeranzügen umher und sehen mit Grauen dem dritten Winter entgegen. Den Russen ist jetzt auch auf einmal die Sterblichkeitsziffer zu hoch geworden. Vergeblich weisen unsere Ärzte auf den Hauptübelstand, die schlechte Ernährung und Unterbringung hin.

Mit mir in Leipzig verhaftet und ins Lager Mühlberg gebracht wurde 1946 der Verleger Goldmann. Er war schon bei den Nazis als Jude inhaftiert und wurde wegen seiner Betätigung in der Liberal-Demokratischen Partei nach dem Kriege als Feind des Regimes von den Russen erneut verhaftet. Dieser Mann ist mir immer ein Vorbild geblieben: er hatte kaum Möglichkeiten, seine Ernährung durch

Nachkriegszeit und Internierung (1945–1948)

Extraportionen aufzubessern, ist aber bis zu seiner Entlassung ein aufrechter und vorbildlicher Mann geblieben. Man sah dies bereits an seinem Äußeren: Für eine Portion Brot hatte er sich eine Kleiderbürste erstanden, mit der er täglich sorgfältig seinen im ganzen Lager bekannten breitrandigen Hut und seinen einzigen Anzug bürstete. So sah er bis zuletzt – bis zu seiner Entlassung – „wie aus dem Ei gepellt" aus, auch wenn der Anzug natürlich im Laufe der Jahre etwas dünn und durchscheinend wurde. Sein Beispiel galt für all diejenigen, die die Forderungen der Hygiene und Sauberkeit aufrecht hielten. Man konnte es geradezu als schlechtes Zeichen nehmen, wenn jemand sich gehen ließ und sich nicht mehr pflegte. Dann war mit dem baldigen körperlichen Zusammenbruch und letztlich mit dem Tod zu rechnen.

Im Laufe meiner Mühlberger Zeit wurde ich zweimal auf Arbeitsfähigkeit untersucht. Arbeitsfähigkeit bedeutete den Abtransport nach Sibirien, von wo kaum je einer zurückkam. Bei der ersten Untersuchung durch eine russische Kommission, verstärkt durch deutsche Ärzte, war ich im Jahre 1947 in einem so schlechten Zustand, dass keine Gefahr bestand: ich wurde schnell weiter geschickt, da man von solch einem Skelett keine Arbeitsleistung erwarten konnte. Anders verhielt es sich Ende 1947, nachdem ich durch meine Tätigkeit bei Prof. Keller wieder aufgefüttert worden war: als sich die Untersuchungen ankündigten, die in Form einer Musterung durch den russischen Majorarzt, einem weiteren russischen Arzt und Prof. Keller vorgenommen wurden, sagte mir mein Mentor Prof. Keller: „Ich werde dir nicht helfen können, es sei denn, dass ich die Russen im richtigen Moment ablenke." Wir schmiedeten ein Komplott, was letztlich auch aufging. Die nur mit ihren Schuhen bekleideten Häftlinge passierten zunächst bei der Musterung einen Schreibtisch, wo ein Schreiber den Namen vermerkte. Falls die Musterungskommission den Betreffenden für arbeitsfähig erklärte, wurde hinter den Namen ein Kreuz gesetzt und der Betreffende in eine gesonderte Baracke zum Abtransport einberufen. Ich ließ nun meinen Namen eintragen und bückte mich anschließend, um an meinen Schuhbändern zu nesteln. Prof. Keller hatte mich inzwischen bemerkt und verwickelte den Majorarzt in ein Gespräch. Ich benutzte dies, um in gebückter Haltung hinter der Schlange der

3. Kapitel

wartenden und mich kameradschaftlich deckenden Häftlinge entlang zu schleichen und mich aus dem Raum zu entfernen.

So war ich registriert worden, ohne dass man mich als arbeitsfähig gemustert und ausgesondert hatte. Mit viel Glück und letztlich wieder durch die Initiative von Prof. Keller und die Kameradschaftlichkeit meiner Mithäftlinge bin ich dem Abtransport nach Sibirien entgangen ...

Schon steht Weihnachten vor der Tür, da muss es ausgerechnet wieder mich erwischen. Mit einem Mandelabszess werde ich hochfiebernd ins Lazarett eingeliefert. Gott sei Dank, komme ich aber ohne Operation davon. Das Lager hat nämlich seit kurzem Medikamente erhalten, die es vorher nie zu sehen bekommen hatte. Besonders die für Lungenentzündung, Ruhr, Phlegmone, Erysipel (Rose) etc. so wichtigen Sulfonamid-Präparate stehen jetzt in ausreichender Menge zur Verfügung. Trotzdem treibt Prof. Keller damit Vorratswirtschaft und gibt nur in wirklich dringenden Fällen die kostbaren Medikamente ab. Zu leicht kann es passieren, dass die Quelle rasch wieder versiegt. Ich bekomme also Prontosil zu schlucken, und nach kaum 24 Stunden schwillt der Hals ab und das Fieber geht zurück. Trotzdem muss ich über das Weihnachtsfest noch im Lazarett bleiben. Ich bin wenig erfreut darüber, da ich diesen Abend lieber in der Sanitätsbaracke verbracht hätte, in die ich nach Antritt meines Postens übergesiedelt bin. Doch es wird auch so ein wirkliches Fest. Unsere Krankenschwestern erfreuen uns mit Weihnachtsliedern, die sie allerdings ganz leise singen müssen, da jeder Gesang streng verboten ist.

Das neue Jahr sieht mich wieder im Dienst. Wird das Jahr 1948 uns nun endlich die ersehnt Freiheit bringen? Alle sind wir von diesem einen Wunsch beseelt, ganz gleich, ob wir nun einen guten oder schlechten Posten innehaben. Das gemeinsame Leid hat die Ketten der verschiedenen Altersstufen, Berufe, Weltanschauungen und Nationalitäten gesprengt. Da liegen sie seit Jahren zusammen auf einer Holzpritsche und empfangen in dieser Reihenfolge zweimal am Tag ihre kärgliche Suppe: Zuerst der „Gruppenführer", ein rüstiger mitteldeutscher Industrieller von 62 Jahren. Dann folgt der 15-jährige kindliche Günther, ein unterernährter kleiner Kerl, der seine Mutter in der Frauenabteilung des Lagers als Näherin tätig weiß. Ein Jurist, ein nicht „linientreuer" kommunistischer Funktionär und ein Professor der Kunstgeschichte sind die nächsten. Die Interessen der Gruppennummer 6 nimmt sein Nachbar, die Nummer 7, wahr. Nr. 6, ein schlesischer Bauer, ist nämlich blind. Durch einen einfachen operativen Eingriff hätte ihm das Augenlicht erhalten werden können. Allerdings hätte man ihn dazu in ein Krankenhaus außerhalb des Lagers einliefern müssen, da die erforderlichen Instrumente bei uns nicht vorhanden sind. Die Genehmigung wurde aber nicht erteilt. Ein Tischler, ein Beamter, ein Kaufmann und – zwei amerikanische Staatsangehörige, Vater und Sohn, vervollständigen die Gruppe. Letztere sind in der sowjetischen Besatzungszone widerrechtlich festgenommen worden, obwohl besonders der junge John Noble dauernd dagegen protestiert. Sie sind nicht etwa die einzigen Ausländer im Lager Mühlberg. Auch Franzosen, Belgier, Italiener, Jugoslawen, Griechen und sogar ein Inder sind hier vertreten. Letzterer wird allerdings sein Vaterland nicht mehr wiedersehen – er ist im Frühjahr 1948 an Knochen-Tbc gestorben ...

Sehr bald kristallisieren sich die guten und die schlechten Menschen in einer so harten Prüfung, wie sie das Lager für jeden darstellt, heraus. Leider sind es sehr, sehr viele, denen die Völle ihres Magens von größerem Wert ist als die Unbeflecktheit ihrer Ehre. Nicht nur, dass sie ihre Kameraden bestehlen, nein, sie bespitzeln sie auch und geben ihre Wahrnehmungen an die GPU weiter. Dafür erhalten sie einen sogenannten Nachschlagzettel, den sie an der Küche für eine Extraportion Essen einlösen können.

In meiner Zeit als Sanitäter in dem schlimmen Winter 46/47 starb in meinen Armen einer der berüchtigsten und verhasstesten Spione, ein gewisser Ghasa. Sein Tod war entsetzlich. Von seinem schlechten Gewissen gepeinigt, stöhnte und schrie er ununterbrochen. Nie hätte ich für möglich gehalten, dass mich der Tod eines Menschen so kalt lassen würde. Hier war es der Fall. Wohl erkannte ich mit Ehrfurcht die Macht der ausgleichenden Gerechtigkeit, das Schicksal des Menschen Ghasa aber berührte mich nicht. Mechanisch erfüllte ich die letzten Sanitäterpflichten und drückte ihm schließlich die gebrochenen Augen zu. In seinem Nachlass fand ich noch Aufzeichnungen über die Ergebnisse seiner Spitzeltätigkeit in der allerletzten Zeit. Bruchstücke davon sind mir im Gedächtnis geblieben:

„Barackenfourier schimpft über das schlechte Essen, er sagt, die Russen würden die Lebensmittel verschieben ... Erhard Schubert

3. Kapitel

sagte zu Ernst Neubert, der Kommunismus sei der größte Schwindel, den es gäbe. Dieser gab ihm recht ... Der Rechtsanwalt L, sagte seinem Schwager, er sei froh, dass die Russen nicht wüssten, dass er im Krieg im Osten gewesen sei." Angeekelt habe ich das widerwärtige Geschreibsel sofort in den Ofen geworfen.

Zunächst sieht es nicht so aus, als sollte uns das neue Jahr die Freiheit bringen. Die Verpflegung ist nach wie vor nicht ausreichend, und die Sterbeziffer liegt jetzt bei 10 pro Tag. Wir warten auch vergeblich darauf, dass sich die Zeitungen einmal mit uns politischen Häftlingen beschäftigen. Nur gut, dass dieser Winter ausgesprochen mild ist und wir genug Feuerungsmaterial erhalten.

Mein Chef wird jetzt heftig von seinem alten Leiden, Gelenkrheumatismus, geplagt, es wird so schlimm, dass er sich nur am Stock humpelnd durch das Lager bewegen kann. Mit eiserner Energie kommt er aber allen sich selbst auferlegten Pflichten nach. Ich begleite ihn auf Schritt und Tritt. Im Lager spricht man scherzhaft schon vom „großen, kleinen Professor" und „kleinem, großen Professor", da man weiß, dass ich auch Medizin studieren will.

Es treten jetzt sogar unter den Ärzten, die verpflegungsmäßig etwas besser gestellt sind, Krankheits- und Todesfälle ein.

Anfang Februar gibt es eine Sensation. In Windeseile verbreitet sich im Lager die Nachricht, dass sich eine der kommunistischen Zeitungen mit unserem Schicksal kurz befasst habe. Und richtig: Das absolut links gerichtete Blatt weist darauf hin, dass man nun fast drei Jahre nach Kriegsende doch auch einmal an die vielen tausend Internierten denken und den unschuldigen Teil derselben entlassen müsse. Das ist in doppelter Hinsicht beachtenswert:

Denn einerseits gibt man die Unschuld eines gewissen Teiles der Inhaftierten ohne weiteres zu, und andererseits geht dies alles ohne Beanstandung durch die russische Zensur. Es sieht beinahe so aus, als hätte die sowjetrussische Propagandaabteilung ihre deutschen Kollegen sogar dazu animiert. Weitere Ereignisse verstärken nur diesen Eindruck und lassen uns erneut Hoffnung schöpfen.

Mitte Februar wird eine Kommission angekündigt, die das Lager inspizieren soll. Große Aufregung herrscht nicht nur bei der deutschen, sondern auch bei der russischen Lagerführung. Zweimal am Tag kommt der Majorarzt und besichtigt mit dem Lagerarzt, Prof. Eufinger, und mit meinem Chef die einzelnen Lazarettstationen.

Nachkriegszeit und Internierung (1945–1948)

Auf seine Anordnung hin werden aus dem russischen Magazin Bezüge für die Decken und Kissen der 400 Betten herausgegeben. Die Lazarettbaracken, die nur mit Holzpritschen ausgestattet sind, müssen peinlichst renoviert werden, soweit das in der Kürze der Zeit noch möglich ist. Im Hinblick auf die erwartete Kommission ist das Lazarett der Mittelpunkt des Lagers geworden. Nun, die Zahl von 5000 Kranken bei der derzeitigen Belegschaft von 11500 Männern und Frauen spricht ja auch für sich! Genau am 22. Februar, meinem 20. Geburtstag, erscheint die hohe Kommission, bestehend aus mehreren GPU-Obersten und Oberstärzten, u.a. auch dem „Knebelbart". Den ganzen Nachmittag und nächsten Vormittag besichtigen die Sowjetoffiziere mit unbewegten Gesichtern das Lazarett. In einer Tbc-Baracke, einer wahren Höhle des Grauens, wankt ihnen ein kraftloser, vom Tode gezeichneter junger Mensch entgegen und ruft mit gebrochener Stimme: „Wenn ihr uns schon verrecken lassen wollt, dann gebt uns lieber gleich einen Genickschuss!" Alles ist erstarrt über solche Kühnheit, die Russen nehmen die wörtliche Übersetzung des Dolmetschers schweigend zur Kenntnis. Der Tapfere wird nicht einmal bestraft, wozu auch, in spätestens 14 Tagen lebt er ja doch nicht mehr! Am 23. Februar, 14 Uhr werden alle deutschen Ärzte sowie der neue Oberleiter zur Besprechung in die Ambulanz befohlen. Was sich dort abspielt, ist so unglaublich, so niederträchtig, dass es mir, der ich durch die Wand jedes Wort verstehen kann, mitunter den Atem verschlägt. Ohne auch nur einen Deutschen zu Worte kommen zu lassen, hält der Chef der Kommission, ein einwandfrei deutsch sprechender GPU-Oberst, eine flammende Anklagerede. An allen Missständen, die in diesem Lager herrschten, seien nur die deutschen Lagerführer, an der hohen Kranken- und Totenziffer aber die deutschen Ärzte schuld. Man hätte der russischen Lagerführung längst Verbesserungsvorschläge machen müssen. Die Ernährung sei völlig ausreichend, werde aber schlecht zubereitet und ausgenutzt. Alle Kranken müssten sofort in Betten untergebracht werden. Die dauernden berechtigten Einwände der Professoren beantwortet der Russe mit persönlichen Angriffen. Am Schluss dieses typisch sowjetischen „Schauprozesses" versichert er, er werde in vier Wochen abermals das Lager inspizieren und dann, falls er nicht zufrieden sei, die Schuldigen aller Missstände streng bestrafen. Hochaufgerichtet

3. Kapitel

verlässt er mit seinem Gefolge die Ambulanz. In das Lager zurückgekehrt ist er niemals wieder! Die folgenden Wochen aber zeigen uns, wie die Russen selbst über die wahren Ursachen der unglaublichen Zustände denken. Die angeblich „völlig ausreichende Ernährung" wird für die Kranken und Dystrophiker erheblich heraufgesetzt. Sie erhalten jetzt Lebensmittel im Werte von 2400 Kalorien, darunter Milch, Weißbrot und Öl. Der Barackenumbau wird sofort in Angriff genommen. Holz zum Bettenbau wird geliefert. Strohsäcke, Bettzeug aber auch Kleidungsstücke für Kranke sind auf einmal in Hülle und Fülle vorhanden. Laufend erkundigt sich der Majorarzt nach dem Fortschreiten der Arbeiten und dem Wohlbefinden der Kranken. Eine neue Zeitung kommt jetzt im Lager zur Verteilung. Sie nennt sich „National-Zeitung" und ist das Organ der „Nationaldemokratischen Partei" der Sowjetzone. Dieses Blatt nimmt sich in auffallender Weise der „harmlosen, kleinen Parteigenossen" und besonders der Internierten an. Auf einer Seite, die mit „Nationales Forum" überschrieben ist, gibt sie jedem Leser die Möglichkeit, sich an der Diskussion in diesen Fragen zu beteiligen. Sehr bald merken wir, dass diese Zeitung, die so großzügig mit dem Wort „national" umgeht, nichts anderes als ein Sprachrohr der kommunistischen SED (Sozialistische Einheitspartei Deutschlands) darstellt. Dieselben Lobpreisungen auf die Sowjetunion und die gleichen Hetzreden gegen das „angloamerikanische Monopolkapital" werden hier aufgetischt.

Was mag aber dieses auffallende Interesse und Wohlwollen für uns Internierte zu bedeuten haben? Sollte man uns doch einmal entlassen wollen? Es erscheint kaum noch denkbar, nachdem in den KZ's der Ostzone wohl an die 100.000 Menschen gestorben sein mögen. Andererseits ist uns klar, dass dieser plötzlich entfachte Propagandarummel, an dem sich jetzt auch die anderen Zeitungen lebhaft beteiligen, nur von höherer Warte aus (lies: von der Sowjetischen Militäradministration) entfacht sein kann. Dieser Gedanke lässt uns neue Hoffnung schöpfen. Eine erneute Sensation stellt die Beschaffung eines Röntgenapparates für das Lager dar. Zu diesem Zwecke fährt eines Morgens Prof. Keller mit dem Kapitänarzt, einem gemütlichen Mongolen, sowie mit zwei Rotarmisten in eine kleine sächsische Stadt.

Nachkriegszeit und Internierung (1945–1948)

Dort laden sie aus einer großen russischen Ambulanz einen fast neuen Röntgenapparat und andere wichtige Geräte, Medikamente und Bücher in ihren Lastkraftwagen. Abends kommt Prof. Keller, dem sein Rheuma schwer zu schaffen gemacht hat, völlig erschöpft zurück.

Diese Fahrt stellte einen der ganz seltenen Fälle dar, in denen ein Häftling, wenn auch unter schärfster Bewachung, das Lager verlassen durfte. Nun beginnt in fieberhafter Eile der Ausbau eines Röntgenraumes in der Lazarettstation für innere Krankheiten. Da unter den Tausenden alle Berufe vertreten sind, ist an Hand der Lagerkartei schnell ein Röntgenfachmann ausfindig gemacht, der mit meinem Chef zusammen die Aufstellung des Gerätes überwacht.

Bereits nach knapp drei Wochen können die ersten Durchleuchtungen vorgenommen werden. Es sei vorweggenommen, dass die Röntgenuntersuchungen, die Prof. Keller und ein Tuberkulosefacharzt im Verlaufe des nächsten Vierteljahres durchführten, ein erschreckendes Ergebnis zeitigten. Es stellte sich heraus, dass etwa 35% aller Lagerinsassen an Tbc erkrankt waren. Täglich bis zu 50 und 60 Mann wurden nun in freigemachte Baracken eingewiesen.

Die Tuberkulose hatte somit ein seuchenartiges Stadium erreicht, dem nur durch sofortige Auflösung des Lagers und Anstecken der völlig verpesteten Baracken zu begegnen gewesen wäre.

Ein anderes Ereignis bewegt jetzt die erregten Gemüter. Auf Befehl der Kommandantur werden Ende März zwei Doppelbaracken innerhalb des Lagers mit mehreren Stacheldrahtzäunen umgrenzt.

Oh weh, denken wir, welche arme Teufel mögen wohl dort untergebracht werden! Am nächsten Tag werden die Zäune wieder abgerissen und statt dessen zehn Doppelbaracken mit Stacheldraht umgeben. Im Frauenlager geht ähnliches vor sich. Wir stehen vor einem Rätsel.

In diesen Tagen soll sich aber noch allerhand ereignen! Große Stoffballen werden in die deutsche Lagerschneiderei geliefert mit dem Auftrag, so schnell wie möglich Tausende von Jacken und Hosen nach dem einfachsten Schnitt herzustellen. Das Schneiderkommando wird, einschließlich der im Frauenlager beschäftigten Arbeitskräfte, erheblich verstärkt und auf 200 Köpfe gebracht. Bis spät in die Nacht hinein muss an der Fertigstellung der Anzüge gearbeitet werden.

3. Kapitel

Ca. acht bis zehn Marineingenieure und U-Boot-Spezialisten werden mit den ersten fertigen Exemplaren eingekleidet und weggebracht. Dass die nicht entlassen worden sind, glauben wir mit Bestimmtheit behaupten zu können. Am Tage darauf werden etwa 50 Mann, die während des Krieges im Osten beschäftigt waren, unter strenger Bewachung abtransportiert. Am 4. April beginnt sich endlich der Schleier zu lüften, der bislang über all die eigenartigen Vorkommnisse der letzten Zeit ausgebreitet war. Der politische Offizier des Lagers bringt eine Liste mit 1200 Namen in die Stabsbaracke mit der Anweisung, diese Personen sofort in die eingezäunten Baracken, die sogenannte neue Quarantäne, einzuberufen.

Am nächsten Tag sind erneut 800 Mann dort zusammenzuziehen. Auch für das Frauenlager liegen solche Listen vor. Noch blicken wir nicht durch, was das Ganze zu bedeuten hat, als die Zeitungen des 7. April in großer Aufmachung „eine Zusage Marschall Sokolowskis" veröffentlichen. Auf Bitten und Vorstellungen der SED-Vorsitzenden Pieck und Grotewohl habe sich der Marschall entschlossen, die in der sowjetischen Besatzungszone internierten politischen Häftlinge zu überprüfen und den größten Teil in allernächster Zeit zu entlassen. In allernächster Zeit. Das schließt an sich jeden Zweifel aus. Glücklich umarmen sich die aufgerufenen alten und jungen Männer in der Hoffnung, „vielleicht schon am nächsten Sonntag" zu Hause bei ihren Angehörigen sein zu können. „Vorsicht mit den Zeitbegriffen" warnen dagegen andere. Aber sie werden als Pessimisten verschrien und nicht beachtet. Uns alle aber wurmt die freche Lüge, dass ausgerechnet die Kommunisten Pieck und Grotewohl den Sowjets unsere Entlassung angeraten hätten. Wenn die Sowjets glauben, auf diese billige Art und Weise der SED einen Stimmenzuwachs verschaffen zu können, dann haben sie sich allerdings schwer geirrt. Wir haben nicht vergessen, dass durch das organisierte Denunziantentum und Spitzelsystem der Kommunisten Tausende und Abertausende von der GPU verhaftet und in die KZ-Lager der Ostzone gebracht wurden. Das Leben von 100.000 gemordeten Menschen und das Elend ihrer ins Unglück gestürzten Familien steht für immer zwischen uns und ihnen! Für uns gibt es keine Möglichkeit eines Kompromisses mit Massenmördern und ihren Helfershelfern. Man kann jetzt klar ersehen, dass diejenigen, die in die Quarantäne einberufen werden, das bessere Los gezogen

Nachkriegszeit und Internierung (1945–1948)

haben. Nicht nur weil es die sogenannten „leichteren Fälle" sind, sondern auch, weil sie den anderen gegenüber in jeder Weise bevorzugt werden.

Neuerdings wird sogar die seit kurzem eingeführte Krankenkost an die Quarantäneangehörigen ausgegeben. Man will also die zur Entlassung Vorgesehenen geradezu noch einmal hochfüttern. Durch die Einführung einer „Schwerstkrankenkost" wird dies noch deutlicher.

Diese Kost erhalten alle Kranken, die zur Quarantäne aufgerufen sind, während sich die anderen Patienten mit der alten Kostform begnügen müssen. Der neue Verpflegungssatz enthält Dinge, die wir nur noch vom Hörensagen kennen. Pro Tag 100 g Fleisch, 200 g Milch, 600 g Weiß- und Schwarzbrot, 40 g Butter, Backobst, Zucker, Marmelade, durch Mehl gedickte Suppen und 50 g Hefe (!) sollen die Kranken wieder auf die Beine bringen! Eine unerhörte Sache stellt auch die Verteilung von täglich zwei Zigaretten dar, die ab sofort an alle Lagerinsassen ausgegeben werden. Der Mühlberger „schwarze Markt" hat schwere Kursstürze zu verzeichnen. Wohl beginnt nun die Totenziffer langsam zu sinken, aber für viele Kameraden ist es dennoch zu spät. Sie sterben im Glauben an ihre baldige Heimkehr. In diesen Tagen wird er 7.000. Tote in das Massengrab vor dem Tor geworfen und mit Chlor überstreut ...

Nun werde auch ich in die Quarantäne einberufen. Am selben Tag wird auch der Lagerarzt Professor Eufinger aufgerufen und macht mich sogleich zu seinem Melder für die Quarantänezeit. Da den Einberufenen der Verkehr mit den übrigen Lagerinsassen verboten ist, habe ich sofort meinen Posten bei Prof. Keller aufgeben müssen. So sehr ich mich über meinen Aufruf freue, so bitter schwer fällt es mir, von dem Mann wegzugehen, dem ich soviel, ja letzten Endes mein Leben verdanke. Ausgerechnet er, Theo und Martin sind noch nicht aufgerufen worden und sollen auch später nicht zur Quarantäne stoßen. Es ist nur gut, dass ich, als neuer Melder von Prof. Eufinger, wenigstens wieder überall – auch außerhalb unseres eingezäunten Bereichs – umhergehen und somit meine Freunde besuchen darf. In der Zeitung lesen wir, dass „unser Freund" Pieck in einem „Volkseigenen Betrieb" der Ostzone eine donnernde Rede gehalten hat. Unter anderem hätte er ausgeführt, dass die politischen Häftlinge nunmehr in den nächsten Tagen nach Hause zurückkehren würden.

65

3. Kapitel

Dieser gelehrigste Schüler Moskaus scheint aber bereits den russischen Zeitbegriff mit übernommen zu haben! Denn es vergehen April, Mai und Juni, ohne dass sich irgend etwas Positives ereignet. Nur der „Knebelbart" lässt sich ab und zu sehen, um die 7.000 Quarantäneangehörigen auf ihren Körperzustand zu prüfen. Ein kleiner Berliner Steppke, der mit zwölf Jahren (!) verhaftet worden war, brummelt missmutig, er fühle sich wie im Märchen von „Hänsel und Gretel" der Hänsel, der in einem engen Käfig von der bösen Hexe zum Schlachten gemästet wurde. Diese sah bekanntlich auch von Zeit zu Zeit nach, ob er nun endlich dick und fett und schlachtreif wäre.

...

Die Stimmung ist wieder einmal auf dem Nullpunkt angelangt! Draußen im Russenlager arbeitet nun schon seit Wochen eine sogenannte Überprüfungskommission an unseren Akten. Immer wieder werden Kameraden zum Verhör bestellt und oft genug im Anschluss daran aus der Quarantäne herausgenommen. Und abermals werden 50 Mann mit Gepäck, scharf bewacht, abtransportiert. Es sieht gar nicht nach Entlassung aus! Die Zeitungen, die anscheinend mit Zuschriften wegen dieser Verzögerung bestürmt werden, hüllen sich in verlegenes Schweigen über das Interniertenproblem. Die „Nationalzeitung" schließt sogar in ihrem „Nationalen Forum" die Debatte darüber offiziell ab! Anfang Juli erscheint abermals der „Knebelbart" bei uns. Er scheint mit unserem Körperzustand zufrieden zu sein. Das drückt sich aber zunächst anders aus, als wir es uns vorgestellt hatten. Vom nächsten Tag an wird die Sonderkost der Quarantäne gestrichen! Eine tiefe Resignation macht sich unter den so oft irregeführten Menschen breit. Um irgendeine Logik in den Vorgängen der letzten Zeit zu finden und den plötzlichen Wegfall der Krankenkost zu deuten, gibt es nur noch eine Alternative: Entweder hat sich die beabsichtigte Entlassung, bedingt durch irgendwelche äußere Umstände, erneut auf unbestimmte Zeit verschoben, oder man hält uns jetzt für genügend kräftig und ausgefüttert und entlässt uns in den nächsten Tagen im sofortigen Anschluss an die unerwartete Ernährungskürzung. An letzteres aber vermag nach all den Enttäuschungen der vergangenen Jahre und bei der Unbestimmtheit des russischen Charakters niemand mehr zu glauben. Der Abtransport von weiteren 30 von der Überprüfungskommission

Nachkriegszeit und Internierung (1945-1948)

herausgesuchten Kameraden trägt auch nicht gerade zur Besserung der allgemeinen Stimmung bei. In diesen Tagen feiert mein alter, von mir zutiefst verehrter Chef, Prof. Keller, seinen 50. Geburtstag, den vierten hinter Stacheldraht! Ich bin fast den ganzen Vormittag bei ihm, nachdem ich meine bescheidenen Geschenke, 50 aufgesparte Zigaretten, ein lateinisches Gedicht und einen Blumenstrauß überreicht habe.

Sein Zimmer gleicht heute einer Blumenhandlung. Die Lagergärtnerei, in der für die russischen Offiziere verschiedene Blumensorten angepflanzt werden, ist ausgiebig geplündert worden. Gegen 12 Uhr naht der Herr Majorarzt höchstpersönlich und steckt Prof. Keller heimlich einen Zettel zu. „Das ist mein Geschenk, Professor, guten Appetit dazu," sagt er schmunzelnd in gebrochenem Deutsch.

Er ist an sich kein übler Kerl, hat aber als ehemaliger zaristischer Offizier höllischen Respekt vor der GPU. Er hat es Prof. Keller nie vergessen können, dass dieser ihn, der ja schuldlos war, vor der Kommission im Februar nicht für die Missstände im Lager verantwortlich zu machen versuchte. Sein Geschenk besteht in einem Rezept für die Lagerapotheke: „Spiritus rectificatus 200,0" Das ist echt Russisch! Ganz selten hat der Majorarzt bisher reinen Alkohol für das Lazarett bewilligt. Seine rote Nase aber verrät, warum der Vorrat im Laufe der Zeit so erheblich abgenommen hat! Dieses Geschenk bedeutet also in der Tat allerhand für den dicken Russen! Prof. Keller, der auch kein Kostverächter ist, weiß es zu schätzen und lässt es seinen vorbestimmten Zweck erfüllen.

Der 10. Juli, ein strahlend schöner Sonnentag, bricht an. Schon in den frühen Morgenstunden herrscht in der Stabsbaracke ein reges Treiben. Überall im Lager taucht fast gleichzeitig das Gerücht auf: der politische Offizier hat die erste Liste mit 150 Namen für die Entlassung gebracht! Noch sind wir alle sehr skeptisch.

Doch da laufen wahrhaftig schon die Stabsmelder in die Quarantänebaracken und rufen hier und da einige Kameraden mit allem Gepäck zur Entlassung heraus. Mühlbergs große Stunde hat geschlagen! Über 7.000 tote Kameraden können sie nicht erleben, desgleichen die vielen tausend Abtransportierten, von denen wohl auch nur noch ein Teil am Leben ist. Rechnet man die letzteren, sowie die Zugänge aus den anderen zur Hälfte ausgestorbenen Lagern ab, so betragen unsere Verluste an die 50%. Täglich werden

3. Kapitel

nun 150 Mann entlassen. Mitunter aber werden auch einige, die sich schon vor dem Lagertor befanden, wieder zurückgeschickt, so unter anderen alle in den Westsektoren beheimateten Berliner. Das gesamte Beerdigungskommando muss einen Revers unterschreiben, in der Freiheit nichts über die Zahl und die Art und Weise der Beisetzung der Toten aussagen zu wollen. Diese Vorsorge aber war überflüssig. Tausende von Entlassenen werden es dereinst in die Welt hinausschreien, was sich hinter dem „Eisernen Vorhang" in Sowjet-KZ's abgespielt hat. Die für die Entlassung Vorgesehenen werden jetzt bereits einen Tag vorher benachrichtigt und für die letzten 20 Stunden in einer besonderen Baracke zusammengezogen. Es ist eine wahre Herzensfreude, die glücklichen Menschen beobachten zu können.

Am Geburtstage meiner Mutter, am 13. Juli 1948, erreicht auch mich die frohe Kunde: Morgen wirst du entlassen! Geschwind laufe ich nun in meine Baracke, um mein Bündel für den letzten Umzug in eine andere Unterkunft zu schnüren. Ich verschenke den größten Teil meiner Ersatzkleidungsstücke an einige besonders arme Teufel, die nicht zur Quarantäne gehören. In der Baracke, in der wir so Beneidenswerten unsere letzte Mühlberger Nacht verbringen sollen, werden wir von der deutschen Lagerpolizei darauf aufmerksam gemacht, dass wir unseren Bereich nicht mehr verlassen dürfen. Die Armbinden aller ehemaligen Sanitäter, Melder, Barackenchefs etc. werden an Ort und Stelle sofort abgenommen.

„Deshalb könnt ihr mir schon lange nicht den Abschied von meinen besten Freunden verwehren", denke ich. Ohne Armbinde passiere ich wenige Stunden später alle Tore bis zur Ambulanz. Die Posten, die mich alle kennen und glauben, ich hätte meine Legitimation nur vergessen, beachte ich überhaupt nicht. Wir verbringen zu viert noch einen letzten Nachmittag zusammen, der Professor, Theo, Martin, und ich. Ich verspreche ihnen, in der „National-Zeitung" verschiedene Annoncen aufzugeben, die sie über das Schicksal ihrer Angehörigen unterrichten sollen. Entsprechende Decknamen und Kennworte werden vereinbart. Es sei an dieser Stelle bemerkt, dass ich dieses Versprechen selbstverständlich in Freiheit sofort einlöste und in gewissen Abständen diese einzige mögliche Benachrichtigung meiner Freunde wiederholte – bis eines Tages die „National-Zeitung" die Annahme der sich häufenden Annoncen die-

Nachkriegszeit und Internierung (1945–1948)

ser Art anscheinend auf höheren Befehl verweigerte. Somit hatte man den verbleibenden Internierten die letzte Möglichkeit genommen, irgend etwas von ihren Angehörigen zu erfahren ...

Die letzte Mühlberger Nacht ist für mich und 149 andere glückliche Kameraden angebrochen. Das Ungeziefer plagt mich noch einmal besonders arg. Die Flöhe scheinen von meinem Blut noch einmal Abschied nehmen zu wollen. Es ist nicht zu unterschätzen, welch zusätzliche Belastung diese entsetzliche Plage für alle GPU-Gefangenen bedeutet. So manche schlaflose Nacht habe ich den winzigen Quälgeistern zu verdanken gehabt. Doch morgen um dieselbe Zeit werde ich schon in einem Bett, einem richtigen Bett mit Matratzen, Federkopfkissen und Steppdecken liegen, ohne von Ungeziefer belästigt zu werden. Wenn nur meine Mutter heute schon von dem bevorstehenden Glück wüsste, es wäre ihr schönstes Geburtstagsgeschenk. Erst spät in der Nacht finde ich noch etwas Schlaf.

Der Morgen des 14. Juli sieht uns früh auf den Beinen. Wir werden von unserer Lagerführung darauf hingewiesen, dass jeder Versuch, eine schriftliche Nachricht hinauszuschmuggeln, vom Russen schwer bestraft wird. Ein Kamerad, der am ersten Tag der Entlassung den Versuch wagte, sitzt jetzt noch auf unbestimmte Zeit im russischen Arresthaus. Unser gesamtes Gepäck wird daraufhin von deutscher Lagerpolizei gründlich überprüft.

Das große Lagertor öffnet sich. Sorgfältig zählt der politische Offizier die herausmarschierende Kolonne nach – 30 fünf Mann starke Rotten, es stimmt. Wir werden in das Theater des russischen Außenlagers geführt und dort einzeln ein letztes Mal von einem GPU-Offizier vernommen. Für mich ist es das erste Verhör nach 27 Monaten. Mein Oberstleutnant lässt mich folgenden Revers unterschreiben: „Hiermit bestätige ich, dass ich alles, was mir bei meiner Verhaftung durch die NKWD zur Aufbewahrung abgenommen wurde, wie Wertsachen, Geld, Ausweispapiere etc., zurückerhalten und somit keine Ansprüche mehr an die SMA zu stellen habe." Ich denke zwar voll Wut an meinen guten Füllfederhalter und die 160,– RM, die ich damals bei mir hatte, unterschreibe aber trotzdem unverzüglich. Ich bin gewarnt durch das Beispiel eines Kameraden, der die Unterschrift verweigerte, weil man ihm seine goldene Uhr nicht zurückerstattet hatte. Der GPU-Offizier sagte dem Verdutzten

3. Kapitel

darauf in höflichem, aber zynischem Ton, er werde die Angelegenheit untersuchen, müsse aber ihn, den Häftling, bis zur Klärung des Falles noch einmal ins Lager zurückschicken. Sprach's und ließ den Unglücklichen durch einen Rotarmisten wieder zurückbringen. Ob sich der „Fall" jemals „klären" wird? Ich bezweifle es ganz entschieden. Nun werden wir von einem Soldaten von Kopf bis Fuß nach Schriftstücken untersucht und anschließend vollkommen neu eingekleidet. Die Machart der Anzüge, die in unserer Schneiderei gearbeitet worden sind, ist zwar äußerst primitiv, erfüllt aber vollkommen ihren Zweck:

Die Außenwelt wird feststellen, wie anständig die politischen Häftlinge bekleidet sind und sicher auch ebenso behandelt wurden.

Überall, wohin man sieht, Potemkinsche Dörfer. Wir empfangen ordentlich Marschproviant und etwas Geld für die Eisenbahnfahrt.

Der Entlassungsschein hat einen sehr vorsichtig abgefassten Text, unterschrieben hat irgendein kleiner deutscher Beamter im Auftrag des Landespolizeichefs. Von der GPU oder NKWD, wie die ehemalige Tscheka jetzt heißt, ist kein Wort darauf vermerkt! Ein Lastkraftwagen steht bereit, der uns truppweise zum nächsten Bahnhof bringen soll. Doch vorher hält uns der Potbilkownik (Oberstleutnant), der Kommandant des Lagers, eine schmeichlerische Abschiedsrede. Die Dolmetscherin, die Frau des politischen Offiziers übersetzt: Er, dessen Obhut wir so lange anvertraut gewesen seien, habe die große Freude, uns auf Grund des großzügigen Erlasses Marschall Sokolowskis in Freiheit setzen zu können. Wir alle, die wir jetzt gleichberechtigte Bürger der Ostzone seien, sollten uns am demokratischen Wiederaufbau und am Kampf gegen Reaktion und Kapitalismus beteiligen und dies durch den Beitritt in eine der demokratischen Parteien des sowjetischen Besatzungsgebietes beweisen. Er wünsche uns von Herzen für die Zukunft alles Gute. Nun ruft er uns selbst eines der wenigen deutschen Worte zu, die er beherrscht: „Auf Wiedersehen, auf Wiedersehen!", während wir das Auto besteigen, denke ich grimmig: „Auf Wiedersehen? Auf Nimmerwiedersehen!" Keine zwei Monate werde ich in dem bolschewistisch beherrschten Teil Deutschlands bleiben. Das steht fest für mich. Langsam setzt sich der Wagen in Bewegung und rollt durch die letzte Schranke, die das Lager von der Außenwelt trennt.

Nachkriegszeit und Internierung (1945–1948)

Das KZ Lager Mühlberg liegt hinter uns – der Weg zur Freiheit ist offen."

Soweit der Bericht, den ich Ende 1948 – nunmehr natürlich bereits in Westdeutschland – als 20-Jähriger aufgeschrieben habe. Nachträglich sehe ich meine Haftzeit in den Gefängnissen und im Lager der russischen Besatzungsmacht nicht nur als etwas Schlechtes an. Zwar habe ich in jungen Jahren viel Leid erfahren und persönliches Mißgeschick und Krankheiten ertragen müssen, habe aber andererseits die Menschen mit ihren Stärken und Schwächen in einer Art „Schnellkurs" kennengelernt, wie es manchem ein ganzes Leben lang nicht möglich ist. Darüber hinaus festigte sich durch die Lagerzeit mein Wunsch, Medizin zu studieren und Arzt zu werden. Ich konnte im Lager – nicht zuletzt am Beispiel von Josef Keller – erkennen, welch großartige Aufgabe es ist, kranken und bedürftigen Menschen zu helfen. Ärzte würden in Notzeiten immer gebraucht werden, und ob uns nicht weitere Notzeiten bevorstünden, das wusste in diesen Jahren niemand. Besonders wichtig war aber für meine weitere Entwicklung, dass ich durch die Erlebnisse mit der Diktatur zum überzeugten Demokraten geworden bin. Nachdem die eine Diktatur – das Nazireich – zugrunde gegangen war und unsere nationalen Ideale mit in den Abgrund riss, bewirkte es die „Umerziehung" in dem Lager der Sowjets endgültig, die meisten der Betroffenen vom Glauben an Demokratie-fremde Regierungsformen zu heilen. Als Arzt will ich die politische Situation mit den Folgen von Virusinfektionen vergleichen: Wie bei den Pocken waren meine Jahrgänge als Kinder vom Nationalsozialismus infiziert worden und blieben, als die Krankheit überstanden war, dann lebenslänglich immun gegenüber weiteren Infektionen dieser Art. Leider hat es aber auch einen anderen Verlauf solcher „politischer Virusinfektionen" gegeben: Einige Unverbesserliche waren wie bei bestimmten Formen der chronischen Hepatitis oder der HIV-Infektion infiziert und sind das Virus ein Leben lang nicht mehr losgeworden. Glücklicherweise gehörte ich zur ersten Gruppe, die die Krankheit „Diktatur" gut und mit wichtigen Lehren für ein ganzes Leben überstanden hat.

3. Kapitel

Nach der Entlassung

Sechs Wochen lang war ich nach meiner Entlassung aus dem Lager noch in Leipzig geblieben. Das Wiedersehen mit meinen Eltern gehörte zu den schönsten Stunden meines Lebens. Meine Schwester Gisela war bereits seit einem Jahr in Westdeutschland, wo sie in Cuxhaven mit ihrem Mann lebte. Ich traf in Leipzig noch einmal meine alten Freunde – nicht zuletzt Klassenkameraden und Fußballfreunde – und ließ nach meinen trüben Erfahrungen im Lager mit rezidivierenden Halsentzündungen noch eine Mandeloperation (Tonsillektomie) durchführen. Dabei lernte ich jetzt die „Diät" eines Ostzonenkrankenhauses nach einer Mandeloperation kennen: Als erste Mahlzeit erhielt ich gepfefferte Bohnen, von denen ich aus leicht erklärbaren Gründen allerdings nur einen Löffel voll genommen habe ...

Bevor ich zu Hause das erste warme Vollbad nach fast zweieinhalb Jahren Haft nahm, breitete ich aus gutem Grund meine Kleidung vorsichtig über der mit Wasser gefüllten Wanne aus. Dies war ein beliebter Trick, den ich im Lager gelernt hatte und mit dessen Hilfe man hervorragend Flöhe fangen konnte: Diese unangenehmen Parasiten, die uns jahrelang das Leben sehr erschwert hatten, pflegen nämlich aus unklaren Gründen quasi selbstmörderisch in jede Wasseroberfläche einzutauchen, die ihnen hierfür angeboten wird. In der Tat konnte ich mich auf diese Weise auch von zwei, drei Flöhen befreien, die mich nun nicht mehr belästigten.

Schon am nächsten Tag musste ich mich auf dem Arbeitsamt melden, nicht zuletzt, um die dringend notwendigen Lebensmittelkarten zu erhalten. Ich werde nie vergessen, wie ein aufgeregter Funktionär mit dem SED-Parteiabzeichen die ganze Mannschaft seines Büros zusammenrief, um ihnen zu verkünden: „Hier seht ihr einen entlassenen Häftling aus Mühlberg und könnt erkennen, wie es um die kapitalistische Propaganda bestellt ist. Schaut ihn nur an, wie gut ernährt er ist und wie er allein durch sein Aussehen die Amerikaner Lügen straft!" Natürlich konnte ich in dieser Situation nicht sagen, dass ich zu den wenigen gehörte, die erfolgreich wiederaufgepäppelt worden waren und – im Gegensatz zu Tausenden von Verstorbenen – nach Jahr und Tag entlassen werden konnten. Gerne hätte ich dem Mann auch mitgeteilt, dass in einigen der rus-

Nachkriegszeit und Internierung (1945–1948)

sischen Internierungslager – so z.B. in Buchenwald – Häftlinge einsaßen, die im gleichen Lager von den Nazis vorher als Sozialdemokraten jahrelang eingesperrt worden waren. Jetzt hatte es sie – unter anderem Vorzeichen – wieder erwischt, weil sie nicht mit den Kommunisten zusammen in die Sozialistische Einheitspartei eintreten wollten. Natürlich hütete ich mich, die geringsten Andeutungen zu machen: Gebranntes Kind scheut das Feuer! Nun erklärte mir der Funktionär, dass ich in der Ostzone selbstverständlich arbeiten müsste, wahrscheinlich eine Art Einberufungsbefehl in das Uranbergwerk Aue (man nannte es schamhaft „Wismut Aue") erhalten und dort zur Arbeit herangezogen werden würde. Natürlich war mir bereits in diesem Moment klar, dass ich dieser Einberufung rechtzeitig durch die Flucht in den Westen entgehen wollte.

Inzwischen hatte ich mit einigen alten Lagerkameraden Verbindung aufgenommen, die alle das gleiche Ziel hatten: Möglichst rasch die Ostzone, die spätere DDR, zu verlassen. Der Zufall, ja das Glück, wollte es, dass der Bruder eines Lagerkameraden bei der Volkspolizei war und genau über die damals noch lückenhafte Bewachung der Zonengrenze zum Westen hin informiert war. Mit seiner Hilfe passierte unser kleiner Trupp bestehend aus fünf Flüchtlingen die Zonengrenze am 31.08.1948, während die russischen Posten von unserem Volkspolizisten abgelenkt wurden. Fast vier Jahrzehnte sollte ich Leipzig nicht wiedersehen. Ein vorheriger Besuch war aus Gründen, die ich im nächsten Kapitel schildere, ohne Gefahr festgenommen zu werden, nicht möglich. Erfreulicherweise konnten aber zumindest in den ersten Jahren meine Eltern wiederholt nach Westdeutschland zu Besuch kommen. Durch den Mauerbau im Jahre 1961 wurde auch diese Möglichkeit vorübergehend genommen. Erst der Eintritt in das Rentenalter ermöglichte es dann meinen Eltern, im Jahr 1964 nach Westdeutschland umzuziehen. Bis dahin hatte mein hochbetagter Vater noch seine Praxis weiterführen müssen, konnte aber wegen des wesentlich jüngeren Lebensalters meiner noch nicht im Rentenalter befindlichen Mutter zunächst nicht umziehen. Für mich begann in Westdeutschland ein neues Leben.

4. Kapitel
Werkarbeit und Studium (1948–1954)

Grenzübertritt und Münchner Zwischenspiel

In der Nacht zum 1. September 1948 betrat ich mit meiner kleinen Gruppe von Flüchtlingen bei Lichtenfels in Bayern westdeutschen Boden – und wurde erneut verhaftet, diesmal von der westdeutschen Grenzpolizei. Sodann wurden wir einem deutschen Grenzoffizier zur Vernehmung zugeführt. Ich holte aus meinem Hosenbund den eingenähten Entlassungsschein aus dem Lager Mühlberg hervor, ein wichtiges Dokument, das meine politisch bedingte Gefangenschaft belegen konnte. Außerdem verlangte ich, dem amerikanischen Vernehmungsoffizier zugeführt zu werden. Von diesem versprach ich mir mehr Verständnis als von dem deutschen „Grenzer", weil ja der Konflikt zwischen Russen und Amerikanern unterdessen in einen regulären kalten Krieg übergegangen war. Der deutsche Grenzoffizier wiegte bedächtig den Kopf und sagte: „Bestehen Sie lieber nicht auf der Vernehmung durch die Amerikaner, weil noch nicht alle Amerikaner davon überzeugt sind, dass man Flüchtlinge aus der russischen Zone nicht zurückschicken darf. Es gibt immer noch Verbindungen zwischen den ehemaligen Alliierten, die sogar in eine Auslieferung von Flüchtlingen zurück in die Sowjetzone münden können." Als der Offizier merkte, dass ich zögerte, fügte er hinzu: „Ich behalte Sie alle eine Nacht hier im Lichtenfelser Gefängnis und werde dafür sorgen, dass morgen früh, wenn kurz nach sechs der D-Zug nach München geht, keiner meiner Leute am Bahnhof ist und Sie behelligen wird." Natürlich nahmen wir nunmehr dieses Angebot mit Freuden an, zumal für mich der Weg nach München sowieso geplant war. Wollte ich doch dort versuchen, mich noch für das Wintersemester im Fach Medizin an der Universität einzuschreiben.

So verbrachten wir die erste Nacht im freien Westdeutschland paradoxerweise noch einmal im Gefängnis, um dann am nächsten Morgen als freie Menschen den Weg in die neue Heimat zu gehen, d.h. unbehelligt in Lichtenfels in den Zug nach München einzusteigen.

Werkarbeit und Studium (1948–1954)

In München wurde ich bereits durch einen Klassenkameraden erwartet, der dort schon seit einigen Jahren Medizin studierte, und mich zunächst in seiner Studentenbude aufnahm. Ich ging am nächsten Tag sofort zur Universität und musste zu meiner großen Enttäuschung erfahren, dass eine Immatrikulation für das Wintersemester 1948/49 wegen Überschreitung des hierfür gültigen Termins nicht mehr möglich war. Was sollte ich tun? Ich konnte für weitere zehn Tage bei Verwandten unterkommen, die mich in besonders netter Weise betreuten und verwöhnten, und habe diese Sommertage in der Freiheit sehr genossen: War es doch für mich die erste Begegnung mit einer freiheitlichen Demokratie, auch wenn deren Befugnisse noch durch das Besatzungsstatut sehr eingeschränkt waren. Man darf nicht vergessen, dass zu diesem Zeitpunkt die Bundesrepublik Deutschland noch nicht gegründet war. Aber durch die Existenz von kommunalen und Länderregierungen und durch die Gründung der großen und kleinen Parteien war der Weg in ein demokratisches Gemeinwesen vorbereitet.

Das kurze Münchner Zwischenspiel musste bald zu Ende gehen, da die knappen Finanzen es geboten. Durch „schwarzen" Umtausch von Ostmark gegen Westmark hatten mich meine Eltern noch mit etwas Westgeld ausgestattet, das aber nun allmählich zur Neige ging. Ich entschloss mich daher, das Angebot meiner Schwester und meines Schwagers anzunehmen und im nächsten halben Jahr – bis zum Beginn des Sommersemesters 1949 – in Cuxhaven zu leben.

Als Autoschlosser in Cuxhaven

Meine Schwester und mein Schwager wohnten damals in einer Barackensiedlung, die für die Angehörigen des Minenräumkommandos, bei dem mein Schwager tätig war, von den Engländern bereitgestellt worden war. Trotz der sehr beengten Verhältnisse wurde ich in der liebenswürdigsten Weise als Gast aufgenommen und habe in Cuxhaven eine schöne Zeit verbracht. Natürlich musste ich während dieser Zeit eine Arbeit annehmen. Dies war schon deswegen nötig, weil ich, um die Zuzugsgenehmigung nach Cuxhaven zu erhalten, einen Arbeitsplatz vorweisen musste. Um arbeiten zu

4. Kapitel

können, brauchte man aber Lebensmittel, die es nur auf Lebensmittelkarten gab. Um die Lebensmittelkarten zu erhalten, musste man eine Zuzugsgenehmigung vorlegen. Zuziehen durfte man aber – wie gesagt – nur, wenn man Arbeit hatte. Wie sollte man dieses Problem lösen? Nun, Hunderttausende von Flüchtlingen haben es in irgendeiner Weise lösen können, so auch ich. Die Zuzugsgenehmigung bekam ich relativ schnell, da ich einen Wohnplatz bei meinen Verwandten vorweisen konnte und von meinem Schwager, der ein Häuschen bauen wollte, als Bauhilfsarbeiter angestellt wurde. In der Tat fuhr ich einige Wochen lang zu einem Grundstück, bei dem ich mit Schaufel und Schubkarre den Keller für ein künftiges Haus ausheben sollte. Meine Schwester gab mir eine Thermoskanne mit Malzkaffee und Brote bestrichen mit Fischfett (das übrigens nach nichts schmeckte) mit, die typische Ernährung für einen Flüchtling im Jahre 1948 an den Küsten Deutschlands. Wenig später erhielt ich dann auch meine offiziellen Lebensmittelkarten und einen Personalausweis, so dass ich nunmehr Bürger im westdeutschen Bizonen-Bereich war, ein Gebiet, das die vereinigte englische und amerikanische Besatzungszone umfasste. Meine Tätigkeit auf dem Bau währte nur kurze Zeit, dann hatte mich mein Schwager – was wegen der nun vorhandenen Papiere möglich war – als Autoschlosserlehrling in einem Betrieb in Cuxhaven untergebracht. Meine Familie schmunzelt noch heute über diese Berufswahl, da ich nie ein großer Techniker gewesen bin und von Motoren und Maschinen wenig verstand und wenig verstehe. Trotzdem kam ich in dem Betrieb gut voran und wurde bald als Verantwortlicher an die Tankstelle versetzt, – ein Posten, der sehr beliebt war. Benzin war damals knapp und rationiert und wurde auf Karten verteilt. Über den stets vorhandenen gewissen Überschuss konnte der Tankstellenwart weitgehend verfügen, was ihm eine Art „Machtposition" innerhalb des Betriebs einbrachte. Ich nahm aber die Sache sehr genau und habe lediglich meinem Schwager, der mit einem alten „Opel P4" durch die Gegend kutschierte, gelegentlich zwei, drei Liter mehr in den Tank gegeben.

Im Gespräch mit meinen Autoschlosser-Freunden kamen wir auch auf den Fußball zu sprechen. Als sie hörten, dass ich früher aktiv bei Wacker Leipzig gespielt hatte, forderten sie mich auf, einem der Cuxhavener Clubs beizutreten und erneut mit dem Fußball zu beginnen. Meine „Laufbahn" war sehr kurz: Ich machte ein Probespiel mit und war als Folge der Lagerzeit in einer so miserablen Kondition, dass ich allen Mut auf eine Fortsetzung des fußballerischen Treibens verlor. Es war so, als ob der Rasen an meinen Füßen klebte, ich kam kaum vom Fleck, erwischte die einfachsten Bälle nicht und beschloss, nie wieder aktiv Fußball zu spielen. Diesen Beschluss habe ich letztlich durchgehalten oder besser durchhalten müssen, da mir auch später Zeit, Gelegenheit und vor allem Geld gefehlt haben, weiter Leistungssport zu betreiben. Ich habe dies aber immer sehr bedauert.

In dem halben Jahr, in dem ich in Cuxhaven lebte, hatte ich für die Freizeit drei wichtige Aufgaben: Die wichtigste war zweifellos die, dass ich so schnell wie möglich die in meinem Kopf gespeicherten etwa 50 Adressen von verstorbenen und inhaftierten Lagerkameraden aufschrieb und das gesamte Adressenbündel an die „Kampfgruppe gegen Unmenschlichkeit" in Westberlin weiterleitete. Bekanntlich war es ja seitens der Sowjets streng verboten, irgendwelche Daten oder Namen im Zusammenhang mit der Lagerhaft bekanntzugeben. Deshalb blieb nichts anderes übrig, als die Adressen auswendig zu lernen und nach der Entlassung so schnell wie möglich – solange einem das Gedächtnis noch nicht im Stich ließ – niederzuschreiben. Natürlich konnte dies erst im Westen geschehen. Den Adressen fügte ich einen Brief bei, in dem ich dringend darum bat, meinen Namen bei der Weitergabe der Adressen an Angehörige in der Ostzone nicht bekannt zu machen. Schließlich waren ja meine Eltern noch in Leipzig, die man bei Bekanntwerden dieser Aktion hätte in Sippenhaft nehmen können, und außerdem war ich ja durchaus gewillt, später wieder einmal nach Leipzig zu Besuch zu fahren. Nun passierte das Unglaubliche: Ich erhielt nach zwei bis drei Wochen laufend Briefe von Angehörigen aus der Ostzone, die von der „Kampfgruppe" meine Cuxhavener Adresse mitgeteilt bekommen hatten. Wütend schrieb ich einen Protestbrief an die Westberliner Institution und erhielt eine Antwort zurück, in der mit dem Ausdruck des Bedauerns auf einen Fehler eines Mitarbeiters hingewiesen wurde, der meine Adresse preisgegeben hatte. Nun war mir klar, dass ich bis zu einer Wiedervereinigung Deutschlands (wer glaubte schon daran in diesen Jahren?) nicht wieder nach Leipzig fahren durfte. Denn wenn ich

4. Kapitel

schon 1946 wegen eines unsinnigen Werwolf-Verdachtes zweieinviertel Jahre eingesperrt worden war, konnte man mich nun erst recht belangen, weil ich jetzt tatsächlich etwas Gravierendes gegen die Regeln des Sowjet-Regimes getan hatte. Der Gedanke an die Lagerhaft und an einen eventuellen Besuch in der Ostzone hat mich übrigens im wahrsten Sinne des Wortes bis in meine Träume verfolgt. Bis zum Fall der Mauer im Jahre 1989 habe ich mindestens zweimal pro Woche geträumt, dass ich leichtsinnigerweise die nun inzwischen gegründete DDR besuchte und dort erneut verhaftet wurde. Ich bin diesen Angsttraum also über vier Jahrzehnte nicht losgeworden, verlor ihn aber interessanterweise sofort mit der Änderung der politischen Verhältnisse, mit der Wiedervereinigung Deutschlands. Dies war mir ein Hinweis darauf, dass das Großhirn letztlich doch auch das Unterbewusstsein mitsteuert und wie ein Traum, der zunächst wie eine Drohung über meinem Leben hing, in dem Augenblick gegenstandslos wurde, als die vorherigen äußeren Bedingungen nicht mehr gegeben waren.

Die zweite wichtige Aufgabe, die ich während meiner Cuxhavener Zeit hatte, war die Niederschrift meiner Lagererlebnisse. Das Manuskript ist in großen Teilen in dem vorangegangenen Kapitel dieses Buches berücksichtigt worden. Ich konnte diese Niederschrift auch an die Eltern meines Freundes Dr. Theo Bekkering weiterleiten, die amerikanische Staatsangehörige waren und in Michigan lebten. Sie besuchten mich später in Deutschland und versuchten zunächst vergeblich, über die amerikanische Besatzungsbehörde bei den Russen wegen der Inhaftierung ihres Sohnes zu intervenieren. Erst 1950 kam Theo Bekkering – zusammen mit Prof. Keller – frei und wurde Arzt in Deutschland. Die Eltern Bekkering schickten uns die zu der damaligen Zeit so beliebten Care-Pakete nach Cuxhaven, worüber sich meine schwangere Schwester, mein Schwager und ich sehr freuten. Denn die Lebensmittelversorgung wurde zwar nach der Währungsreform im Jahre 1948 rasch deutlich besser, aber für bestimmte Bereiche gab es immer noch Lebensmittelkarten. Auch waren bestimmte Produkte, wie Kaffee, Tee, Schokolade und ähnliches, nur gegen viel Geld zu erhalten. So erinnere ich mich noch, dass anfänglich eine gute amerikanische Zigarette (Camel oder Lucky Strike) mit 5,– DM der neuen Währung bezahlt wurde. Allerdings verfiel dieser Preis sehr rasch, und

Werkarbeit und Studium (1948–1954)

innerhalb kurzer Zeit kostete eine Zigarette „nur" noch 50 Pfennig. Ich habe damals noch geraucht, mir aber diese Unsitte bereits im Jahre 1950 abgewöhnt, vor allem aus finanziellen, aber auch aus gesundheitlichen Gründen.

Die dritte Aufgabe, die sich mir stellte, war die Bewerbung bei möglichst vielen westdeutschen Universitäten, um im Sommer 1949 mit dem Medizinstudium beginnen zu können. Um es vorweg zu nehmen: Ich bewarb mich bei 13 Universitäten und erhielt – nicht zuletzt wegen meiner längeren Internierung – von sieben Universitäten eine Zusage. Am liebsten wäre ich zum Studium nach Hamburg gegangen, schon um in der Nähe von Cuxhaven und damit bei meinen Verwandten zu bleiben. In Hamburg war es üblich, dass die Bewerber sich einem Professoren-Gespräch unterziehen mussten, das ziemlich gefürchtet war. Der Vorsitzende der Prüfergruppe war der bekannte Psychiater Bürger-Prinz, ein Mann, der mich vom ersten Moment an mit seiner Persönlichkeit tief beeindruckte. Nachdem das Gespräch mit mir gut zu verlaufen schien, stellte er noch die übliche Frage „Warum haben Sie sich eigentlich für das Medizinstudium entschlossen, wo doch so viele Ärzte von der Wehrmacht aus dem Krieg zurückkommen und alles andere als ein Ärztemangel herrscht?" Ich antwortete darauf „Ich habe gerade in der Gefangenschaft kennengelernt, wie sehr man als Arzt den Menschen helfen kann und habe auch mit meinem Vater und mit den Lagerärzten Vorbilder gehabt, die mich darin bestärkten. Deswegen habe ich mich nicht nur in Hamburg, sondern auch an anderen Universitäten beworben." Kaum hatte ich dies gesagt, wusste ich bereits, dass ich einen entscheidenden Fehler begangen hatte: In Hamburg durfte man sich nämlich nur bewerben, wenn man sich allein an dieser Universität und nirgendwo anders gemeldet hatte. Zusätzliche Bewerbungen an anderen Universitäten waren nicht mit der Hamburger Bewerbung vereinbar und machten diese hinfällig. Prompt sagte auch Prof. Bürger-Prinz mit erhobenen Augenbrauen „Sie wissen aber doch, dass man sich bei einer Hamburger Bewerbung nicht noch woanders bewerben darf?" Ich antwortete – nun schon mutlos geworden – : „Ich weiß, dass ich das nicht hätte machen sollen, aber da ich durch die Internierung viel Zeit verloren habe und auf alle Fälle Medizin studieren will, habe ich jeden Weg zu nutzen versucht, um zum Studium zu kommen." Anschließend wurde ich verabschiedet und war mir darüber im klaren, dass die Bewerbung in Hamburg offenbar gescheitert war.

Wenige Tage später bekam ich die Aufforderung zu einem Bewerbungsgespräch nach München. Nach München wäre ich – neben Hamburg – ebenfalls sehr gerne gegangen, zumal ich von meinem Vater durch dessen Studienzeit vor dem Ersten Weltkrieg wusste, wie schön es sich in München studieren lässt. Die Frage war natürlich, ob das für die Zeit nach dem Zweiten Weltkrieg ebenfalls Gültigkeit hatte. Mein Vater hat übrigens nur zwei Semester in München studiert und seitdem sein Leben lang mit „Grüß Gott" gegrüßt. Dies fiel besonders im Dritten Reich unangenehm auf, weil man bekanntlich mit „Heil Hitler" grüßen musste. Mein Vater erregte noch größeren Unwillen dadurch, dass er an seiner rechten Hand eine im Laufe der Jahre stark zunehmende Dupuytren'sche Kontraktur hatte, so dass er beim Hitler-Gruß die leicht zusammengekrallte Hand nie ausstrecken konnte und dazu noch „Grüß Gott" sagte ...

Doch zurück zum Bewerbungsgespräch in München. Ich habe dies in sehr angenehmer Erinnerung und hatte den Eindruck, dass es für meine Zulassung nur eine Formsache war. Innerhalb weniger Tage erhielt ich prompt die Zusage für München. Ich immatrikulierte mich und zog zunächst wieder zu meinen Münchner Verwandten. Drei Tage später erhielt ich ein Telegramm meiner Schwester aus Cuxhaven, die mir mitteilte, dass eine Nachricht der Medizinischen Fakultät Hamburg gekommen sei: Auch für Hamburg war ich zum Medizinstudium zugelassen worden! Wie ich fest annehme, aufgrund der Intervention des mir so sympathischen Prof. Bürger-Prinz. Da ich aber nun bereits in München immatrikuliert war, nahm das Schicksal seinen Lauf: Ich wurde Student in München, Wahl-Bayer und überzeugter Anhänger der bayerischen Lebensart, die nicht nur durch Weißwürste und Bier, sondern vor allem durch Freude an Leben, Kunst und Kultur bestimmt ist.

Studienbeginn in München

Im April 1949 hatte ich also Cuxhaven verlassen, kam aber in den Semesterferien immer wieder zu Besuch an die Nordseeküste. Dort

Werkarbeit und Studium (1948–1954)

konnte ich auch wiederholt meine Eltern treffen, die damals noch – vor der Errichtung der Mauer in Berlin – zu Besuch nach Westdeutschland fahren durften. In München war ich, nachdem ich von meinen Verwandten wegzog, kurze Zeit in einem Studentenheim untergebracht, übrigens in der alten Villa von Thomas Mann an der Isar. Von hier aus machte ich mich auf „Budensuche". Schließlich fand ich ein Zimmer im Klinik-Viertel zentral in München bei einem Dentisten-Ehepaar. Die Miete betrug 20,– DM. Allerdings hatte das Zimmer kein fließendes Wasser und musste mit einem Kohlenofen von mir selbst geheizt werden. Dennoch war es ein absoluter Glücksgriff, da die Wirtsleute angenehm und die Miete – wie gesagt – doch relativ billig war. Dies galt auch, wenn man bedenkt, dass ich an festen Zuwendungen lediglich 90,– DM Soforthilfe als Flüchtling erhielt und den Rest durch Werkarbeit oder durch Unterstützung durch meine Eltern aufbringen musste. Meine Eltern haben mir damals viel geholfen. Sie schickten – was verboten und damit nicht ungefährlich war – Waren aus Leipzig, die ich in München verkaufte. Hierzu zählte in erster Linie ein so ausgefallener Artikel wie Gummistrümpfe, deren Produktion in Ostdeutschland damals florierte. Wenn meine Eltern Ostmark gegen Westmark umgetauscht hätten – auch dies wäre nur schwarz möglich gewesen – hätten sie sieben bis zehn Ostmark für eine Westmark geben müssen, obwohl mein Vater kein größeres Einkommen in Ostmark hatte als westdeutsche Kollegen in Westmark. Wenn man aber Gummistrümpfe – oder auch Röntgenfilme oder medizinische Geräte – verkaufte, konnte man den Kurs auf eins zu drei bis eins zu zwei drücken, was tragbar war. Natürlich konnten meine Eltern mir nur eine gelegentliche Hilfe geben. Als Werkstudent bemühte ich mich um ein zusätzliches Einkommen, z.B. durch Möbelräumen oder Nachhilfestunden in Latein. Die wichtigste Einnahmequelle war aber damals die Verteilung der noch immer gültigen Lebensmittelkarten. Diese Verteilung wurde durch Studenten besorgt, die den Einwohnern Münchens damit das Anstellen an Lebensmittelkarten-Ausgabestellen ersparten. Jeden Monat war man mit dieser Aufgabe nur für zwei Tage voll beschäftigt, verdiente dabei aber sehr ordentlich. An sich gab es pro Haushalt für die Ausgabe der Lebensmittelkarten 20 Pfennig und pro alleinstehenden Untermieter zehn Pfennig. Da aber die Münchner mit ih-

4. Kapitel

rem bekannten goldenen Herz reichlich Trinkgeld gaben, kam ich jeden Monat auf zusätzlich 250,– DM, was zusammen mit der Soforthilfe gut zum Leben ausreichte. Ich bewerkstelligte die Lebensmittelkarten-Ausgabe immer per Fahrrad und hatte zwei Taschen an der Lenkstange hängen: In einer Tasche waren die Lebensmittelkarten, die zu verteilen waren, und die andere Tasche war – zunächst – leer. Nach vier, fünf Häusern war diese Tasche aber ebenfalls voll, allerdings mit Äpfeln, Brot, Wurst und gelegentlich sogar Butter. Die Münchner haben ihre Studenten damals sehr verwöhnt. Immer wieder wurde die Zustellung unterbrochen und man wurde zum Kaffee eingeladen. Manchmal hatte man auch das Gefühl, dass Eltern eine tanzwütige Tochter dem jungen Studenten zuführen wollten, der aber mehr die Füllung der Geldbörse und der bewussten Tasche für die Lebensmittel im Sinne hatte. Mein Bereich, in dem ich die Lebensmittelkarten austrug, war Schwabing – das gleiche Schwabing, in dem ich später am Städtischen Krankenhaus Chefarzt wurde. 17 Jahre nach dem Lebensmittelkarten-Verteilen sagte mir eine Patientin im Krankenhaus „Gell, Herr Chefarzt, Sie haben uns doch damals als Student in der Belgradstraße die Lebensmittelkarten gebracht?" Ich konnte dies bejahen und wusste, dass ich mich offenbar ganz gut gehalten hatte, denn die Frau hatte mich sofort wiedererkannt. Wir Studenten dürften übrigens 1950 die einzigen Bürger Westdeutschlands gewesen sein, die den Wegfall der Lebensmittelkarten und damit einer für uns besonders attraktiven Einnahmequelle bedauerten ...

Die günstigen Lebensumstände, die ich in dem schönen München, das langsam wieder aufgebaut wurde, vorfand, sowie meine knappen Finanzen machten es nötig, mein Studium ausschließlich in München durchzuführen. So erstrebenswert für jeden Studenten ein Wechsel der Hochschule ist, so wenig kam dies aus den bekannten Gründen für mich in Betracht. Im Übrigen ist anzumerken, dass heutzutage bei der zunehmenden Verschulung der Universität ein Ortswechsel an eine andere Fakultät eher zu den Seltenheiten gehört. Ich habe dies für meine Studenten und damals für mich immer bedauert. Die Münchner Medizinische Fakultät – seinerzeit gab es nur die der Ludwig-Maximilians-Universität – verfügte über einen hervorragenden Lehrkörper. Dies war an sich erstaunlich, als ja doch einem großen Teil der parteipolitisch – oft nur pro forma –

engagierten Hochschullehrer die Aufnahme der Lehrtätigkeit zunächst versagt blieb. Damals machte man nach einem Jahr das Vorphysikum mit den Fächern Botanik, Zoologie, Chemie und Physik und nach einem weiteren Jahr – wenn man sich beeilte – das Physikum mit Anatomie, Physiologie und Physiologischer Chemie.

Erste Examina

Das Vorphysikum war die erste „richtige" Prüfung in meinem Leben, nachdem das Abitur – wie oben geschildert – eher einfach gewesen war. Ich erinnere mich gut, dass es für Botanik und Zoologie kleine Büchlein gab, deren Inhalt man sehr rasch erfasste und über den hinaus auch nicht geprüft wurde. Eine „Eins" war eigentlich eine Selbstverständlichkeit. Schwieriger war es in den Fächern Physik und Chemie. Der Rektor der Universität Prof. Walter Gerlach prüfte uns in Physik. Er war auf Mediziner nicht zu gut zu sprechen, vor allem nicht auf Studentinnen. Oft hatten sie ihm Anlass zu Kritik, ja zu Wutausbrüchen gegeben. Einer Studentin trug er im Examen auf, einen Transformator aufzuzeichnen. Sie malte daraufhin ein spitzgiebliges Häuschen auf, das Transformator-Häuschen. Daraufhin musste sie den Raum schneller verlassen, als sie ihn betreten hatte. Ich kam mit Gerlach gut zurecht, da mich die Atomphysik interessierte und ich darüber geprüft wurde. Ähnliches galt für die Chemie. Hier prüfte ganz selten noch der hochbetagte Geheimrat Prof. Dr. Heinrich Wieland, Nobelpreisträger aus den 20er Jahren. Keiner kannte ihn, da er keine Vorlesung mehr hielt. Unsere Prüfungsgruppe meldete sich im Chemischen Institut in der Luisenstraße und war gespannt, den berühmten Mann kennenzulernen. Zunächst aber kam ein alter Mann in sehr einfacher Kleidung den Gang entlang; er wurde von uns aber sicherheitshalber höflich gegrüßt. Da er das einzige Lebewesen weit und breit war, ging ich zu ihm hin und fragte ihn „Entschuldigung, können Sie uns sagen, wie wir zu Herrn Geheimrat Wieland kommen?" Der alte Mann brummte „Kommen Sie mit, ich zeige es Ihnen". Er ging zu unserem Erstaunen auf ein Zimmer zu, an dessen Tür ein Schild mit dem Namen Wieland angebracht war und öffnete die Tür ohne anzuklopfen. Dann sagte er „Meine Damen und Herren, ich bin

4. Kapitel

Ihr Prüfer. Mein Name ist Wieland, bitte nehmen Sie Platz". Die Prüfung war angenehm, und ich lernte mit dem alten Geheimrat erstmals ein Mitglied der Familie Wieland kennen, die später durch die langjährige Zusammenarbeit mit seinem Sohn Otto von großer Bedeutung für meine berufliche Tätigkeit sein sollte.

Für die Physikumsfächer besuchte man „den Heinzler". Heinzler war ein Repetitor von hohem Rang und alles andere als ein simpler Pauker. Leider hatten manche unserer Professoren damals ein gestörtes Verhältnis zu ihm und erkannten nicht, wie wichtig es gerade für die zahlreichen Werkstudenten war, sich durch Heinzler einen zusätzlichen praktischen und theoretischen Rückhalt für die Prüfung zu holen. Der Anatom Titus Ritter von Lanz war besonders erbost, wenn er den Namen Heinzler hörte. Ich habe das nie verstanden, da die Existenz des Repetitors ja irgendwie auch damit zusammenhängen musste, dass die sonstigen Unterrichtsangebote nicht ausreichend waren. Auch der Physiologe Richard Wagner war ein strenger Prüfer ohne Ambitionen für Heinzler. In der Physiologischen Chemie wurden wir von dem liebenswürdigen alten Prof. Hahn geprüft. Dank Heinzler, aber sicherlich auch dank der guten Kurse, die wir in den genannten Fächern besuchen konnten, war das Examen unproblematisch. Vor allem wurde das Interesse an der Medizin weiter geweckt. Heinzler hatte mir übrigens, als ich mich bei ihm zum Kurs anmeldete, gesagt: „Ich weiß, dass Sie Ostzonenflüchtling sind, Sie brauchen bei mir nichts zu bezahlen. Ich darf Sie nur bitten, mir bei der Abfassung der Skripten behilflich zu sein." Das tat ich auch und war einer großen finanziellen Sorge ledig. Ich habe diese Großzügigkeit dem Dr. Heinzler nie vergessen und ihm später – nicht nur wegen des persönlichen Erlebnisses, sondern aus Überzeugung – zahllose Doktoranden als „Heinzler-Schüler" zugeführt. Ich habe Heinzler dann auch während der klinischen Fächer besucht und hatte dabei ein Schlüsselerlebnis für meine Zukunft. Eines Tages erschien nämlich ein älterer schlanker Herr im Unterricht für Innere Medizin, von dem sich rasch herumsprach, dass es der Ordinarius der Poliklinik Prof. Seitz war. Seitz nahm eine Stunde an dem Heinzler-Unterricht teil und begründete dies damit, dass nach der Übernahme der klinischen Fächer in den Unterricht von Heinzler die Examensleistungen sich dramatisch gebessert hätten. Er wollte wissen, wo die Qualitäten von Heinzler liegen, die möglicherweise er, Seitz, in seinem Unterricht nicht hätte. Diese Haltung eines Hochschullehrers hat mir sehr imponiert, und ich habe damals schon mit dem Gedanken geliebäugelt, eventuell zu Seitz als Chef zu gehen, was ja dann später tatsächlich der Fall war.

Doch zurück zum Physikum. Kaum hatte ich das Examen bestanden, als ich unerklärbare septische Temperaturen bekam und in schwerkrankem Zustand in die Medizinische Klinik II der Universität in der Ziemssenstraße eingewiesen wurde. Ich litt an einer bis heute nicht geklärten sogenannten kryptogenen Sepsis, was nicht anderes heißt als „Blutvergiftung unbekannter Ursache". 19 Tage lang hatte ich hohes Fieber vom charakteristischen Sepsistyp, konnte kaum noch etwas essen und hatte sogar flüchtige Lähmungen an der linken Körperhälfte und Probleme beim Sprechen. Mein behandelnder, von mir hochgeschätzter Arzt war der damalige Dr. Ley, der Jahre später Ordinarius an der neuen Fakultät rechts der Isar wurde. Die Wochen in der Universitätsklinik waren in vieler Hinsicht für mich entscheidend wichtig. Zunächst einmal deswegen, weil mir dort das Leben gerettet wurde. Penicillin versagte vollkommen bei der Bekämpfung der Sepsis, aber die Uniklinik hatte gerade ein neues Mittel zur Verfügung gestellt bekommen, das aus Amerika stammte und bei manchen Infektionen Wunder bewirken sollte. Es handelte sich um Chloramphenicol, ein hervorragendes Antibiotikum, das später allerdings wegen gelegentlicher Blutbildschäden aus dem Handel genommen wurde. Bei mir wirkte das Mittel innerhalb von zwei Tagen durchschlagend: Ich fieberte ab und verlor meine Lähmungserscheinungen völlig.

Hochschullehrer

Der damalige Klinikchef in der Ziemssenstraße war der alte Professor Gustav von Bergmann, der aus Berlin gekommen war und sich eigentlich schon im Emeritierungsalter befand. Er hatte aber einen Vertrag, nach dem er unbegrenzt ärztlich tätig sein durfte. Dies hatte bei der zunehmenden Zerebralsklerose des alten Herrn natürlich auch seine Nachteile und blieb für mich immer ein Hinweis darauf, dass die Altersgrenze nötig und für alle Beteiligten etwas Gutes

4. Kapitel

ist. Gustav von Bergmann, der in Deutschland großes Ansehen genoss, hat mich damals bitter enttäuscht. Als ich abgefiebert war, kam Dr. Ley an mein Krankenbett und sagte: „Der Chef möchte Sie in der Hauptvorlesung vorstellen, haben Sie etwas dagegen?" Obwohl ich wusste, dass unter den Zuhörern viele meiner Studienkolleginnen und -kollegen waren, sagte ich zu. Ich wurde auf einem Wagen in den Hörsaal gekarrt, durch den ein Raunen ging, weil viele der Zuhörer mich wiedererkannten. Gustav von Bergmann begann seine Vorlesung über die Tuberkulose und stellte mich – zu meinem größten Erstaunen – als tuberkulöse Sepsis vor. Da wir in unserem Krankensaal kurze Zeit vorher einen Patienten an tuberkulöser Sepsis verloren hatten, war mir klar, was diese Diagnose bedeutete: Zu 99% tödlicher Ausgang. Andererseits war ich aber nicht beunruhigt, weil ich ja genau wusste, dass ich eine solche Sepsis nicht hatte und sonst auch nicht auf Chloramphenicol (was nicht gegen Tuberkulose hilft) abgefiebert wäre. Ich wurde wieder aus dem Saal hinausgefahren, und Gustav von Bergmann berichtete dem Auditorium – wie es mir meine Kollegen einige Wochen später erzählten –, dass die Prognose des vorgestellten jungen Studenten völlig infaust sei, dass also mit meinem baldigen Ableben zu rechnen wäre. Als ich in das Krankenzimmer zurückgebracht worden war, kam Dr. Ley an mein Bett gestürzt und sagte ganz verzweifelt: „Es ist schrecklich, Herr Mehnert, der Chef hat einen Fall gebraucht und Sie als Tuberkulose vorgestellt, die sie natürlich nicht haben. Bitte vergessen Sie alles, was Sie hier gehört haben".

Ich habe diese Vorlesung aber keineswegs vergessen, im Gegenteil. Es war dies meine erste bittere Enttäuschung an der Universität, und ich habe mir damals geschworen, dass ich, wenn ich in eine ähnliche Situation als Dozent käme, niemals einen gefälschten Fall vorstellen würde. Drei Todsünden hat es für mich als Hochschullehrer später stets gegeben, die die Qualität und die Wahrhaftigkeit des akademisch tätigen Arztes bestimmten: Einmal die Fälschung von Laborergebnissen, zum anderen die Erstellung von Gefälligkeitsgutachten und zum dritten das Vorstellen von Patienten unter bewusst falscher Diagnose.

Ich will über Gustav von Bergmann nicht den Stab brechen und meine, dass manches vielleicht auch seinem zu hohen Lebensalter zuzuschreiben war. Es passierten aber in der Klinik auch Dinge, die

Werkarbeit und Studium (1948–1954)

nicht so positiv waren, wie die an sich vorzügliche Behandlung durch Ley und seine Mitstreiter. So kam eines Tages eine rothaarige Dame im weißen Mantel an mein Krankenbett. Ich war gerade abgefiebert und sie sagte zu mir „Wir wollen eine Leberfunktionsprobe durchführen. Zu diesem Zweck müssen Sie diese gelbbraunen Tabletten schlucken und Ihren Urin vorher und anschließend sammeln". Ich tat, wie es mir aufgetragen war und hatte diese Leberfunktionsprobe bald völlig vergessen. Jahre später, als ich Doktorand bei Ley war und ebenfalls über Leberfunktionsproben arbeitete, bekam ich ein Manuskript in die Hand, dessen Autorin, wie sich herausstellte, jene rothaarige Kollegin war, die mir die Tabletten gegeben hatte. Was waren das für Tabletten? Es war Santonin, ein hochgiftiges Wurmmittel, das später wegen seiner Nebenwirkungen aus dem Handel genommen wurde und mit dessen Hilfe man die Entgiftungsfunktion meiner gerade eine Sepsis überstehenden Leber prüfen wollte ...

Heute empfindet man diesen Vorfall als besonders unfasslich, nachdem zurecht strenge Maßstäbe der ärztlichen Ethik an Studien und Versuche am Menschen gelegt werden. Auch hier habe ich mir geschworen, nie auf eine solche Weise zu verfahren, wie es damals mit mir passierte. Ich habe übrigens die nach wie vor unerklärbare und unerklärte Sepsis dank Chloramphenicol gut überstanden und nie wieder Probleme gehabt. Aber wie so oft haben mir auch hier böse Umstände wichtige nützliche Erfahrungen vermittelt. Als ich im nächsten Semester wieder – diesmal als Zuhörer – bei den Vorlesungen auftauchte, machten meine Consemester große Augen: In der Tat hatten sie angenommen – und waren durch entsprechende Gerüchte bestärkt worden –, dass ich nicht mehr unter den Lebenden weilte.

Die klinischen Semester wurden bestimmt durch hervorragende Hochschullehrer, von denen mir der Pathologe Hueck und der Chirurg Frey in besonders guter und nachhaltiger Erinnerung geblieben sind. Mit dem Psychiater Kolle hatte ich es nicht so. Er war zwar ein hochangesehener, aber doch sehr eigenwilliger Herr. Bei der ersten und einzigen Vorlesung, die ich bei ihm hörte, stellte er eine Patientin vor, die er mit den Worten begrüßte „Warum haben Sie eigentlich Ihren Selbstmord durchführen wollen?" Daraufhin brach die Patientin in Tränen aus und musste aus dem Hörsaal gebracht werden. Eine nächste Patientin kam, mit der er meinte, geschickter umgehen zu müssen, und die ebenfalls einen Suizidversuch hinter sich hatte. Er sagte zu ihr: „Ich weiß, Sie wollen nicht darüber reden, was Sie vorhatten. Ich erzähle das erst dann, wenn Sie wieder draußen sind." Wiederum brach die als Vorlesungsfall vorgesehene Patientin in Tränen aus und wurde aus dem Hörsaal entfernt. Dieses psychologisch schwer fassbare Verhalten eines akademischen Lehrers, der auch noch Psychiater war, bewog mich, die Vorlesung nicht mehr zu besuchen. Vielleicht war das nicht richtig, weil Kolle – wie gesagt – zwar sehr eigenwillig, aber fachlich gut und menschlich sicherlich sehr anständig war.

Vorlesungen über Diabetes gab es kaum. Ich erinnere mich an eine stumpfsinnige internistische Vorlesung, in der wir mit dem Begriff der Broteinheit als Hilfsrechengröße für die Kohlenhydratberechnung vertraut gemacht werden sollten, was uns alle überhaupt nicht interessierte. Der Diabetes war eben offenbar eine langweilige Krankheit, wie schon ein berühmter Pathologe festgestellt hatte. Er sagte: „Das langweiligste für den Pathologen ist ein Diabetiker. Noch langweiliger sind allein zwei Diabetiker."

Auf andere Hochschullehrer werde ich bei der Schilderung meines Staatsexamens zurückkommen, über das ich mir ausführliche Notizen gemacht habe und das ein Stück Medizingeschichte widerspiegelt.

Vom Wert der Studentenverbindung

Zunächst sind aber noch ein paar Worte zu sagen zu meinem Beitritt zu einer Studentenverbindung, zum Corps Suevia. Mein Vater war vor dem Ersten Weltkrieg – wie es damals üblich war – Corpsstudent gewesen. Als Gast hatte er in München bei dem Corps Suevia verkehrt, wo er gute Freunde gewonnen hatte. Deshalb sagte er mir bei dem Weggang von Leipzig, wenn ich Lust hätte, sollte ich mir doch einmal den modernen Corps-Betrieb anschauen. Eigentlich hatte ich wenig Interesse für diese Dinge, weil sie überholt zu sein schienen. In der Tat gibt es auch Probleme, um die sich diskutieren und streiten lässt. So kann ich es als Arzt gut verstehen, wenn das Fechten mit scharfen Waffen von vielen abgelehnt wird.

Werkarbeit und Studium (1948–1954)

Auch für mich ist die willkürlich gesetzte Körperverletzung etwas, mit dem ich mich nie anfreunden konnte. Natürlich gibt es auch positivere Beurteilungen des Fechtens, aber der eigentliche Wert der Studentenverbindung lag für mich doch in anderen Bereichen. Ich fand und finde es großartig, dass in einer solchen Verbindung – und es gibt ja zahlreiche schlagende und nicht schlagende Verbindungen, Turnerschaften, Burschenschaften, Corps, Katholische Korporationen – Studierende aus verschiedenen Fakultäten zusammenkommen. Damit ist dem Universitätsprinzip bereits in erster Weise Rechnung getragen, welches ja eine möglichst breite Bildung seiner Studierenden beinhaltet. Hinzu kommt, dass man mit den „alten Herren" (die oft gar nicht so alt sind) Menschen kennenlernt, die ihren Berufsweg bereits begehen oder begangen haben und den Jungen viele Anregungen und Hilfen geben können. Die Freundschaften, die man in einer Studentenverbindung gewinnen kann, sind nach meinen Erfahrungen fester als die sich zufällig ergebenden Schulfreundschaften und vergleichbar mit den festen Bindungen aus der Gefangenschaft. Offenbar ist das Lebensalter der Studenten zwischen dem 20. und 25. Jahr doch besonders dazu angetan, jenseits der Pubertät und vor dem Eintritt in ein höheres Alter auf idealistischer Basis Freundschaften zu schließen. Das Corps Suevia hat mir auch deswegen gefallen, weil es sich jeder parteipolitischen Tätigkeit entzog und im Übrigen wegen seiner politischen Indifferenz als eine der ersten Studentenverbindungen in den 30er Jahren von den Nazis verboten wurde. Auch wenn ich in späteren Jahren aus Zeitgründen nicht mehr so aktiv sein konnte, wie es eigentlich im Sinne der Förderung des akademischen Nachwuchses sinnvoll gewesen wäre, denke ich doch immer noch dankbar an die Zeiten zurück, die dem Flüchtling aus der Ostzone in der Studentenverbindung eine westdeutsche Heimat bescherten. Besonders wichtig für mich ist die im Corps geübte Schulung der freien Rede gewesen. Schon als 21-Jähriger musste ich vor meinen Altersgenossen zweimal einen Vortrag in freier Rede halten. Der erste Vortrag beschäftigte sich mit Johann Sebastian Bach, ein Thema, das mir als Thomaner relativ wenig Schwierigkeiten bereitete. Für den zweiten Vortrag hatte ich mir etwas Besonderes ausgedacht und nahm dabei eine geistige Anleihe aus der Lagerhaft auf. Dort hatte ein Musiklehrer bei einem Baracken-Abend den Inhalt der „Meistersinger" von Richard Wagner erzählt und mit musikalischen Motiven – von dem Vortragenden gesungen – unterlegt. Ich tat ähnliches, indem ich zunächst auf einer Schallplatte die Meistersinger-Ouvertüre abspielte und deren einzelne Motive – zugleich die Leitmotive der handelnden Personen – herausarbeitete. Ein Freund trug die Motive – da kein Klavier zur Verfügung stand – nochmals auf der Geige vor, und ich bemühte mich, den Inhalt der Oper mit den verschiedenen Interpretationen des Sachs, des Beckmessers, des Stolzing darzulegen. Das Preislied wurde tatsächlich von einem meiner Freunde, der über eine gute Stimme verfügte, gesungen, auch wenn es hohen Ansprüchen natürlich nicht standhalten konnte.

Großer Wert wurde seitens der Verbindung darauf gelegt, dass diese Vorträge frei oder höchstens mit einem kleinen Zettel mit Stichworten gehalten wurden. Ich habe dies stets befolgt und dann später als Senior der Verbindung auch mehrere große freie Reden halten müssen. So besonders bei unserem 150. Stiftungsfest, bei dem wir als älteste bayerische Studentenverbindung alle anderen Korporationen von den Burschenschaften bis zum Yachtclub in den Herkulessaal der Residenz einluden. Ich habe meine 20-minütige Rede damals auswendig gelernt und den – so muss ich sagen – Mut besessen, ohne Manuskript oder irgendeinen Zettel vor das ausgewählte Auditorium zu treten. Hier waren damals noch als Gäste der in Bayern hochverehrte Kronprinz Rupprecht, ferner der Landtagspräsident Hundhammer, der Rektor und der Konrektor der Universität München, der Rektor der Universität Würzburg, Stadtschulrat Fingerle und andere vertreten. So dankte ich zunächst den Repräsentanten der Universität dafür, dass sie trotz manchen Protests den modernen Studentenverbindungen Vertrauen geschenkt hatten. Ich fuhr fort: „Das Bemühen der studentischen Gemeinschaften, das Vertrauen der Alma mater zu gewinnen, trat nach außen hin in Erscheinung durch das einheitliche Auftreten der Korporationen zu Anlässen, zu denen die Universität rief oder zu denen es die Pflicht eines Studierenden einer Münchner Hochschule zu erheischen schien, anwesend zu sein. So begingen alle korporierten und viele nicht korporierte Studenten die letzten beiden Stiftungsfeste der Universität mit einem feierlichen Fackelzug und einer anschließenden Gefallenenehrung, so entboten stu-

Werkarbeit und Studium (1948–1954)

dentische Korporationen Seiner königlichen Hoheit, dem Kronprinzen Rupprecht von Bayern, als dem überaus verehrten Ehrenbürger unserer Alma mater ihre Willkommensgrüße in Schloss Nymphenburg, so gaben konfessionell und nicht konfessionell ausgerichtete Verbindungen dem großen Toten des vergangenen Jahres, seiner Eminenz, dem hochwürdigsten Herrn Kardinal und Erzbischof von München und Freising Michael von Faulhaber das letzte Geleit, und so gedachten im Februar dieses Jahres Studenten mit und ohne Band und Mütze in der Aula der Universität ihrer vor zehn Jahren im Kampf gegen die Tyrannis umgekommenen Kommilitonen. Das Vertrauen der Alma mater, welche die Korporationsstudenten nicht mehr als ihre reaktionären Stiefkinder betrachtete, zeitigte aber auch seine Wirkung nach innen, also hinsichtlich der Arbeit innerhalb der Korporationen selbst. Überall wurden die Bemühungen zur Erreichung eines Zieles intensiviert, welches wohl für alle korporierten Studenten ein entscheidender Grund für ihren Beitritt zu einer akademischen Gemeinschaft gewesen ist. Dieses Ziel liegt in der Unterstützung des Universitätsgedankens, um für den einzelnen Studierenden die Fesseln seiner Fakultät zu sprengen und dem Spezialistentum an den deutschen Hochschulen vorzubeugen, kurzum das Wort „universitas" nicht zu einer hohlen Phrase werden zu lassen. Diese letztere zweifellos vorhandene Gefahr wurde besonders bei dem Ansturm von Studierenden auf die deutschen Hochschulen nach dem Zweiten Weltkrieg akut und auch als solche erkannt ... Allein durch die Tatsache, dass in den Verbindungen Studierende aus allen Fakultäten zusammenkommen und dass diese Studenten einen großen Teil ihrer Freizeit miteinander verbringen, ist eine Fülle von Anregungen im Sinne einer akademischen Allgemeinbildung gegeben .... Selten mag in einer Generation der Wunsch nach Freundschaft, Geborgensein und einem Daheim so ausgeprägt vorhanden gewesen sein, wie bei jenen Studierenden, die nach dem Zweiten Weltkrieg als Heimkehrer, Kriegsversehrte, Vertriebene, Ostzonenflüchtlinge und Werkstudenten auf die deutschen Hochschulen gekommen sind. Dass gerade von diesen Studenten, welche Ungeist und Wirren der Vorkriegs-, Kriegs- und Nachkriegsjahre auskosten mussten, die alten Korporationen wieder ins Leben gerufen wurden, ist nach dem Ge-

4. Kapitel

sagten wohl nicht verwunderlich und spricht eindeutig für die zeitlosen Ideale der Verbindungen."

Nach meiner Rede verlangte der Kronprinz mich zu sprechen und fragte mich, warum ich Arzt und nicht Jurist werden wolle. Damit berührte er in der Tat noch immer einen „wunden Punkt" bei mir, da ich anfänglich doch sehr zum Jurastudium tendiert hatte. Inzwischen war ich allerdings überzeugt davon, dass Medizin die bessere Studienrichtung für mich gewesen ist.

Ich weiß, dass viele über die Studentenverbindungen die Nase rümpfen und mit dem „alten Zopf" nichts zu tun haben wollen. Ich glaube aber, dass diese Verbindungen viele alte Zöpfe abgeschnitten haben und manchen vielleicht noch abschneiden werden. Der Kreis der Freunde, die gegenseitige Hilfeleistung, das Streben nach akademischer Universalbildung und das Erlernen der freien Rede sind aber alles Faktoren, um deretwillen ich diese Form der Studentenvereinigungen weiterhin bejahe. Unvergesslich ist mir neben dem 150. Stiftungsfest noch die Generalprobe von „Tristan und Isolde" in Bayreuth gewesen, deren Besuch wir durch einen alten Herrn ermöglicht bekamen. Wann wäre ich schon sonst als Student in die glückliche Lage zu kommen, diese wunderbare, mich tief bewegende Oper mit einer Martha Mödl als Isolde zu hören?

Ganz kann ich von der Narretei meines Fußballenthusiasmus nicht lassen, wenn ich schildere, dass das Jahr 1954 für den Fußball, den deutschen Sport, ja für ganz Deutschland ein wichtiges Ereignis brachte: Den Gewinn der Fußballweltmeisterschaft in Bern. Auch die größten Fußballmuffel haben damals und heute eingeräumt, dass dieses völlig unerwartete Ereignis – Gewinn der Meisterschaft durch einen krassen Außenseiter – für das wiedererwachende Selbstbewusstsein der Deutschen ein wichtiger Faktor gewesen ist. Man soll die Begeisterung hierfür wirklich nicht mit törichtem Chauvinismus verwechseln. Es war eben einfach die Leistung von elf hervorragenden Sportlern unter Anleitung eines Meistertrainers, die den Deutschen diesen sportlichen Erfolg bescherte. Das ganze fiel in eine Zeit, in der politisch unter der Leitung von Adenauer und seinem Wirtschaftsminister Erhard die Bundesrepublik Deutschland von Jahr zu Jahr mit enormen Zuwachsraten im Bruttosozialprodukt an Ansehen gewann und in der die Demokratie im westlichen Teil Deutschlands immer mehr gefestigt wurde. Ein Jahr vorher, am 17. Juni 1953, schien es kurz so zu sein, als ob sich die Demokratiebewegung auch im anderen Teile Deutschlands durchsetzen könnte. Aber russische Panzer und deutsche Kommunisten sorgten dafür, dass der Volksaufstand niedergeschlagen und der Ton gegenüber Dissidenten und Widerständlern verschärft wurde.

Staatsexamen: Prüfer und Prüfling

Pünktlich nach zehn Semestern – der kürzest möglichen Studiendauer – ging ich ins Staatsexamen, nachdem ich vorher den experimentellen Teil meiner Doktorarbeit bereits abgeschlossen hatte. Ich hatte zu diesem Zweck über die Verwertung der Aminosäure Cystin bei Menschen mit und ohne Leberkrankheiten gearbeitet und musste bei den Ley'schen Patienten der Uniklinik in der Ziemssenstraße Urin sammeln, messen und auf den Cystingehalt untersuchen. Als gesunde Vergleichspersonen wählte ich Freunde aus der Studentenverbindung, die tapfer Cystin schluckten und mit Flaschen bewaffnet, in denen sie den Urin sammelten, ihrem studentischen Alltag nachgingen. Die Arbeit wurde von Ley mit „Summa cum laude" vorgeschlagen. Von Bergmann lehnte die „Summa"-Note aber mit der Begründung ab, er fühle sich zu alt, eine „Summa"-Arbeit noch in der Fakultät vorzutragen. Das war sicherlich keine gute Begründung, obwohl der alte Herr mit der schlechteren Benotung sicher Recht hatte. Ich würde der Arbeit heutzutage bestenfalls „cum laude" geben.

Das Examen begann im März 1954 mit einem Paukenschlag: Unser erster Prüfer war der äußerst gefürchtete Prof. Braun, Bakteriologe und Hygieniker, der, von den Nazis vertrieben, lange Jahre in Istanbul tätig gewesen war und später zurecht nach Deutschland zurückberufen wurde. Braun war im Grunde ein liebenswerter, rührend netter alter Herr, der nur enorm „pingelig" war. Die Prüfung unserer Vierer-Gruppe dauerte 70 Minuten, und ich erhielt als erstes die Frage, die ich nicht beantworten konnte „Wie ist die genaue Übertragung der Pesterreger durch den Rattenfloh?" Dass der Floh durch die mit dem Blut von Pestkranken aufgenommenen Bakterien einen Darmverschluss bekam und dann

4. Kapitel

beim nächsten Stich die Pesterreger in das Blut der nächsten Gestochenen erbrach, wusste ich nicht. Da ich aber über die Verbreitung und Erkennung der Syphilis, die Untersuchung und Ernährung schwangerer Frauen, die Säuglingshygiene und die Pockenlymphe gut Bescheid wusste, kam ich mit einem blauen Auge davon. Ich schrieb damals als Anmerkung nach der Prüfung für mich auf „Eine außerordentlich unangenehme Prüfung, erschwert durch Schwerhörigkeit und Eigensinn des Prüfenden (nachweislich als richtig beantwortete Fragen wurden als „völlig falsch" verdammt). Nach dem Verlauf der Prüfung war eine Benotung mit „gut" (Zwei) nicht zu erwarten und kam im positiven Sinne überraschend!"

Das war er eben, der liebe alte Papa Braun, der einem das Leben so schwer machte und dann doch mit Freundlichkeit reagierte. Bei anderen Prüfungsgruppen bedeutete er denen, mit denen er nicht zufrieden war, dass sie den Raum verlassen sollten. Diese Studentinnen und Studenten gingen nach vorheriger Absprache immer bis zur Tür und begannen dann mit Braun die Diskussion, ob sie nicht doch im Prüfungszimmer bleiben dürften. In beinahe jedem Fall gestattete der Prüfer dann doch das Verweilen der vorher aus dem Raum gewiesenen Kollegen.

Die zweite Prüfung fand in Pathologie statt und war wohl der Höhepunkt des Staatsexamens. Prüfer war der von mir so hoch verehrte Hueck, bei dem ich einen Fall von Collum-Karzinom zu demonstrieren und Fragen nach Nierenerkrankungen, Rheumatismus sowie Focus- und Geschwulstlehre zu beantworten hatte. Ich merkte an „Ein idealer Prüfer, eine hochinteressante „Nachhilfestunde" in Pathologie."

Gefürchtet war nun wieder der dritte Prüfer, der Pharmakologe Forst, in dessen Privatwohnung die Prüfung jeweils stattfand. Wir mussten einige Rezepte erstellen, wie man sie später allerdings nie wieder ausgestellt hat, und ich hatte Fragen zu beantworten nach der Wirkung ätherischer Öle und von Bärentraubenblättertee sowie nach der Verfärbung des Harns nach bestimmten Medikamenten. Der Prüfer „bohrte tief", vor allem in Richtung Physiologie und Physiologische Chemie, war aber gewillt, den Prüfling auf die richtige Antwort hinzuführen. Die Rezepte wurden als nicht schwierig empfunden.

Äußerst unangenehm war der nächste Prüfer, Prof. Götz, in der Dermatologie. Ich schrieb damals auf „Ein Prüfer, wie er nicht sein soll: Voreingenommen nach der ersten Antwort, pedantisch, sich selbst widersprechend, zerfahren, zerstört die letzten klaren Anschauungen". Bei der letzten Frage „kam es darauf an", aber nicht, wie der Prüfling meinte, ob „1" oder „2" in Betracht kam, sondern ob „2" oder „3" zutrifft. Ein grausames Erwachen war, als der Prüfer gnädig versicherte, durchfallen könnte der Prüfling nicht (nach fast ausnahmslos richtigen Antworten). Ich hatte über die Psoriasis, die Haut-Tuberkulose, die Lues und anderes eigentlich gut Bescheid gewusst.

Ein großes Fach war die Innere Medizin mit zwei Prüfern: Hiller aus der Ziemssenstraße und der schon erwähnte Polikliniker Seitz. Hiller fragte nach Thrombose und Embolie, nach Mediastinaltumoren und EKG-Befunden sowie Diphtherie und pathologischer Anatomie des Rheumatismus. Dieser Prüfer – so schrieb ich damals – ging auf alle Irrwege des Prüflings verständnisvoll ein, schrieb meist bereits vorher „bestanden" in den Prüfungsbogen, da ihn der Stationsarzt, der die Fälle abnahm (und sehr nett prüfte), von „sehr guten Leistungen der Kandidaten" bereits verständigt habe. Bei Seitz wurde über „sein Gebiet" (Bluteiweißkörper und verschiedene Leberfunktionen), über Leberzirrhose sowie Digitalispräparate geprüft und das Dissertationsthema des Prüflings erörtert. Er fragte aus allen Gebieten der Inneren Medizin und war stets bemüht, den Prüfling zur Entfaltung kommen zu lassen. Der Prüfer erkundigte sich sogar nach der ersten Note in der Inneren Medizin, um den Prüfling – wenn nötig – sich verbessern zu lassen.

Am schlechtesten schnitt ich ab in der topographischen Anatomie bei dem gefürchteten Titus von Lanz, der mir zurecht nur eine „3" gab. Ich kam mit dem Präparat des weiblichen Beckens nicht zurecht und wurde nur dadurch gerettet, dass ich bei den Präparaten meiner Kollegen hie und da zusätzlich noch richtige Anmerkungen machen konnte. Ich schrieb in meinen Notizen zum Examen, dass es sich um eine schwere Prüfung mit einem strengen, aber angenehmen und gerechten Prüfer gehandelt habe. Die bescheidenen Kenntnisse des Prüflings in Frauenheilkunde seien beinahe verderblich gewesen. Witzig war in dem Zusammenhang noch das Studium der topographischen Anatomie am lebenden

Modell, einem für diesen Job von Lanz bezahlten Taxifahrer. Der magere kleine Mann stand splitternackt in einem Raum, in den die Prüflinge geführt wurden, bevor Prof. Lanz zur Prüfung kam. Wir bemühten uns in dieser merkwürdigen Situation um eine sinnvolle Konversation. Ich fragte den Taxifahrer „Was prüft der Herr Professor denn vor allem?", worauf die klassische Antwort kam „Der Herr Professor prüft vorwiegend peripher". Das war nun wirklich von keinem großen Nutzen für unsere Bemühungen, an der Haut des Taxifahrers mit bunter Kreide die später von Lanz geforderten Nerven- und Gefäßverläufe anzuzeichnen.

Große Probleme gab es im nächsten Fach, in der Augenheilkunde, mit dem Prüfer Merté. Hier ereignete sich folgende Geschichte: Da in der Augenklinik gerade ein Chefwechsel stattgefunden hatte (Prof. Heiss löste Geheimrat Wessely ab), ging unsere Prüfungsgruppe sicherheitshalber noch einmal in die Hauptvorlesung des neuen ophthalmologischen Chefs, um diesen kennenzulernen. In der Vorlesung wurde eine Patientin mit einer Embolie der Arteria centralis retinae vorgestellt, die einen lila Schlafrock trug. Als wir zu Merté in die Prüfung kamen, fragte uns dieser, ob wir Augen spiegeln wollten. Er nähme an, wir könnten dies nicht, also würde er uns gleich eine Note schlechter geben. Falls wir aber doch – wovon er abriet – spiegeln wollten, würde er einen Fall von der Station kommen lassen. Wir berieten uns kurz und beschlossen, doch die Augenspiegelung vorzunehmen, da wir im Kurs einige Übung darin gewonnen hatten. Merté bestellte ärgerlich einen Fall von Station. Wer kam? Eine Frau im lila Schlafrock, die wir unschwer als den Vorlesungsfall aus der Hauptvorlesung wieder erkannten. Nunmehr war die Sache sehr einfach. Wir spiegelten alle nacheinander die Patientin und berichteten über die „kirschrote Macula" und andere Charakteristika des Krankheitsbildes. Beim dritten Prüfling wurde Merté wütend und sagte „Sie können mir nicht erzählen, dass Sie wirklich Augen spiegeln können, Sie haben den Befund vorher gewusst". Als Sprecher der Gruppe sagte ich darauf „Herr Dr. Merté, wir haben den Fall in der Vorlesung von Herrn Prof. Heiss schon einmal kennen gelernt, aber Sie können uns doch daraus keinen Vorwurf machen, wenn wir bis zuletzt Vorlesungen ihres Fachs besucht haben und dadurch auf dem laufenden sind". Einigermaßen getröstet, dass er mit seinen Bedenken irgendwie doch Recht gehabt hatte, sagte er „Gut, dann will ich das nicht zu Ihrem Nachteil gelten lassen. Es gilt, als wäre nicht gespiegelt worden, ohne dass ich Ihre Note verschlechtere". Ich habe dann noch über das Glaukom und das Gerstenkorn, über Hornhautulcera und Neuritiden des Nervus opticus berichtet (hier fiel bei der Differentialdiagnose der Netzhauterkrankungen auch das Wort „Diabetes") und erhielt von dem äußerst schwierigen Prüfer erstaunlicherweise dann doch noch eine „1". Allerdings hatte mir in dieser Prüfung meine Famulatur in der Leipziger Universitätsaugenklinik sehr geholfen.

Auch die Chirurgie wurde als großes Fach von zwei Prüfern bestritten. Der erster Prüfer war Struppler, der uns – wie ich notierte – „eine lehrreiche Nachhilfestunde bei einem angenehmen und großzügigen Prüfer, der viel verlangt, aber anständig benotet" bescherte. Peinlicherweise fragte er mich nach der Topographienote, gab mir aber für die Besprechung des paralytischen Ileus, des perforierten Ulcus, der peripheren Durchblutungsstörung mit beginnender Gangrän und anderen Problemfällen dennoch eine „1". Den Namen des zweiten Prüfers will ich nicht nennen, da er angeblich – ohne dass ich dies beweisen kann – wenig später mit der Kasse der Deutschen Gesellschaft für Chirurgie durchgegangen sein soll. Er war einer der angenehmsten Prüfer überhaupt. Seine Fragen waren mit der peripheren Durchblutungsstörung und dem Ileus zufällig identisch mit denen des Vorprüfers. Glänzend war seine Erläuterung zu den Schultergelenksluxationen. Ich bezeichnete ihn als Prüfer, der es am besten verstand, in kürzester Zeit eine höchst lehrreiche Prüfung zu veranstalten. Im Übrigen war er ein perfekter Gentleman und Trost für die zerrütteten Nerven jedes Prüflings! Tja, wenn nur die Kasse der Chirurgischen Gesellschaft nicht gewesen wäre ...

Psychiatrie und Neurologie wurden damals noch vom gleichen Prüfer wahrgenommen. Kaes war ein angenehmer Prüfer, der beruhigend auf die Prüflinge wirkte und sie niemals unterbrach. Die Benotung war relativ streng, die Fragen hießen „Liquorkompressions-Syndrom, Ursachen meningialer Blutungen, Korsakow-Syndrom, depressive Phase einer manisch-melancholischen Krankheit?"

Frauenheilkunde wurde – wie Innere Medizin und Chirurgie – ebenfalls von zwei Prüfern abgenommen. Resch ließ uns am Phantom eine dorsoinferiore Querlage entwickeln, fragte nach der drohenden Uterusruptur und danach, was man bei Querlagen tun kann. Der Prüfer war sehr streng und wollte exakte Antworten haben. Man musste den Prüflingen hier sehr die vorherige Phantompaukstunde anraten. Fazit: „Prüfung anstrengend, aber spannend." Der große alte Gynäkologe Eymer prüfte uns ebenfalls. Als Fall hatten wir die Geburt eines Knaben aus zweiter Hinterhauptslage; die Fragen gingen vom Geburtsfall aus. Was sind Hybriden (in der Biologie Bastarde)? Können Sie Griechisch? (Gott sei Dank, ja). Zur Beurteilung schrieb ich „Die Prüfung ist fast ausschließlich ein Monolog eines weisen alten Mannes, der mit seinen hochinteressanten Ausführungen – weit über die Frauenheilkunde hinaus – für eine Stunde vergessen lässt, dass man im Staatsexamen ist. Fazit: Ein Gewinn, diesen Mann noch als Prüfer erlebt zu haben".

Das relativ kleine Fach HNO wurde durch den Prüfer Loebell vertreten, der bei den Studenten sehr beliebt war und fast stets die Note „1" vergab. „Postikusparese beiderseits nach Strumektomie", und Stirnhöhlenoperationen sowie Symptome, Therapie und Arten der Aphonie waren die Prüfungsfragen. Ein sehr wohlwollender Prüfer in dem zu Recht gefürchteten Fach.

In der Kinderheilkunde waren wir bei dem pädiatrischen Polikliniker Weber, der uns über die Darmtuberkulose, über die Immunitätsverhältnisse bei Tuberkulose sowie über Scharlachsymptome befragte. „Weber ist in seiner Art der Prüfung recht ähnlich den anderen guten Prüfern wie Hueck, Forst, Seitz etc. Absolut ruhig, nicht kleinlich, freundlich belehrend."

In der gerichtlichen Medizin, jetzt Rechtsmedizin, als letztem Fach wurde ich von Wolfgang Spann, unserem späteren Dekan, der zwischendurch das Ordinariat in Freiburg erhielt, geprüft. Die Fragen bezogen sich auf Tod durch elektrischen Strom, Alkohol und Straßenverkehr, Vergiftung mit Methylalkohol. Er gab mir die Note „1" in einer „leichten Prüfung mit einem netten, gutgelaunten Prüfer". Die Nachprüfung bei seinem Chef Laves fand deshalb statt, weil Laves sich überzeugen wollte, ob Spanns Gruppe ebenso schlecht wie eine eben von Laves geprüfte Gruppe sei. Die Noten blieben aber erhalten.

Damit war das Staatsexamen beendet, mein genauer Notendurchschnitt betrug 1,26, erfreulich, aber nicht überragend. Als

Werkarbeit und Studium (1948–1954)

lehrreichste Prüfungen bezeichnete ich (ohne Rangfolge) Pathologie, Pharmakologie, Chirurgie, topographische Anatomie. Das Protokoll zur Prüfung unterschrieb ich abschließend am 21.07.1954. Wenige Tage später bestand ich die nur als eine Art Formsache dienende Promotionsprüfung, sodass ich nunmehr teilapprobierter Arzt mit Doktortitel war.

Sechs Jahre zuvor war ich aus der Gefangenschaft zurückgekehrt und jetzt nun doch ein ganzes Stück weitergekommen. Aber die wichtigste berufliche Zeit stand erst noch bevor. Und jetzt sollte ich mich sehr bald mit dem Diabetes beschäftigen, der meinen weiteren Lebensweg bestimmte und – wie der Titel dieses Buches sagt – eine lebenslange Herausforderung für mich darstellte. Die Geschichte des Diabetes bis Kriegsende wurde im obigen Kapitel geschildert. Die wichtigsten Ereignisse bis 1954 waren die Bemühungen von Lawrence und Bernstein, Insulin im Plasma zu bestimmen und von Groen, die Insulinwirkung am isolierten Rattendiaphragma zu charakterisieren (1951/1952). Horecker und Dickens entdeckten den Pentose-Phosphat-Zyklus beim Abbau des Traubenzuckers und – ganz wichtig – F. Sanger analysierte die Struktur des Rinderinsulinmoleküls als erster Forscher der Welt (1953). Die weitere Geschichte der Diabetologie kann ich anhand meines beruflichen Lebenslaufes erzählen und werde auf die bedeutendsten Höhepunkte der Historie jeweils reflektorisch zurückkommen. Vorher sei aber gewissermaßen als Grundlage für das Verständnis solcher Ausführungen ein „state of the art"-Kapitel für die Volkskrankheit Diabetes zur Jahrtausendwende gegeben.

5. Kapitel
Volkskrankheit Diabetes mellitus

Das Bild des Diabetes mellitus, der sogenannten Zuckerkrankheit, steht zunehmend im Vordergrund von wissenschaftlichen, medizinischen, gesundheitspolitischen und sozioökonomischen Erwägungen. Die Gründe hierfür sind vielfältiger Natur:

1. Der Diabetes mellitus ist eine Volkskrankheit,

2. die Grundlagen der Erkrankung in ihren beiden Formen – Typ-1- und Typ-2-Diabetes – sind weitgehend geklärt;

3. die Erkrankung ist exakt zu diagnostizieren und gut zu behandeln und

4. die Folgekrankheiten des Diabetes, das zweite Gesicht der Erkrankung, äußern sich in Blutgefäß- und Nervenschäden, die besondere medizinische und ökonomische Probleme aufwerfen.

Warum Volkskrankheit?

Als Volkskrankheit kann man nur Erkrankungen bezeichnen, die überdurchschnittlich häufig auftreten, also einen hohen Prozentsatz der Bevölkerung angehen. Dies ist beim Diabetes mellitus mit Sicherheit der Fall. Zur Zeit gibt es mehr als vier bis fünf Millionen Diabetiker in Deutschland, also mehr als 5% der Bevölkerung. Außerdem ist nach verlässlichen Schätzungen anzunehmen, dass sich diese Diabetikerzahl bis zum Jahr 2010 noch verdoppeln und damit den beängstigenden Prozentsatz von 10% erreichen wird. Wir haben den relativ seltenen Typ-1-Diabetes (nur 5% aller Diabetiker) vom Typ-2-Diabetes zu unterscheiden. Typ-1-Diabetiker sind zumeist junge Menschen, die sofort Insulin benötigen, da ihre Bauchspeicheldrüse wegen einer Autoimmunerkrankung innerhalb kurzer Zeit im Hinblick auf die Insulinsekretion ausfällt. Hierzu und zur Pathogenese des Typ-2-Diabetes werden weiter unten ausführlichere Anmerkungen gemacht.

Volkskrankheit Diabetes mellitus

Typ-2-Diabetiker sind ältere, zu vier Fünftel übergewichtige Patienten, deren Krankheitsbild als Prädiabetes, auch metabolisches Syndrom genannt, schon vor der Blutzuckererhöhung beginnt. Solche Patienten haben bereits vor der Manifestation der Erkrankung Störungen des Fettstoffwechsels, Erhöhung des Blutdrucks sowie eine Beeinträchtigung der Blutgerinnung aufzuweisen: Alles Faktoren, die das „Grundübel" des Diabetes, die Gefäßerkrankung, von vornherein erheblich begünstigen. Somit liegt auf der Hand, dass ein wesentlicher Grund für die Diabeteshäufigkeit demnach Lebensumstände sind, die die Fettsucht und damit die Entstehung des Typ-2-Diabetes begünstigen. In der Tat hat sich gezeigt, dass in den Jahren vor der Währungsreform im Jahre 1948 nur etwa ein Zwanzigstel der jetzigen Diabetikerzahlen in Deutschland festgestellt worden ist. Dies gilt fast ausschließlich für den Typ-2-Diabetes, während der Typ-1-Diabetes wesentlich weniger von den Lebensumständen abhängig zu sein scheint. Die Überernährung und der Bewegungsmangel, wie sie weit verbreitet sind, begünstigen also die Entstehung des Diabetes mellitus, im engeren Sinne: des Typ-2-Diabetes, als erster Faktor.

Als zweiter Faktor kommt hinzu, dass es sich beim Diabetes um eine erbliche Stoffwechselkrankheit handelt. Je mehr diabetische Frauen aufgrund der heutigen Fortschritte der Medizin Kinder bekommen können, um so größer ist natürlich auch die Wahrscheinlichkeit, dass das diabetische Erbgut weitergegeben wird. Über die Besonderheiten der Problematik „Diabetes und Schwangerschaft" wird in einem eigenen Abschnitt später berichtet werden. Erfreulicherweise ist aber die erbliche Penetranz der Zuckerkrankheit beim Typ-2- und vor allem beim Typ-1-Diabetes relativ gering, sodass der Faktor „Vererbung als Grund für die Zunahme des Diabetes" keine allzu große Rolle spielt.

Ein ganz wichtiger Gesichtspunkt für die Häufigkeit des Diabetes mellitus ist jedoch die längere Lebenserwartung der Menschen. Wenn man bedenkt, dass zwischen dem 50. und dem 60. Lebensjahr die Hauptmanifestationsperiode des Typ-2-Diabetes liegt und wenn man weiß, dass 60-jährige Menschen in Deutschland als Männer eine weitere zusätzliche Lebenserwartung von 17,6 und als Frauen von 22 Jahren haben, dann steht fest, dass auch sogenannte „Spätmanifestierer", also z.B. Menschen mit dem 70. Lebensjahr, durchaus noch ihren Diabetes bekommen und erleben können. Diese Zahlen sind auch deswegen so wichtig, weil sie zeigen, dass den Folgeschäden im Sinne der erwähnten Gefäß- und Nervenkrankheiten, die von der jeweiligen Dauer des Diabetes abhängig sind, auch bei alten Patienten begegnet werden muss.

Der letzte Grund und vierte Faktor für die Häufigkeit der Volkskrankheit Diabetes mellitus ist nicht verwunderlich: Durch die Verschärfung der diagnostischen Kriterien kommen Hunderttausende von Diabetikern neu hinzu. Vor einiger Zeit hat nämlich die Amerikanische Diabetes-Gesellschaft aktuelle von der Weltgesundheitsorganisation weitgehend übernommene Richtlinien festgelegt, d.h. die Blutzuckerwerte, von denen an ein Diabetes als solcher diagnostiziert wird, deutlich herabgesetzt. Als Beispiel sei der Nüchternblutzucker (Vollblut) von unter 110 mg/dl erwähnt, von dem an aufwärts bereits ein manifester Diabetes mellitus diagnostiziert wird. Englische Autoren haben zu Recht darauf hingewiesen, dass diese Festlegung aber den Wert der postprandialen Blutzuckerbestimmung nicht mindern darf. Am sichersten ist die Bestimmung sowohl des Nüchternwertes als auch des Blutzuckerwertes nach dem Essen. Für die Änderung der Diagnosefindung gibt es zwingende Gründe: Hat es sich doch gezeigt, dass bereits bei Blutzuckerwerten, die bislang gerade noch als normal angesehen wurden, im Laufe der Zeit bei den betroffenen Patienten diabetesspezifische Spätschäden auftreten, die es auf alle Fälle zu verhindern gilt. Verhindern kann man diese jedoch nur, wenn der Diabetes rechtzeitig erkannt und adäquat behandelt wird.

Immunsystem und Typ-1-Diabetes

In den letzten Jahren hat sich gezeigt, dass das körpereigene Abwehrsystem, das Immunsystem, eine ganz entscheidende Rolle bei der Entstehung des Typ-1-Diabetes spielt. Man bezeichnet den Typ-1-Diabetes deshalb auch – wie oben erwähnt – als Autoimmunkrankheit. Normalerweise ist es die Aufgabe des Abwehrsystems, in den Körper eingedrungene Infektionserreger unschädlich zu machen, u.a. durch die Bildung von speziellen Abwehrstoffen, den sogenannten Antikörpern. Dieses Abwehrsystem ist in seiner Reaktion von erblichen Faktoren abhängig. Bei Typ-1-Diabetikern findet man in 95% aller untersuchten Fälle zwei ganz bestimmte solcher erblichen Faktoren, in fast der Hälfte der Fälle sogar beide dieser Faktoren zugleich (sogenannte HLA-Faktoren). Bei der Entstehung des Typ-1-Diabetes ist in irgendeiner Weise das Immunsystem irritiert. Jedenfalls lassen sich im Blut frisch erkrankter jüngerer Patienten in mindestens 90% verschiedene Antikörper feststellen, die gegen das körpereigene Gewebe gerichtet sind. Hierzu gehören sehr häufig Antikörper gegen das Insulin produzierende Gewebe in der Bauchspeicheldrüse, sogenannte Inselzellantikörper (ICA). Gleichzeitig zeigen die Insulin herstellenden Gewebe, die Inseln der Bauchspeicheldrüse, eine Immunentzündung, die sogenannte Insulitis, mit aus dem Blut eingedrungenen weißen Blutkörperchen, vornehmlich Lymphozyten: Der Beweis für den Typ-1-Diabetes als Autoimmunerkrankung ist aufgrund dieser Befunde geliefert. Die weißen Blutkörperchen verrichten ihr zerstörerisches Werk über lange Zeit, zum Teil über Jahre. Erst wenn 80 bis 90% des insulinbildenden Gewebes in der Bauchspeicheldrüse zerstört sind, bricht der Diabetes aus. Mit einfachen Bluttests können – wie gesagt – die Antikörper bestimmt werden. Die Treffsicherheit ist in jüngerem Lebensalter größer als bei älteren Patienten.

Leider muss man sagen, dass die Ursachen der Immunreaktion noch im dunkeln liegen. Möglicherweise treffen spezielle Infekte auf ein erblich vorgegebenes, besonders reagierendes Immunsystem und erteilen den erwähnten Lymphozyten falsche Befehle im Sinne einer Zerstörung des Insulin herstellenden Gewebes der Bauchspeicheldrüse. Nicht die Infekte sind aber das Problem, sondern die fehlgeleiteten Abwehrvorgänge des Körpers. Unklar ist, warum bei einem kleinen Prozentsatz von Typ-1-Diabetikern jegliche Autoimmunreaktionen fehlen, und warum in Äquator-fernen Ländern (Skandinavien) der Typ-1-Diabetes bis zu zehnfach häufiger auftritt als in Ländern des Mittelmeerraums. Warum nun dabei Sardinien mit einer hohen Diabetesrate eine Ausnahme macht, ist erst recht völlig unklar.

Wie sind die Bedingungen beim Typ-2-Diabetes?

In den meisten Fällen tragen äußere Faktoren hier ganz entscheidend zum Ausbruch der Erkrankung bei. Übergewicht und Bewegungsmangel sind – wie erwähnt – besonders bedeutsam. Prädiabetiker und Typ-2-Diabetiker weisen am Anfang noch genügend körpereigenes Insulin auf. Durch eine Unterempfindlichkeit gegenüber diesem Hormon muss sogar mehr Insulin gebildet werden als bei Normalpersonen. Diese Unterempfindlichkeit gegenüber dem Insulin (Insulinresistenz) beruht auf einer angeborenen Resistenz in der Muskulatur und auf einer erworbenen Resistenz in dem vermehrt gebildeten Fettgewebe bei Übergewicht. Die erbliche Insulinresistenz findet sich auch bei völlig normalem Körpergewicht, sie wird aber durch Übergewicht verstärkt und damit oft erst krankheitsfördernd wirksam. Der Fettansatz am Bauch ist besonders ungünstig: Man unterscheidet die gefährliche „Apfelform" der Fettsucht im Vergleich zur weniger gefährlichen „Birnenform", der Hüftfettsucht. Bewegungsmangel fördert die Insulinresistenz in jedem Falle weiter. Von dem sogenannten oben erwähnten metabolischen Syndrom, dem Prä-Typ-2-Diabetes, spricht man dann, wenn neben der Insulinresistenz erhöhter Blutdruck, erhöhte Blutfette, Störungen im Gerinnungssystem und womöglich eine erste Glucoseverwertungsstörung zu erkennen sind. Viele solcher Menschen entwickeln noch vor der Manifestation des Diabetes Erkrankungen an den großen Blutgefäßen, vor allem am Herzen. Natürlich kann man hier viel im Sinne der Vorbeugung tun. Vor allem auf die Lebensweise kommt es an, die solche Menschen ändern müssen. Sie müssen ein normales Körpergewicht anstreben, um wenigstens den erworbenen Teil der Insulinresistenz zu bekämpfen. Dies erfolgt durch eine kaloriengerechte, knappe Ernährung und entsprechende körperliche Bewegung.

Es gibt noch einige Sonderformen des Diabetes, von denen der Gestationsdiabetes, also der während der Schwangerschaft auftretende Diabetes, besonders wichtig ist. 3 bis 5% aller Schwangeren leiden – zum großen Teil unerkannt – an dieser gefährlichen Form des vorübergehend manifesten Diabetes, der die Frucht im Mutterleib schädigt und zu Missbildungen und Totgeburten führen kann. Deshalb wären Früherkennungsmaßnahmen auf Diabetes bei allen Schwangeren von großer Bedeutung. Etwa 50% dieser Frauen, die nach der Schwangerschaft ihren Diabetes verlieren, werden dann in höherem Lebensalter doch noch Typ-2-diabetisch. Auf andere Sonderformen – MODY-Diabetes, Diabetes infolge Zufuhr von bestimmten Medikamenten (Cortison), Diabetes bei anderen endokrinen Erkrankungen – soll hier nicht näher eingegangen werden.

Zur Diagnose des Diabetes mellitus

Die Diagnose des Diabetes mellitus wird an einem einzigen Parameter abgesichert, nämlich an der Erhöhung des Blutzuckers. Der Blutzucker ist leicht zu bestimmen, die Untersuchungsmethoden liefern verlässliche Werte, und die Kriterien beruhen jetzt auf einer festen Basis. Aus diesem Grunde kann man beim Diabetes wie bei kaum einer anderen Krankheit behaupten, dass mit nur geringem Aufwand eine wichtige und genaue Diagnose gestellt wird.

Sozusagen ein Integral der Blutzuckerwerte liefern die glykierten Proteine vom Typ des HbA_1 oder HbA_{1c}. Hier werden bestimmte Bluteiweißkörper unter dem Einfluss hoher Blutzuckerwerte mit Glucose beladen, wie man mit einer etwas komplizierten Messung feststellen kann. Der Vorteil dieser Methode im Vergleich zum Blutzuckertest besteht darin, dass bei der Diabeteskontrolle eine „rückwärts gerichtete Auskunft" über die letzten acht bis zwölf Wochen gegeben werden kann, da die einmal verzuckerten Hämoglobinmoleküle erst mit dem Absterben der roten Blutkörperchen (Lebensdauer der Erythrozyten 120 Tage) aus dem HbA_{1c}-Wert herausfallen. Für die Diagnose ist allerdings der Blutzucker besser geeignet, zumal theoretisch ein frisch entdeckter Diabetes noch nicht zu einer ausreichenden Verzuckerung der Hämoglobinmoleküle geführt haben kann, wohl aber der Blutzucker bereits erhöht ist. Andererseits weist für die Kontrolle des bereits bekannten Diabetes dieser HbA_1- oder HbA_{1c}-Wert besondere Vorteile auf. Man soll es sich zur Regel machen, dass der Diabetes niemals allein mit einer einzigen Blutzuckerkontrolle diagnostiziert werden sollte; mindestens zwei Werte – am besten nüchtern und nach dem Essen – sind für die Diagnose erforderlich.

Erwähnt sei noch, dass von einer bestimmten Schwelle an, der sogenannten Nierenschwelle, Zucker in den Harn übertritt, was etwa bei Blutzuckerwerten von 160 bis 180 mg/dl der Fall ist. Aus diesem Grunde sind Screening-Untersuchungen auf das Vorliegen eines Diabetes mellitus anhand der Harnzuckermessungen durchaus zu empfehlen. Man muss nur wissen, dass bei Feststellung einer solchen Zuckerausscheidung die Diagnose erst durch einen zusätzlichen Blutzuckerwert erhärtet werden muss, da es in seltenen Fällen auch unspezifische Zuckerausscheidungen im Urin geben kann. Andererseits werden aber nur sehr wenige Patienten mit einer Zuckerausscheidung im Urin zwei Stunden nach einer kohlenhydratreichen Mahlzeit keinen Diabetes aufweisen, sodass als Voruntersuchung die Harnzuckerkontrolle recht nützlich ist. Auf die größte Früherfassungsaktion, die jemals mit Hilfe von Harnzuckertests durchgeführt wurde (München 1967, Mehnert et al.), wird in einem späteren Kapitel noch eingegangen werden.

Die Therapie des Diabetes mellitus

Das wichtigste lebensrettende Medikament ist nach wie vor das Insulin, das bei den Typ-1-Diabetikern den sonst unvermeidlichen Tod der Patienten verhindert und das bei vielen Typ-2-Diabetikern im Laufe ihres diabetischen Lebens mit dem allmählichen Fortschreiten der Erkrankung ebenfalls erforderlich wird. Insulin spritzt der Patient selbst entweder mit Einmalspritzen oder mit sogenannten Pens (Injektionshilfen), die gerade für ältere Diabetiker mit schlechtem Sehvermögen und Zittrigkeit von Vorteil sind und die Fehler bei der Applikation des Insulins vermeiden helfen.

Wer glaubt heuzutage noch an Wunder? Diese teils spöttische, teils resignierende Bemerkung hört man nicht selten. Und in der Tat machen es die Menschen mit ihren Fehlern jedem, der ein Wunder erleben möchte, schwer, daran zu glauben. In Zusammenhang mit dem injizierbaren Insulin (kurz wirkendes Normalinsulin, Mischinsuline, Basalinsuline, Insulinanaloga) in der Behandlung des Diabetes kann man aber wirklich von einem Wunder sprechen. Einer der großen alten Diabetesärzte, Dr. E. P. Joslin, über den später noch zu sprechen sein wird, hatte schon viele Jahre vor der Entdeckung des Insulins Diabetiker betreut. Wenn man ihn über den ersten klinischen Einsatz des Insulins, das er von seinem Freund Charles Best, dem Mitentdecker des Insulins, im Jahre 1922 erhalten hatte (siehe oben), sprechen hörte, dann konnte man wieder an Wunder glauben. Denn vor der Entdeckung des Insulins waren alle insulinbedürftigen Patienten verloren und gingen einem langsamen, qualvollen Tod im diabetischen Koma entgegen. In russischer Haft sah ich übrigens einen insulinbedürftigen Patienten sterben, da kein Insulin zur Verfügung stand. Auch heutzutage sterben leider noch Patienten im Koma infolge Insulinmangels. In solchen Fällen liegen aber fast immer schwerwiegende Fehler vor, die nicht rechtzeitig zur Behandlung geführt haben oder den Patienten zur Aufgabe der Insulin-Behandlung veranlassten.

Unter den sogenannten Insulinanaloga unterscheidet man im Wesentlichen kurz wirkende von sehr lang wirkenden Insulinen. Beide haben ihre Berechtigung: Die kurz wirkenden Insuline ermöglichen es u.a., den Spritz-Ess-Abstand, der für manche Patienten lästig ist, zu vermeiden, während die lang wirkenden Insuline vom Typ des Insulin glargin (s.o.) lange, stabil, gleichmäßig (über 24 Stunden) und mit geringerer Neigung zu Unterzuckerung wirksam sind.

Mehr als 20.000 Patienten, also etwa ein Zehntel der Typ-1-Diabetiker, bedienen sich sogenannter Insulinpumpen, die vornehmlich am Gürtel getragen werden und über einen Katheter und eine Kanüle Insulin in das Fettgewebe der Bauchhaut abgeben. Solche Pumpen haben den Vorteil einer besseren Nachahmung des natürlichen Geschehens der Insulinsekretion, wie sie normalerweise in der Bauchspeicheldrüse stattfindet. Man kann nämlich dabei eine sogenannte Basalrate, die fortlaufend gegeben wird, kombinieren mit abrufbaren, kurzen Insulinstößen (dem Bolus), um die Mahlzeiten abzudecken. Die Blutzuckereinstellung solcherart behandelter Patienten ist im Allgemeinen besser als die mit alleiniger Spritzentherapie.

Besonders erwähnt – und gerade für den Typ-2-Diabetes am wichtigsten – seien die Ernährungs- und Bewegungstherapie. Wenn es dem Übergewichtigen gelingt, seine Nahrungsmengen so zu reduzieren, dass er kontinuierlich an Gewicht abnimmt, ist der Erfolg auf den Blutzucker, auf die Blutfette und auf den Blutdruck hervorragend. Im Allgemeinen soll der Diabetiker reinen Zucker vermeiden, um Blutzuckeranstiege zu verhindern. Er sollte viele kleine anstelle weniger großer Mahlzeiten zu sich nehmen (um eine Gleichmäßigkeit im Blutzuckertagesprofil zu gewährleisten) und soll sich vor allem fettarm, kohlenhydratreich und eiweißbeschränkt ernähren. Das ganze wird abgerundet durch eine adäquate, regelmäßige Bewegungstherapie.

Eine große Zahl von oralen Antidiabetika (Tabletten zur Blutzuckersenkung) steht dem Typ-2-Diabetiker zur Verfügung, um bei vielen Patienten ohne Insulinspritze auszukommen. Dabei gibt es Substanzen, die die Kohlenhydratverdauung im Darm verzögern, z.B. die Acarbose (ein Alpha-Glucosidasehemmer), oder welche, die die Zuckerausschüttung aus der Leber minimieren und die Verwertung des Zuckers im peripheren Muskelgewebe verstärken (die Biguanide, wie z.B. das Metformin). Ferner kennt man die Sulfonylharnstoffe (z.B. das Glimepirid) bzw. die Glinide Repaglinide und Nateglinide, die alle die körpereigene Insulinsekretion anregen und auf diese Weise den Blutzucker senken, und neuerdings noch die Glitazone, die der Insulinresistenz entgegenwirken. Sehr oft wird man im Rahmen der Therapie diese Substanzen miteinander oder mit Insulin kombinieren, um einen optimalen Erfolg zu erreichen.

Die Folgeschäden des Diabetes mellitus

Bei den Folgeschäden des Diabetes mellitus unterscheiden wir im Wesentlichen die Erkrankungen an den kleinen Blutgefäßen (die Mikroangiopathie), an den großen Blutgefäßen (die Makroangiopathie oder Arteriosklerose) sowie an den Nerven (die Neuropathie).

Bei der Mikroangiopathie sind vor allem die Netzhaut der Augen (Retinopathie) und die Nieren (diabetische Glomerulosklerose) betroffen, was zu Krankheitsbildern wie Blindheit bzw. Nierenversagen führen kann. Es hat sich in verschiedenen großen internationalen Studien bei Typ-1- sowie bei Typ-2-Diabetikern gezeigt, dass eine gute Diabeteseinstellung mit annähernd normalen Blutzuckerwerten, aber im Übrigen auch normalisierten Blutfetten und erniedrigtem Blutdruck dazu führt, dass diese Schäden an den Gefäßen deutlich geringer ausfallen oder ganz verhindert werden können. Dies ist besonders auch für die nicht diabetesspezifische Arteriosklerose wichtig, die bei Diabetikern häufiger, frühzeitiger und in verstärkterem Maße auftritt als bei Nichtdiabetikern. Ferner gilt es, das Rauchen völlig zu vermeiden.

Man muss wissen, dass die Haupttodesursache für den Diabetiker als Folge der Arteriosklerose im Herzinfarkt oder im Schlaganfall liegt. Nur durch eine konsequente Beachtung der aufgezeigten Therapierichtlinien kann es gelingen, die Erkrankungs- und Sterblichkeitsziffern durch Ereignisse an Herz, Niere und Gehirn zu reduzieren. Auch die Neuropathie ist von wesentlicher Bedeutung, da sie mit der Dauer des Diabetes zunimmt. Hier können schmerzhafte Formen unterschieden von solchen, die die Motorik bzw. das autonome Nervensystem berühren. Krankheitsbilder, wie der so gefürchtete diabetische Fuß (Gangrän), Lähmungen an den Extremitäten und an den Augenmuskeln, Magen- und Gallenblasenentleerungsstörungen, Impotenz, Durchfälle und andere Störungen können daraus resultieren. Eine gute Diabeteseinstellung soll dies zusammen mit bestimmten Neuropathiemitteln (Liponsäure) am ehesten verhindern.

Die Schulung des Diabetes-Patienten

Eine Schulung für alle Diabetiker ist unabdingbar. Alle in Klinik und Wissenschaft gesammelten Erfahrungen bringen dem Patienten nichts, wenn er nicht durch entsprechende Schulungsmaßnahmen über das Neueste im Hinblick auf seinen Diabetes informiert wird. Hierzu dienen die Schulungskurse, wie sie in Klinik und Praxis zunehmend durchgeführt werden, aber unbedingt eines weiteren Ausbaus bedürfen. Gerade Unterrichtungen in Diabetes-Schwerpunktpraxen und einfache Schulungsprogramme für die Allgemeinpraxis können hier hilfreich sein. Nur wenn der Patient auf diese Weise über die Schulung und persönliche Aktivitäten in den Behandlungsplan seines Diabetes und damit in die Prävention der Folgeschäden eingebunden ist, wird man für den Diabetiker das erreichen, was der Diabetologe Katsch als die „bedingte Gesundheit" des Diabetikers bezeichnete.

In der Tat könnte durch eine adäquate Schulung und insbesondere durch eine überzeugende Diätberatung erreicht werden, dass zahllose Fälle von Typ-2-Diabetes sich entweder nicht manifestieren oder nach der Manifestation wieder in die prädiabetische Phase zurückfallen. Mängel bei der Schulung, wie sie sich heutzutage in

5. Kapitel

Deutschland und anderen Ländern abzeichnen, haben verschiedene Gründe. Am geringsten wiegen noch die Mängel, die bei den verschiedenen Schulungsprogrammen vorhanden sind. Hier ist nicht alles gut, was angeboten wird, aber wenn das, was zur Verfügung steht, umgesetzt würde, könnte schon viel gewonnen werden. Wichtiger ist sicherlich die miserable Honorierung für verbale Leistungen durch die ärztliche Gebührenordnung. Wenn sich ein Arzt unbedingt ruinieren möchte, dann muss er regelmäßig Diabetikerschulungen durchführen, die ihm schlecht honoriert werden. Es besteht kein Zweifel daran, dass sich die Kassenärztlichen Vereinigungen und die Krankenkassen hier etwas einfallen lassen müssen.

In meiner Eigenschaft als Präsident der Deutschen Diabetes-Union hatte ich mir von der Internationalen Diabetes-Vereinigung bestätigen lassen, dass internationale Erfahrungen die Bedeutung der Diabetikerschulung belegen und dass die Kostenträger und der Gesetzgeber in Deutschland aufgefordert werden, hier mehr zu tun als bisher. Nur auf diese Weise können die Ziele der sogenannten St.-Vincent-Deklaration erreicht werden, die die Minimierung der diabetischen Folgeschäden bewirken soll. Weder bei den Erblindungen noch bei Nierenschäden, bei der koronaren Herzerkrankung oder gar bei den Amputationen ist die in der Deklaration geforderte Reduzierung der Schadensfälle zu beobachten. Bei den Bein-Amputationen von Diabetikern, die mit einer ungefähren Zahl von 25.000 pro Jahr in Deutschland sogar noch zugenommen haben, ist dies am wenigsten verwunderlich: Hat man doch durch die Streichung der kassenärztlich verordnungsfähigen Fußpflege eine wichtige Präventivmaßnahme weggenommen, die der Entstehung des diabetischen Fußes maßgeblich entgegenwirken half. Man muss bedenken, dass 25 bis 30% aller stationären Kosten für Diabetiker im Augenblick durch jene Beträge entstehen, die im Zusammenhang mit der Diagnose und Behandlung des diabetischen Fußes – einschließlich der langen Liegezeiten der Patienten – ausgegeben werden. Wir sind mehrfach im Bundesgesundheitsministerium vorstellig geworden, um diese Dinge zu ändern (s. u.).

Der einzig erkennbare Erfolg bei der Erfüllung der St.-Vincent-Kriterien bezieht sich zur Zeit auf die Schwangerschaftskomplikationen. Hier darf man sagen, dass die Rate der perinatalen Mortalität (um und unter 1% der Neugeborenen diabetischer Mütter)

jetzt derjenigen entspricht, die wir bei den Kindern nichtdiabetischer Frauen beobachten. Dies gilt allerdings nur für große Zentren, in denen die Zusammenarbeit zwischen Geburtshelfern, Diabetologen und Neonatologen ebenso gewährleistet ist, wie die optimierte Betreuung der im übrigen äußerst kooperativen diabetischen Schwangeren. Eine besonders scharfe Diabeteseinstellung mit normoglykämischen Blutzuckerwerten ist die Garantie für diesen großen Erfolg. Schließlich muss man bedenken, dass vor 30 bis 40 Jahren die perinatale Mortalität der Neugeborenen diabetischer Mütter, also die Sterblichkeit der Kinder vor, während oder nach der Entbindung, noch mehr als 25 % betrug.

Im Zusammenhang mit der Schulung ist die Feststellung von größter Bedeutung, dass die Selbstkontrolle die Chance bietet, sich als Diabetiker selbst stark zu machen und in jeder Weise aktiv und unbeschwert zu sein. Mit der Selbstkontrolle, Blut- und/oder Harnzucker, kann man viele Dinge im Alltag selbst regeln. Man muss nur wissen, wie es geht und muss bei den Arztbesuchen dann die sich aus den Ergebnissen der Selbstkontrolle notwendige grundlegende Therapieveränderung gemeinsam festlegen. Wenn man sich trotz Diabetes möglichst wohlfühlen und leistungsfähig bleiben will, wenn man Perspektive haben und Folgeschäden vermeiden will, dann ist eine gute Diabeteseinstellung – wie später noch bei Schilderungen neuer Studien ausgeführt werden wird – von größter Bedeutung. Die Blutzuckerwerte müssen normnah oder in der Norm sein; die Selbstkontrolle gibt die tägliche Richtung vor. Das gilt für alle Typ-1-Diabetiker und für einen großen Teil der Typ-2-Diabetiker. „Diabeteseinstellung ohne Selbstkontrolle heißt Seefahrt ohne Kompass."

Sozialmedizinische Probleme

Es besteht wohl kein Zweifel daran, dass die heutige Diabetesbehandlung mit der ständig an Bedeutung zunehmenden systematischen Schulung der Diabetiker einschließlich der unerlässlichen Stoffwechselselbstkontrolle entscheidend zu einer besseren Integration der diabetischen Menschen in den Alltag beigetragen hat. Andererseits können Diabetiker nicht in allen Belangen wie andere

Menschen leben. Wenn jemand täglich an die richtige Ernährung, blutzuckersenkende Tabletten oder Insulin sowie Selbstkontrollen zu denken hat, dann ist das kein „normales Leben" im üblichen Sinn. Allerdings sollten Diabetiker nicht in das andere Extrem verfallen und sich angesichts ihrer chronischen Stoffwechselkrankheit in eine gesellschaftliche Außenseiterrolle drängen lassen. Noch immer werden Diabetiker in vielen Alltagssituationen diskriminiert. Doch sie können viel dagegen tun, damit sich dies bessert. Eine gute Diabeteseinstellung, die dem Lebensrhythmus angepasst ist, ist unabdingbar. Dann kann man auch etwas leisten und braucht sich nicht mit bzw. hinter seiner Krankheit zu verstecken, weder in der Familie noch im Beruf. Gute Leistungsfähigkeit fördert entgegenkommendes Verständnis für die besondere Situation eines Diabetikers. Wer dagegen auf das Mitleid seiner Umgebung aus ist, der stempelt sich selbst zum „armen Kerl". Gleichberechtigter Partner in der Gesellschaft zu sein, dazu gehört neben der richtigen Einstellung zur eigenen Krankheit noch mehr. Der Diabetiker soll seine Position kennen und entsprechend handeln. Auch am Arbeitsplatz und im Berufsleben gilt es, die Probleme richtig anzupacken. Überall muss der Leitsatz stehen: „Eine qualifizierte Ausbildung in einem für Diabetiker geeigneten Beruf gibt die größtmögliche Sicherheit für die Zukunft." In der modernen Diabetesbehandlung (das gilt sowohl für Typ-1- als auch für Typ-2-Diabetes) gibt es eigentlich keinen grundsätzlichen Hinderungsgrund, warum man als Diabetiker nicht normal am Arbeitsleben teilnehmen könnte. Die Gesellschaft ist ihrerseits aufgerufen, den Diabetiker am Arbeitsplatz als gleichberechtigten Kollegen – wenn auch mit bestimmten besonderen Bedürfnissen – anzunehmen und in der Solidargemeinschaft der Berufstätigen ohne Vorbehalte zu integrieren. Diabetes ist kein sichtbarer Makel, er sollte auch kein unsichtbarer sein.

Die Kosten des Diabetes mellitus

Wie alljährlich, hat die Internationale Diabetes-Vereinigung zum Weltdiabetestag 1999 ein Motto „Die Kosten des Diabetes mellitus" vorgeschlagen, das an Aktualität kaum übertroffen werden kann: Es geht um eine Bewusstseinsschärfung der Öffentlichkeit,

dass die Kosten, die der Diabetes verursacht, immens sind und –
schlimmer noch – dass diese Kosten ständig zunehmen werden,
wenn sich Gesundheitspolitiker, Ärzte und die betroffenen Diabetikerinnen und Diabetiker nichts Neues einfallen lassen. Was kann
man tun? Nun, zunächst steht fest, dass die meisten Diabetesfälle
– ganz vorwiegend die Typ-2-Diabetiker – zu spät diagnostiziert
und damit zu spät behandelt werden. Die Kosten, die auf diese
Weise durch die fehlende rechtzeitige Prävention der diabetischen
Folgeschäden an Gefäßen und Nerven entstehen, sind enorm. Deshalb gilt es allerorten, Diabetesfrüherfassungsaktionen durchzuführen bzw. sich an Gesundheitsuntersuchungen zu beteiligen, die
– wie z.B. in Deutschland – der Bevölkerung kostenlos zur Verfügung stehen. Zum anderen ist es aber wichtig, dass man dann,
wenn der Diabetes diagnostiziert worden ist, rechtzeitig und richtig
(d.h. fast immer energisch) behandelt. Die Energie, die Arzt und
Patient aufweisen müssen, liegt nicht nur in der sachgemäßen Anwendung wirksamer Medikamente, sondern vor allem in der rechtzeitigen Behandlung mit Ernährungs- und Bewegungstherapie. Auf
diese Weise könnten in doppelter Hinsicht Kosten gespart werden:
Einmal wären dann bei Erreichen des Normalgewichts und einer
ausreichenden körperlichen Bewegung Medikamente oft nicht erforderlich, und zum anderen würde sich das Ausmaß der diabetischen Folgeschäden drastisch reduzieren. Wenn aber die Patienten
in der überwiegenden Mehrzahl nicht allein mit Diät behandelt
werden können, dann gilt es, Medikamente und Mittel zur Selbstkontrolle so zu verordnen, dass eine gute Diabeteseinstellung gewährleistet ist. Verschiedene Erhebungen haben gezeigt, dass die
mit teureren Medikamenten richtig behandelten Patienten letztlich
weniger Kosten verursachen, als dies bei unzureichend therapierten Diabetikern der Fall ist. In einer deutschen Studie konnte gezeigt werden, dass gut eingestellte Diabetiker im Jahr ca. 1.500,–
DM Kosten verursachen, während schlecht eingestellte Patienten –
vor allem wegen des häufigen Krankenhausaufenthaltes – den
zehnfachen Betrag, nämlich 15.000,– DM für sich in Anspruch
nehmen. Die sogenannte Code-2-Studie hat diese Daten und ihre
Schlussfolgerungen in eindrucksvoller Weise bestätigt und darüber
hinaus zeigen können, dass die Kosten für eine erfolgreiche medikamentöse antidiabetische Therapie mit 7% aller Ausgaben für

5. Kapitel

Diabetiker nur einen Bruchteil jener Kosten (mehr als 50%!) ausmachen, die durch Krankenhausaufenhalt – oft als Folge mangelhafter Betreuung – entstehen. Das Motto „Die Kosten des Diabetes" ist also alles andere als eine ökonomische Parole, die nur auf die finanziellen Gegebenheiten abzielt. Im Gegenteil: Die Kosten des Diabetes gilt es zu reduzieren, indem das Schicksal der Patienten verbessert wird. Wir alle müssen zur guten Einstellung des Diabetes – Typ-1- oder Typ-2-Diabetes – beitragen. Hierzu sind Patienten und Ärzte, Pharmaindustrie und Gesundheitspolitiker aufgerufen.

6. Kapitel
Ausbildungsjahre und erste ärztliche Tätigkeit (1954–1965)

Nach Staatexamen und Promotion stellte sich nun die Frage, welchen beruflichen Weg ich einschlagen sollte bzw. wem ich als Chef meine Ausbildung anvertrauen würde. Da ich damals unter dem Eindruck eines neurologisch orientierten Wiesbadener Internisten-Kongresses stand und dadurch eine Vorliebe für die Neurologie entwickelte, wandte ich mich zunächst an Gustav Bodechtel, den Direktor der II. Medizinischen Universitätsklinik in der Ziemssenstraße, wo ich ja auch als Patient gewesen war. Bodechtel – der Nachfolger von Gustav von Bergmann – war einer der wenigen Internisten, bei denen noch das Fach Neurologie besonders und erfolgreich gepflegt wurde. Bodechtel war damals Dekan und empfing mich zu einem netten, aber letztlich erfolglosen Gespräch: Er sagte mir, dass ich mindestens fünf Jahre lang unbezahlt bei ihm arbeiten müsste und das auch dann, wenn ich – wie ich vorschlug – mich vorher theoretisch ausbilden lassen würde. Daraufhin entschloss ich mich, das Angebot von Konrad Stuhlfauth, dem mir bekannten Oberarzt der Medizinischen Universitätspoliklinik in der Pettenkoferstraße anzunehmen und meine Ausbildung zum Internisten dort anzustreben. Die Poliklinik stand, wie gesagt, unter der Leitung von Walter Seitz, was mir wegen unserer ersten Begegnung bei Heinzler (s.o.) zusätzlich eine Motivation für die Wahl meines Ausbildungsortes war. Ich besprach die Situation mit Stuhlfauth, der mir natürlich anfänglich ebenfalls keine bezahlte Stelle verschaffen konnte. Wohl aber sicherte er mir zu, dass ich durch Gutachten und andere Nebentätigkeiten (z.B. Praxisvertretungen) genug verdienen könnte. Wir vereinbarten, dass ich noch während meiner Medizinalassistentenzeit, also vor der Vollapprobation zum Arzt, mein „Gegenjahr" machen sollte, d.h. die Ausbildung in einem operierenden Fach in Ergänzung zu den weiteren sechs Jahren, die man für die Anerkennung als Facharzt für Innere Medizin in diesem Fach benötigte.

6. Kapitel

Chirurg im Rot-Kreuz-Krankenhaus

So kam es, dass ich 1954 nach einer einmonatigen vorgeschriebenen Tätigkeit in einer privaten Frauenklinik für ein Jahr in das Krankenhaus II des Bayerischen Roten Kreuzes in die Lazarettstraße ging. Hier war ich ein Jahr lang tätig und erinnere mich gern an den kollegialen Ton und vor allem auch an die netten und fruchtbringenden Verbindungen zu den Internisten des Hauses. Man kann sich heute nicht mehr vorstellen, was ein chirurgischer Medizinalassistent damals alles machen konnte und machen durfte. Mein Chef Georg Baumgartner schrieb mir u.a. ins Zeugnis „Im Operationssaal wurde er zeitweise für Narkosen und Assistenz verwendet. Er legte in der Chirurgie eine große Fertigkeit zutage, sodass er unter meiner Leitung Appendektomien durchführte". In der Tat habe ich damals zwölf Blinddärme und eine Leistenhernie operiert und war vor allem auch als einziger Narkosearzt (und das ohne Vollapprobation!) eingesetzt.

Das Fach Anästhesiologie gab es noch nicht, so dass die Narkosen „nebenbei" vom jüngsten Assistenten gemacht wurden. Ich werde die Äthernarkosen nie vergessen. Man saß am Kopfende des zu operierenden Patienten und war gegenüber dem Operateur durch ein Tuch abgeschirmt. Dabei galt es, Äther auf die Maske des Patienten zu tropfen und das in der richtigen Dosis. Wie wurde diese ermittelt? Im Wesentlichen durch Zurufe des Operateurs. Rief der Operateur „Der Patient bewegt sich", dann wusste man, dass man mehr Äther geben musste. Wenn aber der Schreckensruf kam „Das Blut wird dunkel", dann musste man schleunigst die Ätherdosis reduzieren. Um ganz sicher zu gehen und die Atmung des Patienten zu überprüfen, näherte ich mich bei den ersten Narkosen dem Kopf des Patienten so sehr, dass mir durch die Ätherdämpfe selbst übel wurde und sich der Operationssaal zu drehen anfing. Das war wiederum ein Zeichen, sich vom Kopf des Delinquenten zu entfernen …

Ich erinnere mich noch gut an eine Magenoperation, bei der ich als Narkotiseur tätig war und bei der einer der Assistenzärzte seine erste Operation dieser Art vollzog. Unglücklicherweise fiel auch noch aus irgendwelchen Gründen der Strom in München aus, so dass mit Hilfe von großen Taschenlampen, die von Schwestern gehalten wurden, die Operation auf diese Weise für einige Zeit fortgeführt wurde. Dann kam das Licht Gott sei Dank zurück, und der Patient wurde lege artis operiert – „natürlich" auch ein Verdienst des sonst ziemlich unbedarften Narkotiseurs …!

Mit meinem ersten Chef Baumgartner lernte ich einen Typ Münchner Arzttums kennen, wie er mir später immer wieder begegnete und wie ich ihn besonders hoch schätzte: Er war nett, ja gütig im Umgang mit seinen Untergebenen, gewissenhaft und fleißig bei der Betreuung der Patienten und von einem außerordentlichen operativen Geschick. Seine kleinen flinken Hände kamen mit jeder Situation, so verfahren sie auch sein mochte, chirurgisch zurecht. Darüber hinaus besaß er einen Hang zum Feiern und stiftete seinen Mitarbeitern so manches Fässchen Bier. In den Tagen vor dem Oktoberfest pflegte er, wenn er den Besprechungsraum betrat, zu zählen: „Noch 14 Tage", „Noch 13 Tage" usw., bis der große Tag der Eröffnung der Wies'n gekommen war.

Der kollegiale Ton im Rot-Kreuz-Krankenhaus gefiel mir außerordentlich gut. Zwar musste ich unbezahlt arbeiten und begann meinen Dienst nach einer jeweils halbstündigen Fahrradtour – Sommer wie Winter auf einem uralten Vehikel. Ich wohnte damals in Giesing – also ein ganzes Stück weit von der Lazarettstraße entfernt. Ich staffierte mich mit wetterfester Kleidung aus, die es mir erlaubte, auch bei Regen mit dem Rad zu fahren.

In der Klinik gab es nette Assistenz- und Oberärzte, die dem jungen Kollegen hilfreich zur Seite standen. Mit den Internisten pflegten wir Mittag zu essen, das einzige Entgelt (neben dem weißen Mantel), das das Rote Kreuz seinen jungen Assistenten kostenlos zukommen ließ. Diese gemeinsamen Mahlzeiten mit so tüchtigen Leuten wie Hanika und Lander haben mir viel gebracht. Obwohl die Medizin damals natürlich ein ganz anderes Gesicht hatte, war mir doch bald klar, dass gute Internisten auch in der konsiliarischen Betreuung chirurgischer Abteilungen von unendlich großem Wert waren. Da mein Berufsziel der Facharzt für Innere Krankheiten war, habe ich mich während meiner chirurgischen Zeit häufig dem Konsil der Internisten angeschlossen und manches gelernt. Besonders wichtig war für mich, dass ich in der chirurgischen Tätigkeit Verrichtungen, wie Spritzen, Punktionen, Verbandswechsel, erlernte – alles Dinge, die mir später auch in der Inneren Medizin und vor allem bei meinen Praxisvertretungen von großem Nutzen waren.

6. Kapitel

Praxisvertretung bei Dr. Standl

Finanziell ging es mir damals sehr schlecht. Die Soforthilfe war zwar meiner Erinnerung nach etwas aufgestockt worden, aber mehr als 120,– DM gab es pro Monat nicht. Gutachten fielen in der Chirurgie noch zu wenig an, vor allem nicht für gerade auszubildende Medizinalassistenten. Ein Glück war deswegen, dass die Medizinalassistenten als teilapprobierte Ärzte – im Gegensatz zu den heutigen „Ärzten im Praktikum" – bereits allein Praxisvertretungen durchführen konnten. Dies tat ich und bekam auf diese Weise Kontakt mit dem Allgemeinarzt Dr. Rudolf Standl, der eine Praxis am Regerplatz in München mit großem Erfolg führte. Meine Urlaubszeit – vier Wochen – verwendete ich für die Praxisvertretung und erhielt damals pro Tag 20,– DM. Heutige Praxisvertreter können über diese Summe nur lächeln. Man sollte aber bedenken, dass das Geld seinerzeit wesentlich mehr wert war und Gehälter und Löhne sich auf einem wesentlich niedrigeren Niveau bewegten. Dr. Standl schärfte mir ein, dass die von ihm verordneten häufigen Strophantin-Kuren – intravenöse Verabreichung eines kurz wirkenden Herzglykosids – viel Geschick beim Spritzen erforderten, da eine paravenöse Injektion für die Patienten äußerst unangenehm und schmerzhaft war. Ich habe mich nach Kräften bemüht, seinen Forderungen gerecht zu werden, und ich glaube, er war mit mir zufrieden.

Die Arbeit in der Praxis machte mir viel Freude. Vor allem die Selbstständigkeit und das Umsetzen des während des Examens und der chirurgischen Ausbildung erlernten Wissens schaffte Befriedigung. Eine ärgerliche fehlerhafte Behandlung ist mir allerdings in Erinnerung geblieben:

Eines Tages kam ein junger Mann in die Sprechstunde, der über extreme Schweißneigung klagte. Ich hatte in Erinnerung, dass wir bei dem Pharmakologen Forst ein Mittel gegen übergroße Schweißbildung zu rezeptieren gelernt hatten und schrieb dem jungen Patienten dieses auf. Ich sagte ihm „Wenn Sie am Wochenende Tanzen gehen, nehmen sie vorher zwei dieser Pillen; wenn das Mittel nicht ausreichend wirkt, dann nehmen Sie noch zwei nachträglich". Der Patient kam nie wieder. Später entdeckte ich zu meinem Entsetzen bei der Durchsicht der Kartei vor der Übergabe an Dr.

Ausbildungsjahre und erste ärztliche Tätigkeit (1954–1965)

Standl, dass ich dem jungen Mann aus Versehen ein schweißtreibendes Mittel verordnet hatte, dessen Rezeptur wir ebenfalls gelernt hatten. Von dieser Panne abgesehen, verlief aber die Praxistätigkeit verhältnismäßig gut. Hilfreich war natürlich auch, dass ich stets eine Klinik im Hintergrund hatte – zunächst das Rot-Kreuz-Krankenhaus und später die Universitätspoliklinik –, an die ich Problempatienten rechtzeitig überweisen konnte.

Dr. Standl hatte drei Söhne. Ich will es vorweg nehmen, dass sie alle drei später bei mir als Assistenzärzte ausgebildet wurden und dass der älteste – Eberhard Standl – mein großartiger Mitarbeiter, guter Freund und hervorragender Nachfolger im Amt wurde. Eben jenen Eberhard Standl habe ich aber im Verdacht, dass er mir einen Streich spielte, was er bis heute abstreitet: Für die Söhne Standl war die Benutzung des Fahrrades durch den Praxisvertreter bei Wind und Wetter eine unmögliche Sache, die von den Gewohnheiten des Volkswagen fahrenden Vaters nachteilig abwich. Deshalb wurde mir mehrfach im Hausflur am Regerplatz aus dem Fahrrad die Luft abgelassen, damit ich die Hausbesuche auf würdige Weise vollziehen konnte. Also gut, ich glaube es Eberhard Standl, dass er es nicht gewesen ist. Ein geringer Zweifel bleibt aber dennoch ...

Unvergesslich und wegweisend war für mich die Krankengeschichte einer Patientin, die mit Darmblutungen und einem Zustand der Benommenheit – wohl wegen der erheblichen Blutverluste – zu mir in die Sprechstunde kam. Ich erkannte die Schwere des Krankheitsbildes und habe sie sofort in die Chirurgie überwiesen. Dort wurde zweierlei festgestellt: Bei der unverzüglich vorgenommenen Notoperation ein blutendes Dickdarmkarzinom und internistisch zusätzlich ein total entgleister, bis dato unbekannter Diabetes mellitus. Obwohl die Patientin nun natürlich sofort Insulin und genügend Infusionen und Transfusionen erhielt, hat sie den Eingriff nicht überlebt. Meine Internisten im Rot-Kreuz-Krankenhaus sagten mir, dass die Kombination einer erforderlichen Operation mit einem bis dahin unerkannten und unbehandelten Diabetes besonders schlimm und für den Patienten verderblich sei. Auch aus diesem Grunde habe ich mich später bei meiner Beschäftigung mit der Diabetologie immer wieder mit dem Problem „Diabetes, Narkose und Operation" beschäftigt und manche Publikation zu diesem Thema geschrieben.

6. Kapitel

Witzig war eine weitere Beziehung der Familie Standl zu meiner Familie. Eines Tages besuchte mich die Mutter von Dr. Standl während meiner Praxisvertretung und sagte mir, sie habe den Namen Mehnert von ihrem Sohn gehört. Sie fragte mich, ob denn mein Vater auch Arzt sei und früher in München studiert hätte. Ich konnte dies bejahen, da mein Vater – wie erwähnt – vor dem ersten Weltkrieg zwei Semester in der bayerischen Metropole studiert hatte. Ich nannte Frau Standl den Vornamen meines Vaters, womit alles klar war: Sie rief „Mein Gott, der Manfred, das war ein besonders netter und tüchtiger Student". Ich habe dann noch viele Jahre Praxisvertretungen am Regerplatz durchgeführt, bis es mir später meine Tätigkeit in der Universitätspoliklinik nicht mehr erlaubte, zu lange von der Klinik wegzubleiben.

Urlaub habe ich auch dann jahrelang nicht gehabt, um die Zeit zur Abfertigung von Gutachten – der später besten Verdienstquelle – zu nutzen. Aus meiner heutigen Sicht kann ich jedem jungen Kollegen nur dringend anraten – unabhängig von seiner weiteren beruflichen Entwicklung – in der Praxis als Vertreter oder Mitarbeiter zumindest vorübergehend tätig zu werden. Der Unterschied zur Klinikmedizin ist evident. Dabei ist nicht der eine besser und der andere schlechter, sondern die Betrachtungsweise zum Patienten ist zum Teil grundverschieden. In der Praxis muss man sich mit vielen Bagatellfällen beschäftigen, die einem aber nicht den Blick für die wirklich schwierigen Fälle verstellen dürfen. Auch ist man – gerade heutzutage – aufgefordert, eine wirtschaftliche, d.h. eher sparsame Medizin zu betreiben. Und dies kollidiert nicht selten mit dem, was man in der Klinik gelernt hat. Die Zusammenarbeit mit bestimmten Kliniken ist für den Praktiker nicht unproblematisch. So erhalten die Patienten bei der Entlassung aus dem Krankenhaus mitunter zahllose und besonders teuere Medikamente, die das Praxisbudget des niedergelassenen Arztes nicht hergibt. Darüber hinaus kommen die Arztbriefe, die über den Zustand und die Behandlung des Patienten während des stationären Aufenthaltes berichten sollen, oft unglaublich spät. Ich habe als Klinikchef dann immer wieder gegen diese Unsitte – leider oft vergeblich – angekämpft und darauf bestanden, dass bei der Entlassung wenigstens ein Kurzbrief mit Diagnose und Therapievorschlägen dem Patienten ausgehändigt wird. Auch hier kann man sagen „Amerika, Du hast es besser!" Denn während meines Bostoner

Ausbildungsjahre und erste ärztliche Tätigkeit (1954–1965)

Aufenthaltes, über den im nächsten Kapitel berichtet wird, lernte ich die diesbezüglichen amerikanischen Gepflogenheiten an der Joslin-Klinik kennen: Die Assistenzärzte erhielten am Freitagnachmittag erst dann ihren wöchentlichen Gehaltsscheck, wenn auch der letzte Arztbrief der laufenden Woche geschrieben war ...

Das, was die Tätigkeit in der Praxis so erfreulich und erstrebenswert macht, sind meines Erachtens zwei Dinge: Einmal die Tatsache, dass man die volle Verantwortung für wichtiges ärztliches Tun übernehmen kann und zum anderen die – vielleicht in Bayern besonders ausgeprägte – Dankbarkeit der Patienten. Immer wieder haben vor allem Patienten vom Lande hocherfreuliche Naturalien für „ihren Doktor" mitgebracht, der sich – wie ich zugeben muss – darüber stets gefreut hat.

Universitätspoliklinik: wichtige und schöne Jahre

Am 31.08.1955 endete meine Tätigkeit an der Chirurgischen Abteilung des Rot-Kreuz-Krankenhauses II als Medizinalassistent. Nun begann meine Ausbildung zum Internisten an der Münchner Medizinischen Universitätspoliklinik, wo ich zehn für mich besonders wichtige Jahre tätig sein sollte.

Neben der Poliklinik existierten in den 50er Jahren noch zwei weitere Medizinische Universitätskliniken – die erste unter Schwiegk und die zweite unter Bodechtel. Alle drei Kliniken bildeten eigene Ordinariate; ein Department-System war unbekannt, d.h. in allen drei Kliniken wurde die gesamte Innere Medizin gelehrt. Dies hatte sicherlich Vorteile, was die damals noch mögliche Beherrschung des gesamten Faches Innere Medizin anging. Nachteile bestanden z.B. darin, dass die zahlreichen fachspezifischen Untergruppen, die sich in den einzelnen Kliniken bildeten, natürlich auf diese Weise dreimal vorhanden waren. Längst hatte man in den USA erkannt, dass für eine effiziente und bezahlbare Medizin, die im Übrigen höhere Spitzenleistungen brachte, bestimmte Schwerpunkte für Innere Kliniken zweckmäßig waren. Trotzdem waren die Leistungen, die an den drei Medizinischen Universitätskliniken in München damals erbracht wurden, hervorragend. Der Ruf auf einen der Lehrstühle galt als die Spitzen- und Endposition für einen deutschen Ordinarius.

6. Kapitel

In der von Seitz geleiteten Poliklinik hatte man rechtzeitig erkannt, dass Innere Medizin allein mit ambulanten Patienten nicht im gewünschten Umfang und in der gewünschten Intensität betrieben werden kann. Deshalb hatte auch diese Klinik eine Bettenstation, die zusammen mit der Privatstation von Seitz aber nicht mehr als 50 Betten ausmachte. Stuhlfauth war seinerzeit der erste Oberarzt und gleichzeitig für den Personaleinsatz verantwortlich. Ich begann – wie jeder Neuling – meine natürlich unbezahlte Tätigkeit zunächst auf der Station, die in ihrer Zusammensetzung einmalig war: Hatte man es doch hier mit Patienten zu tun, die als besonders interessant und für die Lehre wichtig aus der Ambulanz herausgesucht worden waren, während andere Fälle, wie Bagatellfälle oder geriatrische Patienten als „Langlieger", in andere Krankenhäuser überwiesen wurden. Die Station war ärztlich – trotz oder wegen der fehlenden Bezahlung – personell sehr gut besetzt. Denn es kamen zahlreiche Ärzte in die Poliklinik, in der es eben – damals arbeitsrechtlich offenbar noch unbedenklich – die Möglichkeit zum unbezahlten Arbeiten und damit die Möglichkeit zur Arbeit überhaupt gab. Es handelte sich dabei um junge Ärztinnen und Ärzte, denen es von Haus aus möglich war, in einer langen Warteliste auf eine bezahlte Stelle zu warten und dennoch die Zwischenzeit bereits für die Facharztausbildung zu nutzen.

Die unbezahlte Tätigkeit in unserem Beruf ist immer Gegenstand lebhafter Debatten gewesen. Sowohl seitens des Arbeitsrechtes als auch im Hinblick auf Haftpflichtprobleme gab es hiergegen immer wieder größte Bedenken. Diese Bedenken waren sicherlich gerechtfertigt und wurden prinzipiell von allen Einsichtigen geteilt. Andererseits darf man aber auch nicht verkennen, dass nur durch die Möglichkeit überhaupt zu arbeiten – und sei es unbezahlt – damals viele Ärzte ausgebildet wurden, die bei dem miserablen Stellenschlüssel jahrelang keine Möglichkeit hatten, eine bezahlte Assistentenstelle zu erhalten. Dass wir Unbezahlten so lange überhaupt „überleben" konnten, lag an den Möglichkeiten des Nebenverdienstes. Neben der bereits geschilderten Chance, Praxisvertretungen durchzuführen (inzwischen hatte ich die Vollapprobation, womit diese Tätigkeit noch mehr erleichtert wurde), gab es die schier unerschöpfliche Fundgrube der Gutachten, die an die Assistenten zur Verteilung kamen. Bei diesen Gutachten ging es zumeist darum, ehemalige Häftlinge aus KZ-Lagern oder heimgekehrte Soldaten zu untersuchen, die durch den Krieg Schaden genommen hatten oder die wenigstens glaubten, dass bestimmte Erkrankungen auf den Krieg zurückzuführen seien. Obwohl man sicherlich als Arzt und Mensch primär willens war, Spätheimkehrern oder ehemaligen KZ-Häftlingen nach Kräften zu helfen, durfte man dies natürlich nur im Rahmen der vorgezeichneten ärztlichen Möglichkeiten tun. Wenn eben z.B. – beraten durch schlechte Anwälte – ein Spätheimkehrer seinen Diabetes, der Jahre nach der Entlassung aufgetreten war, auf die Folgen der Gefangenschaft zurückführen wollte, musste man als ärztlicher Gutachter dies in der Regel verneinen: Die knappe Kost in der Gefangenschaft bzw. in der Haft war ja vielmehr dazu angetan, die Entstehung eines Typ-2-Diabetes hinauszuschieben oder zu verhindern. Man durfte also nicht die so häufige spätere Überernährung und Gewichtszunahme als Schädigungsfolge für den Diabetes ignorieren.

An der Seitz'schen Klinik gab es eine Abteilung für Psychosomatische Medizin aufgrund des Interesses des Chefs für dieses Fachgebiet. Es war für uns alle äußerst nützlich und wichtig, mit diesem neuartigen Zweig der Medizin in Berührung zu kommen, auch wenn wir manche Ansichten und Postulate dieser Fachrichtung nicht teilen konnten. Wenn z.B. die eindeutig somatisch bedingte und schulmedizinisch hervorragend behandelbare perniziöse Anämie zu einem psychosomatisch bedingten Leiden erklärt werden sollte, hörte das Wohlwollen gegenüber diesem Fach und seinen Vertretern auf. Ähnliche Irrlehren wurden für den Diabetes in die Welt gesetzt, wie später noch zu berichten sein wird.

Die Poliklinik wurde von Seitz mit leichter Hand geleitet. Er war ein großartiger Chef, der es mit seinen menschlichen Qualitäten verstand, die an sich äußerst heterogene Mannschaft zusammenzuführen oder wenigstens mit ihren konträren Meinungen zu neutralisieren. Im Übrigen durfte man bei Seitz die eigene Forschungsrichtung weitgehend selbst bestimmen. Es war sehr erwünscht, dass Assistenten, die etwas werden wollten, selbstständig Forschung betrieben und frühzeitig in die Lehre integriert wurden; dies galt auch für die unbezahlten Kolleginnen und Kollegen. Ein ausgezeichneter Arzt und besonders liebenswerter Mensch war Konrad Stuhlfauth, der mich ja an die Poliklinik gebracht hatte. Ich

6. Kapitel

habe von ihm vor allem eines gelernt: Wenn ein Mitarbeiter mit seinen Sorgen und Nöten zu dir kommt, dann hilf ihm auf jeden Fall mit einem Rat, oder – wenn möglich – sogar mit der Tat. Es war wirklich so, dass jeder, der Probleme hatte und sich Stuhlfauth anvertraute, in irgendeiner Weise von diesem aufrechten Mann Unterstützung erhielt.

Im Übrigen sprach es sehr für die Seitz'sche Klinik, dass es verschiedene qualifizierte Arbeitsgruppen gab, die das Gesicht der Poliklinik nach außen bestimmten. Nepomuk Zöllner war wohl der beste Wissenschaftler von uns allen. Er hatte nach einer exzellenten Grundausbildung, u.a. bei Lynen und bei Thannhauser in Boston, ein großes Labor im dritten Stock der Poliklinik eingerichtet, das er zunächst – was ihm von Haus aus möglich war – zum Teil aus eigenen Mitteln bestritt, das aber später von maßgebenden Forschungsinstitutionen getragen wurde. Seine Spezialitäten waren die Erforschung von Lungenkrankheiten (im „Staublungenlabor") sowie Arbeiten über den Stoffwechsel, inbesondere mit der Erforschung von Lipidstoffwechselstörungen und der Gicht. Ein besonders tüchtiger und liebenswürdiger Kollege war Johannes Hess, der für Deutschland eine Art Vater der Angiologie wurde. Er hatte frühzeitig die Bedeutung dieses Faches erkannt und eine pragmatisch ausgerichtete Forschung erfolgeich betrieben. Nach mir stieß Hartwig Mathies in den Kreis der Polikliniker. Er hatte eine Familie zu versorgen und musste deshalb zunächst noch einige Jahre zusätzlich bei einem pharmazeutischen Unternehmen tätig sein, wofür er jeweils einen Wochentag veranschlagte. An diesem Tag machte er zusammen mit seiner Frau Arztbesuche von früh 6 Uhr bis abends 22 Uhr. Diese Kombination verschiedener Tätigkeiten, die heute völlig undenkbar wäre, ermöglichte es ihm, die übrigen fünf Werktage in der Poliklinik hart zu arbeiten und dabei eine später national und international hochangesehene Rheumatiker-Ambulanz aufzubauen. Er beschäftigte – wie ich – Scharen von Doktoranden, die vor allem mit intelligenten Rattenversuchen tätig waren. Nowy war ein eher ruhiger Kollege, aber ein ganz hervorragender Kardiologe, der viele gute Assistenten in dieser Fachrichtung ausgebildet hat. Prosiegel war mehr der Allgemeinmediziner, der als Ambulanzoberarzt sehr geschätzt war, Bergstermann war als Röntgenologe tätig, Goossens beschäftigte sich mit der Blutgerinnungsforschung. Dies sind nur einige Namen, die darauf hinweisen, dass in der Poliklinik jede interessante und wichtige wissenschaftliche und ärztliche Tätigkeit gefragt war und praktiziert wurde.

Der erste Schritt zur Diabetologie

Neben den genannten Spezialitäten gab es noch eine Diabetikerambulanz, die unter Leitung des Diabetikers und Diabetologen Helmuth Rottenhöfer stand. Mit der Bitte von Stuhlfauth, nach dem ersten Jahr meiner poliklinischen Tätigkeit doch „vorübergehend für 14 Tage" in die Diabetikerambulanz als Vertreter zu gehen, begann meine Laufbahn als Diabetologe. Ich habe damals Stuhlfauth gebeten, doch von meiner Versetzung abzusehen, weil es wenig Krankheitsbilder gab, die mich – nicht zuletzt aufgrund der schlechten Erfahrungen während des Studiums – so wenig reizten wie der Diabetes. Stuhlfauth war aber viel klüger als ich: Er sagte mir, dass gerade auf diesem Gebiet sich viel Neues täte und dass ich in der Diabetikerambulanz auf nette und besonders kooperative Kollegen treffen würde. Er hat mit beidem recht behalten. Ich ging in die Diabetikerambulanz und blieb ihr bis zum Ende meiner poliklinischen Tätigkeit – später als Leiter derselben – zugeordnet. Das bedeutete nicht, dass ich die übrigen Abteilungen der Poliklinik ausgelassen hätte. Insbesondere war ich glücklicherweise selbst immer wieder bestrebt, vorübergehend – und sei es für drei, vier Monate – die Stationsarbeit und später die Leitung der Station zu übernehmen. Hierdurch habe ich viel für meine allgemeine internistische Ausbildung tun können, was nach Jahren bei der Übernahme einer medizinischen Abteilung im Schwabinger Krankenhaus von entscheidender Wichtigkeit war. Diese Stationsarbeit habe ich später im Wechsel mit Helmut Lydtin durchgeführt, indem wir uns als Stationsärzte in regelmäßigen Abständen ablösten. Dies war umso eher möglich, als doch so mancher Kollege die weniger aufwendige Arbeit in einer Ambulanzkabine mit der Haupttätigkeit am Vormittag der 14-Stunden-Tätigkeit auf der Station vorzog. Ich war damals wirklich besonders fleißig. „Seines Fleißes darf sich jedermann rühmen." So schreibt jedenfalls Lessing in seiner „Hamburgischen Dramaturgie" und entschuldigt damit diese

Form des Eigenlobs – also auch die meine. Es war für mich jeweils eine besondere Herausforderung, nach Helmut Lydtin die Station zu übernehmen. Lydtin, den ich – wenn ich alles in allem nehme – für den besten Internisten halte, den ich je kennen gelernt habe, setzte mit seiner Stationsarbeit Maßstäbe, die man als vorbildlich anzusehen hatte und nur schwer erreichen konnte. Stuhlfauth verließ zu unser aller Bedauern Anfang der 60er Jahre die Poliklinik, um das große Kreiskrankenhaus Starnberg zu übernehmen. In seiner Nachfolge wurde dann ungefähr nach weiteren zehn Jahren Helmut Lydtin zum Ärztlichen Direktor dieses Hauses gewählt.

Doch zurück zur Diabetikerambulanz. Im Frühherbst 1956 begann ich dort mit meiner Tätigkeit. Ich wurde freundlich aufgenommen, insbesondere von Helmuth Rottenhöfer, einem glänzenden Diabetologen und großartigen Menschen, der später mein bester Freund wurde. Helmuth Rottenhöfer war als Diabetiker zum Diabetologen geworden, nicht zuletzt aufgrund seiner eigenen schlimmen Erfahrungen mit der Diagnose oder richtiger: Fehldiagnose, als er erkrankte. Er wurde nämlich im Krieg mit 20 Jahren als Soldat diabetisch, ohne dass jemand zunächst die richtige Diagnose stellte. Ein Stabsarzt verbot ihm, der inzwischen stark an Gewicht abgenommen und unerträglichen Durst hatte, das ständige Trinken als eine „schlechte Angewohnheit" und drohte ihm disziplinarische Strafen an. Ein Medizinstudent, der damals als Famulus in dem Militärlazarett, in das Rottenhöfer eingeliefert wurde, tätig war, stellte dann anhand einer dreifach positiven Harnuntersuchung auf Zucker die Diagnose eines sofort insulinbedürftigen Diabetes mellitus. Jetzt herrschte geschäftiges Treiben und betroffene Unruhe bei all denen, die Rottenhöfer der Hysterie oder sogar des Vorspiegelns einer Krankheit (im Kriege!) beschuldigt hatten. Rottenhöfer wurde sofort mit Insulin behandelt, vom Militär freigestellt und konnte – als einziger Vorteil der Erkrankung – nun das Medizinstudium aufnehmen. Seitz war klug genug, den fertigen jungen Arzt dann mit der Leitung der Diabetikerambulanz zu betrauen, da Rottenhöfer – wie alle Diabetiker – bereits von Haus aus durch eigenes Erleben eine Menge vom Diabetes verstand. Im Übrigen war Helmuth Rottenhöfer ein „Multitalent". Er verfasste köstliche Gedichte, malte ausgezeichnet, war hochmusikalisch (als begnadeter und leidenschaftlicher Orgelspieler) und war ein

Schauspieler und Komödiant von hohen Graden. Alle diese Eigenschaften trugen wesentlich dazu bei, dass wir im Laufe der Jahre – bis zu seinem allzu frühen Tod im Jahre 1976 – enge Freundschaft schlossen, ein festes Band, das über seinen Tod hinaus dann auch zwischen unseren Familien bestehen bleiben sollte.

Ich habe nach Jahren in Schwabing immer wieder darauf geachtet, dass unter meinen Assistenzärztinnen und Assistenzärzten zuckerkranke Kolleginnen und Kollegen waren. Sie haben ganz maßgeblich dazu beigetragen, dass die von mir später geleitete Abteilung bei allen wissenschaftlichen Ambitionen stets als besonders der Praxis verbunden angesehen wurde.

Die Arbeit in der Diabetikerambulanz der Poliklinik gefiel mir vom ersten Tag an gut. Dies war nicht nur durch das menschlich besonders nette Klima bedingt, sondern vor allem auch durch die Tatsache, dass die Diabetologie in diesen Jahren – 1955, 1956, 1957 – einen enormen Aufschwung nahm: Die ersten wirksamen und im Wesentlichen gut verträglichen oralen Antidiabetika, also Tabletten zur Blutzuckersenkung, wurden in diesen Jahren entdeckt und erprobt. Die Diabetikerambulanz der Medizinischen Universitätspoliklinik war von vornherein in die Arzneimittelprüfungen eingebunden, und für einen jungen Mann wie mich bedeutete dies, dass er mit einer neuen Entwicklung der Medizin buchstäblich von der ersten Stunde an vertraut war. Dies erleichterte meine weitere wissenschaftliche Tätigkeit und das Ringen um ärztliche Kompetenz natürlich sehr. Die spannende Historie der oralen Antidiabetika sei an dieser Stelle wiedergegeben.

Historie der oralen Antidiabetika

Am Ende des ersten Kapitels wurde bereits ein historischer Abriss über die Geschichte der Diabetologie bis zum Jahre 1945 gegeben. Darin wurden auch erste Bemühungen um die Entwicklung oraler Antidiabetika, der Guanidinpräparate, geschildert. Im Folgenden soll nun die aufregende Geschichte der oralen Antidiabetika bis zum Jahre 1955 ausführlich dargestellt werden, wobei ich im Wesentlichen dem ausgezeichneten Buch von Hans Schadewaldt – „Geschichte des Diabetes mellitus" – folge.

6. Kapitel

Guanidinpräparate ...

Der Japaner Watanabe war 1919 der erste, der die blutzuckersenkende Wirkung von Guanidin erkannte. Da aber seine Versuchstiere trotz Gaben von Traubenzucker in der Hypoglykämie starben, wurden zunächst keine therapeutischen Konsequenzen aus seinen Experimenten gezogen. Insbesondere die Steigerung der anaeroben Glykolyse wurde neben der Atmungshemmung mit gesteigerter Glucoseaufnahme als Wirkmechanismus diskutiert, was aber vermuten ließ, dass toxische und blutzuckersenkende Dosis dicht beieinander lagen. Ab 1926 unternahm dann Erich Frank Versuche, Guanidinderivate herzustellen, die besser verträglich waren. Von den sogenannten Diguanidinen, die Frank, Nothmann und Wagner Ende der 20er Jahre in die Therapie einführten, hatten sich das Synthalin A und das Synthalin B einigermaßen bewährt und hielten sich bis 1945, obwohl die Synthaline nicht sehr gut verträglich und offenbar auch lebertoxisch waren. Man ging schon Anfang der 30er Jahre daran, neben den Diguanidinen auch Biguanide zu testen, Arbeiten, die sich an die Namen Hesse und Taubmann sowie Slotta und Tscheche knüpfen. Diese Autoren veröffentlichten 1929 ihre ersten chemisch-pharmakologischen Untersuchungen, die aber wegen der zunehmenden Probleme, die sich mit dem Synthalin ergaben, damals dann doch keine praktischen und klinischen Konsequenzen zeitigten. Erst in den Jahren ab 1956 wurden Biguanidabkömmlinge (Phenformin in USA durch Krall und Camerini-Dávalos, Metformin in Frankreich durch Sterne und Buformin durch Mehnert und Seitz in Deutschland) klinisch geprüft und in den Handel gebracht. Darüber wird später noch ausführlich die Rede sein. Wiederum war es vorherrschende Ansicht, dass auch die Biguanide als Guanidinderivate die Oxidation hemmen und die anaerobe Glykolyse steigern. Dies war ein „verdächtiger" Wirkmechanismus, der manchem Autor Anlass gab – gerade den älteren Autoren unter dem Einfluss der Synthalin-Erfahrungen – die Biguanide zunächst abzulehnen.

... und Sulfonamide

Noch vor der Einführung der Biguanide in die Klinik, nämlich im Jahre 1942, setzten bereits die ersten Arbeiten ein, die zur Aufde-

Ausbildungsjahre und erste ärztliche Tätigkeit (1954–1965)

ckung der blutzuckersenkenden Wirkung bestimmter Sulfonamidverbindungen führen sollten. Blutzuckersenkungen durch diese Substanzen waren schon zur Zeit der Synthaline beobachtet worden (Ruiz et al.), ohne dass Konsequenzen gezogen worden waren. Sulfonamide waren ja seit den Forschungsarbeiten von Domagk im Jahre 1935 als bakteriostatisch wirksame chemotherapeutische Stoffe in den Arzneimittelschatz eingeführt worden. 1941 war von Kimmig ein neues Sulfonamid, nämlich IPDT, synthetisiert worden, das VonKennell als Chemotherapeutikum bei Patienten mit Gonorrhoe prüfte. Mitten im Krieg brach in der Gegend von Montpellier in Frankreich eine Typhus-Epidemie aus, in der Janbon und Mitarbeiter sich entschlossen, dieses neue Präparat bei ihren Kranken einzusetzen. Dabei beobachtete man bisher bei Sulfonamiden nicht bekannte Nebenwirkungen mit Krämpfen und sogar komatösen Zuständen, an denen drei Patienten starben, ohne dass man die genaue Todesursache feststellen konnte. Der Physiologe Loubatières hat in seinen grundlegenden Arbeiten damals darauf hingewiesen, dass es sich offenbar um nicht erkannte schwere Hypoglykämien handelte. Janbon hatte Loubatières, einen erfahrenen Experimentator, der sich schon seit 1938 mit Diabetesproblemen beschäftigte, recht früh in die Aufklärung der Wirkungsweise dieser neuen Präparate einbezogen. Loubatières konnte 1942 erstmals feststellen, dass eine einzige orale Gabe dieses Thiadiazolderivates bei einem gesunden nüchternen Hund zu einem erstaunlichen, langwährenden Blutzuckerabfall führte. Loubatières erkannte die folgenschwere Konsequenz dieser Untersuchungen sofort, wiederholte seine Experimente und wies dabei nach, dass diese hypoglykämisierende Wirkung offensichtlich auf einen direkten Einfluss des Medikaments auf die Bauchspeicheldrüse zurückzuführen war. Es war das große Verdienst dieses französischen Forschers, dass er von vornherein annahm, das Sulfonamid müsse eine Freisetzung des endogenen Insulins bewirken. Dies galt umso mehr, als er bereits nach wenigen Tagen nachweisen konnte, dass das IPDT keinerlei Effekte bei pankreatektomierten Hunden aufwies. Einige Monate nach diesen Entdeckungen besetzte die deutsche Armee den bisher freien Teil Frankreichs, in dem Loubatières bis dahin noch relativ ungestört arbeiten konnte. Damit war es nun weitgehend vorbei, obwohl der Franzose immerhin noch im Jahr 1944 mit seinen Forschungsarbeiten zu diesem wichtigen Problem der medikamentös induzierten Blutzuckersenkung einen zweiten Doktortitel erlangte. Wegen der Kriegsumstände wurde die Arbeit erst 1946 veröffentlicht und wurde dementsprechend in der internationalen Literatur zunächst wenig beachtet. Loubatières stellte später fest, dass IPDT beim Diabetiker eine Stimulierung der B-Zellen des Pankreas verursacht und offensichtlich nicht – wie es vorübergehend diskutiert wurde – primär die A-Zellen schädigte und damit die Glukagonausschüttung behinderte.

In Europa und auch in Deutschland waren wegen der schwierigen Kriegs- und Nachkriegsverhältnisse die Arbeiten von Loubatières also nicht sofort zur Kenntnis genommen worden. Auch muss man sagen, dass die französischen Forscher nicht die entscheidende Schlussfolgerung gezogen hatten, nämlich in größerem Umfang die blutzuckersenkende Substanz bei Diabetikern einzusetzen. Dies sollte zwei deutschen Forschern (Franke und Fuchs) mit einer anderen Substanz vorbehalten bleiben.

Schon im Jahre 1939 hatte Erich Haack in Radebeul bei Dresden einen Sulfonylharnstoff synthetisiert, dem 1951 ein neues Präparat aus der gleichen Stoffgruppe folgte. Letzteres musste aber trotz guter Wirkung gegen Infektionen wegen unklarer Nebenwirkungen zurückgezogen worden. Kleinsorge untersuchte ein 1949 synthetisiertes Sulfonylharnstoffpräparat und stellte eindeutig einen hypoglykämisierenden Effekt fest, den er allerdings als unerwünschte Nebenwirkung ansah. Deswegen brachte die Dresdner Firma von Heyden, die dieses Präparat mit dem Namen BZ 55 (Carbutamid) synthetisiert hatte, es zunächst nicht in den Handel. Nach dem Wechsel zur Firma Boehringer in Mannheim hatten inzwischen Haack und Mitarbeiter ab 1953 die gleiche Substanz, mit der Kleinsorge erste klinische Versuche angestellt hatte, erneut synthetisiert. Dieses Präparat mit der erwähnten Versuchsbezeichnung BZ 55 wurde zuerst von Fuchs in Berlin an einigen Patienten mit Pneumonie getestet. Fuchs stellte dabei merkwürdige Nebeneffekte fest, die er nach einem Selbstversuch beschrieb als „auffällige Müdigkeit, Schweißausbruch, Hungergefühl, Zittrigkeit sowie eine gewisse Euphorie". Sofort dachte der kluge Internist an hypoglykämische Effekte und konnte dies mit Blutzuckermessungen verifizieren. Entscheidend für die gesamte Geschichte der oralen

Ausbildungsjahre und erste ärztliche Tätigkeit (1954–1965)

Antidiabetika war nun, dass – wie gesagt – Fuchs zusammen mit seinem Lehrer Franke die klinischen Konsequenzen zog und den Wirkstoff BZ 55 als Antidiabetikum einsetzte. Die beiden Autoren konnten bei 50 Patienten eine deutliche Besserung des Diabetes zeigen, wobei sie zunächst der irrigen Ansicht waren, dass das Präparat über eine Hemmung der A-Zellen und des Glukagon wirken müsse. Bertram und Mitarbeiter führten dann bei ihrem großen Hamburger Patientengut weitere Untersuchungen durch, die in einer klassischen Arbeit in der „Deutschen Medizinischen Wochenschrift" im Oktober 1955 veröffentlicht wurden. Aus dieser Arbeit kann man noch heute Wirkungsweise und Indikationsbereich der Sulfonamide, im engeren Sinne der Sulfonylharnstoffe, ableiten.

Zu Beginn des Jahres 1956 wurde dann das Präparat BZ55 (Carbutamid) von den Firmen Boehringer und Hoechst auf den Markt gebracht. Konkurrent war von vornherein ein bei Hoechst synthetisiertes ähnlich wirkendes Präparat mit der Prüfbezeichnung D860 (Tolbutamid), das ebenfalls gemeinsam mit Boehringer ausgeboten wurde. Tolbutamid wurde im Folgenden besonders gründlich erforscht, wobei die später in der Diabetologie so bekannten Namen wie Mohnike und Stötter, Scholz und Bänder, Erhard, Maske, Creutzfeldt et al., Pfeiffer et al. eine wichtige Rolle spielten. Vor allem den Untersuchungen der Pfeiffer'schen Gruppe in Frankfurt war es zu danken, dass der insulinotrope, d.h. die Insulinsekretion anregende Effekt der Sulfonylharnstoffe erkannt und bestätigt wurde. Es entstand nun eine gewisse Konkurrenz zwischen dem Carbutamid und dem Tolbutamid, wobei sich folgende Unterschiede zeigten: Carbutamid war womöglich etwas stärker blutzuckersenkend, wies aber in 5% der Fälle im Gefolge der Therapie zum Teil üble allergotoxische Nebenwirkungen auf. Die besonders von der Firma Boehringer betonte gleichzeitige bakteriostatische Wirkung des Carbutamid wurde nicht von allen Autoren als Vorteil der Substanz angesehen. Zwar klang es bestechend, dass die Infektions-gefährdeten Diabetiker damit einen gewissen zusätzlichen Schutz durch den bakteriostatischen Effekt neben der blutzuckersenkenden Wirkung des Carbutamid bekommen sollten, andererseits aber musste jedermann erkennbar sein, dass sich damit auch die Gefahr von Sulfonamidresistenzen gegenüber bakteriellen Infektionen steigerte. In einer meiner ersten Publikationen habe ich zu diesem Fragenkomplex Stellung genommen („Zur

Frage der Anwendung von BZ55 oder D860 als orales Antidiabetikum", „Münchner Medizinische Wochenschrift" 1956) und vor dem Einsatz von Carbutamid gewarnt. Gleichzeitig konnten wir in einer anderen Studie mit dem Titel „Der Einfluss eines neuen antidiabetisch wirksamen Sulfonamids auf die Darmflora" („Klinische Wochenschrift" 1956) den nachteiligen Effekt einer Dauerverabreichung des Sulfonamids Carbutamid nachweisen.

Ein „Versuch"

Die Veröffentlichung in der „Münchner Medizinischen Wochenschrift" hatte eine eigene Vorgeschichte. Kurz vor der ersten Publikation zum Carbutamid begann bekanntlich meine Tätigkeit in der Diabetikerambulanz der Medizinischen Universitätspoliklinik in München. Ich konnte mich sogleich mit den Studien zu diesem Präparat und zu Tolbutamid befassen. Ein leitender Direktor aus M. wollte damals Einfluss auf meine Publikation in der „Münchner Medizinischen Wochenschrift", die sich eindeutig für Tolbutamid aussprach, nehmen. Ein Mitarbeiter der Firma trug mir an, die Arbeit nicht oder noch nicht zu veröffentlichen. Hierzu ist anzumerken, dass dies an sich nicht die Art und Weise dieser seriösen Firma gewesen ist, die auch später sehr viel für die Diabetologie getan hat. Auch war der Mitarbeiter, dem das Ganze schrecklich peinlich war, an sich ein sympathischer Mann, der wegen dieser Charaktereigenschaften einem direkten Rausschmiss aus der Ambulanz entging. Ich sagte ihm aber sehr deutlich meine Meinung, und er zog wie ein begossener Pudel ab. Unmittelbar nach dem Gespräch rief ich den Verleger Spatz der „Münchner Medizinischen Wochenschrift" an, dessen Seriosität und Wahrheitsliebe als medizinischer Redakteur überall bekannt war. Ich schilderte ihm die Situation, worauf er sagte; „Herr Mehnert, Ihre Arbeit über die oralen Antidiabetika wird nicht nur auf alle Fälle erscheinen, sondern ich werde dafür Sorge tragen, dass sie bereits in das nächste Heft aufgenommen wird". Dies war der Fluch der bösen Tat, und entsprechend war dann absolute „Funkstille" zwischen mir und dieser Firma aus M. In sehr erfreulicher Weise sollte sich aber dieses Verhältnis entkrampfen, als eine neue Führungs-Crew die Leitung übernommen hatte. Hierüber wird später noch die Rede sein.

Die weitere Geschichte der oralen Antidiabetika werde ich nun jeweils im Zusammenhang mit meinem beruflichen Lebensweg schildern. Auch für mich galt das von Rachmiel Levine, einem der größten Diabetologen unserer Zeit, 1956 geprägte Wort: „Die Sulfonylharnstoffe haben nicht nur die insulinproduzierenden B-Zellen, sondern die Diabetesforscher in aller Welt stimuliert." Dies war in der Tat richtig. Das Interesse am Diabetes nahm ungeheuer zu, wobei vorübergehend sicherlich auch die Bedeutung der neuen Substanzen überschätzt wurde. Einsichtige Diabetologen wussten auch damals, dass das wichtigste Antidiabetikum nach wie vor das injizierbare Insulin war. Denn nur mit seiner Hilfe gelang es, die sonst zum Tode verurteilten Typ-1-Diabetiker am Leben zu erhalten und vielen insulinbedürftig gewordenen Typ-2-Diabetikern ein langes und beschwerdefreies Leben zu ermöglichen. Dennoch haben Untersuchungen bis hin zum Ende des Jahrhunderts gezeigt, dass – richtig angewendet – die oralen Antidiabetika eine feste Indikation in der Therapie des Typ-2-Diabetes haben (UKPDS-Studie, s. später).

Trotz der Verzögerung, die die russische Haft für meine Berufsausbildung bedeutet hatte, war ich Ende 1956 mit 28 Jahren doch ein relativ junger Mann, der sich sozusagen von der ersten Stunde an auf einem neuen Forschungsgebiet bewegen konnte. Ich wurde damals schon frühzeitig zu Vorträgen eingeladen und lernte dabei in dem Vorsitzenden des Münchner Ärztlichen Vereins, Prof. Felix Steigerwaldt, den Mann kennen, der später für meine berufliche Entwicklung eine wichtige Rolle spielen sollte. Dieser von mir außerordentlich verehrte Arzt und Wissenschaftler, der in München am Biederstein und in Schwabing eine Stoffwechselklinik führte, gab mir früh Gelegenheit, über unsere Ergebnisse im Zusammenhang mit den oralen Antidiabetika, an denen er sehr interessiert war, zu berichten.

Die Entscheidung für die Joslin-Klinik

Die weitaus wichtigste Entscheidung für mein bisheriges berufliches Leben fiel aber in das Jahr 1957, als ich völlig unerwartet ein halbjähriges Stipendium für eine Gastarzttätigkeit an der Joslin-Klinik in den USA erhielt. Ich hatte mich als einer von Hunderten beim Deutschen Akademischen Austauschdienst um ein solches Stipendium beworben und wurde zu meiner größten Überraschung und Freude berücksichtigt. Die Joslin-Klinik hatte ich mir ausgewählt, weil sie die damals mit Abstand führende Diabetesklinik in der Welt war und einen „Staff" aufwies, aus dessen Mitgliedern (E. P. Joslin, H. F. Root, A. Marble, Priscilla White, L. P. Krall, R. F. Bradley) immer wieder die Hauptreferenten vieler internationaler Diabetes-Kongresse ausgewählt wurden. Wenn man damals nach Boston ging, hatte man gewissermaßen die „Weihen" der Diabetologie erfahren, wobei es natürlich an einem selbst lag, was man aus einer begrenzten Zeit der Auslandstätigkeit machen konnte. Mein Chef Seitz und mein Förderer Stuhlfauth waren hocherfreut, als ich ihnen die Mitteilung von der Genehmigung des Stipendiums machte. Sie rieten mir sogar, dass ich – was ich dann auch tat – mit eigenen Mitteln und eingeholtem Zusatzstipendium den Aufenthalt verlängern sollte.

Im April 1957 verließ ich mit der „Queen Mary", dem britischen Ozeanriesen, Europa, um zunächst in Newark bei New York für zehn Tage bei einem dort als Gastarzt tätigen Freund unterzukommen. Ich tat dies deswegen, weil ich von Newark aus den gerade laufenden Kongress der Amerikanischen Diabetes-Gesellschaft in New York besuchen und dort meine künftigen Vorgesetzten und Mitarbeiter kennen lernen konnte. Der Kongress der Amerikanischen Diabetes-Gesellschaft Ende April 1957 war für mich ein elementares Erlebnis: Lernte ich doch hier kennen, wie praxisbezogen und allgemein verständlich Diabetologen von Weltklasse ihre Ergebnisse darstellten und den Besuchern nahe brachten. Ich meine damit nicht nur die ausgezeichneten Vorträge, die ich – je nach Schnelligkeit des Redeflusses und Akzent des Referenten – mehr oder weniger gut verstand, als vor allem die Präsentationen bei der „Poster Session". Diese Form einer wissenschaftlichen Ausstellung der eigenen Ergebnisse gab es damals in Deutschland noch nicht. Es war schon ein eigentümliches Gefühl, wenn man einen Mann wie Rachmiel Levine an einem Stand stehen sah, bei dem er – wie ein Vertreter der Pharmaindustrie – seine Ergebnisse, wenn nicht anpries, so doch wenigstens zweckentsprechend interpretierte. Dieses Vorgehen – inzwischen längst in Europa üblich – hat ja den Vorteil, dass man den Autor im Gespräch direkt befragen kann und auch die „dümmsten Fragen" loswird. Von Levine und meinem späteren direkten Vorge-

Ausbildungsjahre und erste ärztliche Tätigkeit (1954–1965)

setzten in der Joslin-Klinik Alexander Marble war ich besonders begeistert, da diese schon damals weltberühmten Ärzte ein für den Europäer verständliches Englisch sprachen und sich einfach genug ausdrückten, dass man auch komplizierte Sachverhalte verstand.

Mit meinem Freund und Kollegen aus Newark besuchte ich abends jeweils Parties, die anlässlich des Kongresses stattfanden und bei denen man sich als hungriger Europäer mit miserablen Finanzen kostenlos ernähren konnte. Wir wussten damals nicht recht, ob wir bei diesen Parties erwünscht waren oder nicht. Deshalb nahmen wir sicherheitshalber außerhalb des Partyraums ein Glas in die Hand und passierten mit diesem – so wie Besucher, die nur kurz den Raum verlassen hatten – die Kontrollen am Eingang. Am letzten Abend in New York hatten wir dann dafür gesorgt, dass diese Gläser immer wieder gefüllt wurden, was nicht ohne Einfluss auf unsere Stimmung, aber auch auf den Kater am nächsten Tag gewesen war. Ich war die amerikanischen Cocktails natürlich überhaupt nicht gewöhnt und hatte prompt am Tage meiner Abfahrt nach Boston eine erhebliche Alkohol-induzierte Gastritis. So kam ich in der Joslin-Klinik an und wurde gleich von dem Medical Director Dr. H. F. Root vereinnahmt, der mich – typisch für die amerikanische Gastfreundlichkeit – an diesem ersten Abend zu sich nach Hause zum Abendessen einlud. Ich weiß noch, dass das von Mrs. Root zubereitete gute Essen für mich und meine Magenschleimhautentzündung eine einzige Qual war. Hinzu kam, dass Roots nicht so verständlich Englisch sprachen, wie ich es bei Levine und Marble erlebt hatte. Mein Einstand in Boston stand also unter keinem guten Stern. Das sollte sich jedoch bald ändern. Ich wurde der Arbeitsgruppe von Alexander Marble zugeteilt und hatte auch viel mit dem von mir hochverehrten 89-jährigen Elliott Proctor Joslin zu tun. Über meine Zeit in Boston habe ich später in einer deutschen medizinischen Zeitschrift berichtet. Diesen Bericht mit dem Titel „Als Gastarzt in der Joslin-Klinik in Boston, USA" gebe ich im Folgenden auszugsweise wieder, da er am besten beschreiben kann, was für Freude und Gewinn ich durch diesen Aufenthalt in Amerika gehabt habe:[1]

---

[1] Erschienen in: Medizinische Monatsschrift. Sonderdruck aus Heft 9, Sept. 1958, S. 636–638

6. Kapitel

„Warum gehen überhaupt deutsche Ärzte für kürzere oder längere Zeit nach den USA? Warum wird die Zahl dieser deutschen Besucher immer größer, während amerikanische Gastärzte bei uns zu ausgesprochenen Seltenheiten zählen? Wo bleiben jene amerikanischen Ärzte und Studenten, für die früher die Tätigkeit an den Kliniken von Friedrich von Müller und Thannhauser, von Ludolf von Krehl und Grafe zu einem Höhepunkt ihres Studiums wurde? Zweifellos spielen verschiedene Faktoren für die Beantwortung dieser Fragen eine Rolle. Nicht zufällig ist in den Vorkriegs-, Kriegs- und unmittelbaren Nachkriegsjahren mit unserem politischen Mißgeschick auch die wissenschaftliche Isolierung einhergegangen. Kontakte, über Jahrzehnte gepflegt, wurden jäh zerrissen. Für ihre spätere Erneuerung bestand aus amerikanischer Sicht insofern keine zwingende Notwendigkeit, als bei dem bekannten Aufschwung der amerikanischen Medizin aus dem Schüler auf vielen Gebieten inzwischen ein Lehrer geworden war und weil der Wert eines Studienaufenthaltes in dem an Forschungsmitteln armen Nachkriegsdeutschland zweifelhaft erscheinen musste. Überdies drängten sich in unseren Universitätskliniken Scharen von unbezahlten deutschen Ärzten, die nach Beendigung des Krieges ihre Ausbildung vollenden wollten. Listen wurden geführt über die Berechtigung, in einer bestimmten Reihenfolge selbst einfache ärztliche Eingriffe durchzuführen. Das wäre in der Tat kein gutes Arbeitsmilieu für ausländische Kollegen gewesen. Wohl haben sich die Zeiten nun geändert, und die Legion der Weißbemäntelten ist zur pharmazeutischen Industrie gegangen oder wartet auf die Kassenzulassung. Aber die amerikanischen Gastärzte sind noch immer nicht gekommen und werden – von einigen Sonderfällen abgesehen – auch weiterhin ausbleiben.

Was veranlasst nun deutsche Ärzte, sich um einen Studienaufenthalt in den Vereinigten Staaten zu bewerben? Der deutsche Medizinalassistent fand zwar bis vor kurzem kaum eine bezahlte Stelle an einer guten deutschen Klinik. Seinem amerikanischen Pendant, dem sogenannten „Intern", geht es jedoch darin kaum besser; er muss sogar einen ungleich härteren Dienst verrichten. 12-Stunden-Arbeitstag, zusätzlich Wochenende, – das sind Dinge, die durchaus nicht als ungewöhnlich empfunden werden. Auch die Bezahlung unserer „TOA III-Assistenten" ist im Allgemeinen eher besser als die der an großen amerikanischen Kliniken arbeitenden sogenannten

Ausbildungsjahre und erste ärztliche Tätigkeit (1954–1965)

„Residents". Wenn man endlich bedenkt, dass die weiteren Berufsaussichten für ausländische Ärzte in den USA zunächst keineswegs besonders günstig sind und durch die obligatorische Absolvierung der strengen amerikanischen Examina erschwert werden, darf man eine unmittelbare pekuniäre Verbesserung als Grund für einen Amerika-Aufenthalt deutscher Ärzte mit Sicherheit ausschließen. Es sind wohl vielmehr vor allem zwei Faktoren, die diesen Auslandsaufenthalt besonders begehrenswert erscheinen lassen: Einmal der Wunsch, Amerika zu sehen, seine Sprache zu verstehen und zu sprechen und seine Menschen kennen zu lernen. Und zum Anderen die gesunde berufliche Neugierde, wissen zu wollen, wieso denn „die da drüben" sich weitgehend von ihren alten europäischen Lehrmeistern unabhängig gemacht haben und was man selbst an Neuem und Wissenswertem mit nach Hause bringen kann.

Den größten Teil meines Amerika-Aufenthaltes verbrachte ich von Mai bis Dezember 1957 an der Joslin Clinic in Boston/Mass. Diese Klinik trägt den Namen eines Mannes, den kennen gelernt zu haben, allein die Reise gelohnt hätte. Elliott P. Joslin hat mehr als 50000 Patienten behandelt und – nach seinen eigenen Worten – doch keinen geheilt; denn alle diese Patienten waren und sind Diabetiker. Der 89-jährige emeritierte Professor der berühmten Harvard-Medical-School und Ehrenpräsident der Internationalen Diabetes-Vereinigung ist nach wie vor jeden Morgen pünktlich 8 Uhr zur Stelle, wenn sich die Ärzte seiner Klinik zur Besprechung versammeln. Seit einigen Jahren hat er den Posten des Medical Director an den in der Fachwelt sehr geschätzten Howard F. Root übergeben, der diese morgendlichen Meetings leitet. Der „Staff" (= Stab) der Klinik lässt sich von den Assistenten über die Neuaufnahmen und besonderen Vorkommnisse berichten. Auf wichtige Literatur wird hingewiesen, zumeist von E. P. Joslin selbst, der stets in dem einschlägigen englischen, französischen und deutschen Schrifttum auf dem Laufenden ist. Ein- bis zweimal wöchentlich werden um diese Zeit Vorträge gehalten, oft von fremden Besuchern; jeden Mittwoch findet bei Anwesenheit der Chirurgen eine Patienten-Demonstration mit Aussprache statt, die ganz der Behandlung der diabetischen Gangrän gewidmet ist. Im Anschluss an die morgendlichen Kolloquien und die darauf folgende tägliche Röntgen-Demonstration beginnt die Arbeit in Ambulanz und auf Station, worüber noch zu sprechen sein wird.

6. Kapitel

Der Stab der Joslin Clinic besteht aus anerkannten Diabetologen, deren Namen auch uns aus der Literatur vertraut sind. Außer den bereits erwähnten seien noch zwei Namen genannt: Priscilla White, die sich in hohem Maße um die Betreuung diabetischer Schwangerer und jugendlicher Zuckerkranker verdient gemacht hat, und Alexander Marble, derzeitiger Präsident der American Diabetes Association, den ich als einen der fähigsten Köpfe und menschlich hervorragendsten Charaktere, denen ich begegnete, bezeichnen möchte. Was haben diese Menschen gemeinsam und was macht das Arbeiten mit ihnen wie mit den meisten anderen amerikanischen Ärzten so angenehm? Man ist gerade dem Fremden gegenüber freundlich und hilfsbereit und nimmt sich trotz der mitunter bestehenden Verständigungsschwierigkeiten die Zeit, jedem, der etwas wissen will, Rede und Antwort zu stehen. Die Möglichkeit, mit jedem Amerikaner ein „Appointment" (= Verabredung) treffen zu können, habe ich überall bestätigt gefunden, ob es sich nun um Ärzte der Joslin Clinic oder um führende Internisten anderer Kliniken, wie Castle, Thannhauser, Thorn u.a. handelte. Der Gast hat ebenso wie jeder amerikanische Student und Arzt das von niemandem geschmälerte Recht, Fragen zu stellen; er darf bei den großen klinisch-pathologischen Konferenzen den Vortrag mit kritischen Zwischenbemerkungen unterbrechen, ohne sich das Stirnrunzeln der Koryphäe und die Entrüstung der Subalternen zuzuziehen. Das ist insofern nicht verwunderlich, als bereits das amerikanische Studium, bei dem die Diskussion mit dem Lehrer im Vordergrund steht, in diesem Sinne ausgerichtet ist. Erste Fachkräfte unterrichten die Studenten in ihrem allerdings oft sehr eng umgrenzten Fachgebiet. Eine Hauptvorlesung im deutschen Sinne gibt es nicht. Über ihren Wert oder Unwert habe ich oft mit amerikanischen Kollegen diskutiert. Sicherlich ist etwas Wahres an der Feststellung, dass ein einzelner Mann heutzutage nicht mehr in der Lage ist, z.B. alle Sparten der Inneren Medizin vollkommen zu beherrschen. Die Hauptvorlesung wird also nie in ihren wissenschaftlichen Einzelheiten die Summe der in Spezialkollegs gebotenen Finessen erreichen. Aber ist das überhaupt ihr Sinn? Ist es nicht für den künftigen Internisten bedeutungsvoll zu wissen, dass durch die Hauptvorlesung des Ordinarius die Innere Medizin noch aus der Schau eines Mannes vermittelt werden kann? Ist das nicht beispielgebend für den Lernenden, der ja auch später einmal als hauptverantwortlicher

Ausbildungsjahre und erste ärztliche Tätigkeit (1954–1965)

und nicht als teilverantwortlicher Arzt am Krankenbett eines Patienten stehen will? Wird mit dem Verzicht auf die Hauptvorlesung nicht bereits im Studenten der Keim zur Überspezialisierung gelegt? Wenn man in manchen amerikanischen Kliniken neben dem behandelnden Arzt ein halbes Dutzend konsiliarisch tätiger Spezialisten um einen Patienten bemüht sieht, verstärkt sich dieser Eindruck. Man muss allerdings bedenken, dass dies auch mit dem fast überall verbreiteten Belegarztsystem zusammenhängt. Wenn schon der Hausarzt im Krankenhaus seine Patienten weiterbetreut, dann müsste man ihm beim Auftreten von Komplikationen, deren Behandlung bestimmte Fachkenntnisse erfordert, eher einen Vorwurf machen, wenn er sich nicht um einen Konsiliarius bemühen würde, als wenn er unter Ignorierung der ihm gesteckten Grenzen seinen Patienten allein weiter behandelt.

Ein weiteres, von uns viel diskutiertes Problem des Medizinstudiums liegt in der Frage, ob das amerikanische System der Medical School nicht für den erwachsenen Menschen eine zu starke Beschränkung der persönlichen Freiheit mit sich bringt. Was heißt, andererseits „Freiheit", wurde mir entgegengehalten, wenn sie missbraucht wird und letztlich zu Lasten der zukünftigen Patienten geht? Dass unsere Examina hier bisher keinen Riegel vorschieben konnten, muss ich allerdings zugeben. Ich meine aber, dass eine Synthese aus den Vorzügen beider Systeme möglich sein müsste. Ein wohldurchdachter Studienplan braucht keine Hemmung der persönlichen Initiative zu bedingen, und das Abhalten von Spezialkollegs schließt die Hauptvorlesung nicht aus.

Doch zurück zur Joslin Clinic. Meine Sorge, an diesem Hospital, dessen Patienten nur aus Diabetikern bestehen, einseitige Spezialisten anzutreffen, erwies sich als völlig unbegründet.

Das komplexe Bild der Gesamtstoffwechselstörung „Diabetes mellitus" lässt ja auch erwarten, dass man bei Beschäftigung mit dieser Krankheit in den verschiedensten Gebieten der Medizin zu Hause sein muss. Das Ophthalmoskop gehört ebenso zum Handwerkszeug des Diabetologen wie das Stethoskop und der Reflexhammer. Die diabetischen Fundusveränderungen, die Cataracta diabetica und die gelegentlichen Akkommodationsstörungen erfordern ophthalmologische, die diabetische Neuropathie neurologische Kenntnisse. Der Herzinfarkt ist wie alle mit dem Gefäßsystem

6. Kapitel

zusammenhängenden Erkrankungen bei Diabetikern häufiger als bei Nichtdiabetikern. Die Eigentümlichkeiten des diabetischen Leberstoffwechsels setzen ebenso differentialdiagnostische Kenntnisse voraus wie das Bild der diabetischen Nephropathie. Die Infektionsgefährdung des Zuckerkranken wirft weitere diagnostische und therapeutische Probleme auf, die besonders die Fahndung nach der Lungen-Tuberkulose, nach Harnwegsinfektionen und nach infizierten Bagatellwunden einschließen. Die diabetische Gangrän erfordert die Zusammenarbeit mit dem Chirurgen und Kenntnisse darüber, wann die Grenze internistischer Behandlung erreicht und die Indikation zur Operation gegeben ist. Die Schwangerenfürsorge diabetischer Frauen, die an der Joslin Clinic in vorbildlichem Zusammenwirken zwischen Gynäkologen und der Diabetologin Priscilla White bereits bei mehr als 1000 Patientinnen durchgeführt wurde, macht das Wissen um geburtshilfliche Probleme und den Schwangerschaftsstoffwechsel auch für den Diabetes-Spezialisten zur Notwendigkeit. Auch bestimmte Erkrankungen der Haut zwingen zu differentialdiagnostischen Erwägungen, wobei nur an die pathognomonische Necrobiosis lipoidica diabeticorum erinnert sein soll. Schließlich muss der Diabetologe auch etwas von der Behandlung der diabetischen Stoffwechselstörung verstehen, was selbstverständlich klingt, aber doch noch genug Streitfragen aufwirft. Kein Zweifel besteht darüber, dass sorgfältig kontrollierte, exakt ihre Diät einhaltende Diabetiker hinsichtlich Lebenserwartung und Auftreten diabetischer Komplikationen am günstigsten abschneiden. Dass auch Patienten mit disziplinierter Lebensführung frühzeitig ihren Gefäßkomplikationen erliegen können, ist allgemein bekannt. Die häufig anzutreffende übermäßige Betonung dieser Tatsache muss aber geradezu als gefährlich bezeichnet werden, da sie Arzt und Patient zu einer verderblichen Resignation verleitet.

Die alte Streitfrage ist, was man als optimale Diabetes-Einstellung bezeichnen soll. Joslin sieht – im Gegensatz zu der in Deutschland hauptsächlich vertretenen „Neuen Schule" – Harnzuckerfreiheit und Normoglykämie in jedem Falle als therapeutisches Ideal an. Beide Seiten können gute Argumente für ihre Ansichten ins Feld führen.

Es ist hier nicht der Platz, zu diesem Problem im Einzelnen Stellung zu nehmen. Eines aber glaube ich, mit Sicherheit sagen zu kön-

Ausbildungsjahre und erste ärztliche Tätigkeit (1954–1965)

nen: Die Gefahr, dass ein Diabetes in seiner Einstellung verwildert, ist bei den Patienten der Joslin Clinic geringer als bei Diabetikern, die täglich 20–30 g Zucker ausscheiden dürfen. Dadurch, dass die Patienten der Joslin-Clinic auch zu Hause täglich mehrmals ihre qualitativen Harnzuckerbestimmungen mit dem Benedict-Test durchführen, kann es – wenn Harnzuckerfreiheit die Norm darstellt – gar nicht erst zum unbemerkten Abgleiten in eine schlechte Stoffwechsellage kommen. Die Patienten sind vielmehr bei Auftreten von Harnzucker angehalten, sofort strenger auf ihre Diät zu achten, unter Umständen mehr Insulin zu injizieren und gegebenenfalls vorzeitig den Arzt aufzusuchen. Diese vom Gros der Patienten exakt durchgeführte Dauerkontrolle gewährleistet in der Tat bei den meisten Diabetikern jenes ausgeglichene Blutzuckerniveau, das allgemein als entscheidendes Kriterium für eine gute Einstellung angesehen wird. Gelegentliche hypoglykämische Reaktionen werden in Kauf genommen und sind weniger gefürchtet als bei uns.

Der Unterschied in der Kostzusammensetzung im Vergleich zu den in Deutschland üblichen Diätformen ist nicht so krass, wie hierzulande oft geglaubt wird. Nach den Joslinschen Standardtafeln erhält z.B. eine ältere Diabetikerin mit einem Körpergewicht von 80 kg bei einem Sollgewicht von 60 kg eine Diät von 1497 Kalorien, bestehend aus 150 g Kohlenhydraten, 60 g Eiweiß und 73 g Fett. Von einer außergewöhnlich fettreichen Kost kann also keine Rede sein, wohl aber von einer kalorienknappen Ernährung. Um die nicht einfache Kalkulierung der Diät und überhaupt die Zuckerkrankheit verstehen und beherrschen zu lernen, finden die Patienten an der Joslin Clinic eine schlechthin ideale Lehrstätte vor.

Der Neubau der Klinik wurde erst vor 1 1/2 Jahren fertiggestellt und damit der Wunschtraum von E.P. Joslin erfüllt. Im Kellergeschoss sind klinische Labors, Röntgen-Abteilung und Büroräume untergebracht. Hier findet man auch das Archiv mit mehr als 50.000 sorgfältig geführten Krankengeschichten – ein wahrer Schatz für jeden, der Diabetes-Probleme statistisch auswerten will! Noch heute bekommt Joslin jedes Krankenblatt zur Einsicht und belehrt in seiner gütigen Art die jungen Assistenten, wenn sie ungenügende Eintragungen gemacht haben. Bei uns ist die Ansicht weitverbreitet, dass in den USA die Labordaten gegenüber den Angaben des Patienten überbewertet würden. Ein Blick in die Krankengeschichten

6. Kapitel

eines amerikanischen Hospitals genügt, um das Gegenteil zu erweisen. Nirgendwo habe ich so ausführliche Anamnesen und Verläufe, die mitunter die Grenze der Pedanterie erreichten, gelesen wie in den Vereinigten Staaten. Der durch Presse, Rundfunk und Fernsehen über die Maßen in medizinischen Dingen aufgeklärte und gute Dollars zahlende Patient würde es sich überdies energisch verbitten, wenn seine Angaben und Beschwerden nicht genügend zur Kenntnis genommen würden!

Die ambulanten Patienten der Joslin Clinic werden in den komfortabel und zweckmäßig eingerichteten Räumen des Erdgeschosses, wo sich unter anderem auch die Bibliothek befindet, von Mitgliedern des „Staff" mit Unterstützung der Assistenten betreut. Es handelt sich dabei nur um Privatpatienten, die in regelmäßigen Abständen zu Blut- und Harnzuckerkontrollen sowie zur frühzeitigen Feststellung möglicher Komplikationen kommen. Im ersten Stockwerk ist die eigentliche „Teaching Unit", eine als Lehrabteilung gedachte Bettenstation. Die dort aufgenommenen Diabetiker sind jedoch an sich nicht bettlägerig, sondern zu einer Art „Lehrgang" einberufen. Zum Teil handelt es sich um neue Patienten, zum Teil aber auch um Diabetiker, die ihr Wissen auffrischen und sich gründlich nachuntersuchen lassen wollen. Das feststehende Programm einer Woche bietet diesen Menschen alles, was sie über ihre Krankheit wissen müssen. Unter Anleitung ihrer Ärzte wiegen sie ihre Mahlzeiten ab und lernen, den „Blick" für die Kalorienmenge zu bekommen. Diätschwestern kalkulieren mit den Patienten Kostpläne in gemeinsamen Unterrichtsstunden, oder auch – bei schwarzen Schafen – im Einzelunterricht. Täglich findet auch eine Unterrichtsstunde über allgemeine Probleme der Zuckerkrankheit statt, die von den „Staff"-Mitgliedern geleitet wird. Beneidenswerte Diabetiker, die das für diese Krankheit so wichtige Wissen durch Diskussionen mit E. P. Joslin, Root, Marble, Priscilla White, A. P. Joslin, Krall und anderen Diabetologen erfahren dürfen! Bettlägerige Diabetiker sind außerdem auf den Stationen des benachbarten New England Deaconess Hospital untergebracht. Die obersten Stockwerke der Joslin Clinic stehen noch leer und sollen in den nächsten Jahren als wissenschaftliche Labors eingerichtet werden und der Forschung dienen. Auch im „Land der unbegrenzten Möglichkeiten" liegt das Geld nicht auf der Straße, sondern

Ausbildungsjahre und erste ärztliche Tätigkeit (1954–1965)

muss zumeist durch private Sammlungen aufgebracht werden. Die Zusammenarbeit mit dem vorläufig noch anderwärts untergebrachten biochemischen Arbeitskreis der Harvard Medical School unter Leitung des bekannten A. E. Renold ist besonders erfreulich und rundet das Bild der Einheit von Klinik, Lehre und Forschung ab.

Es gäbe noch viel über die Joslin Clinic, ihre Ärzte und ihre Patienten, zu berichten. Die Sommerlager der diabetischen Kinder, die derzeitigen wissenschaftlichen Arbeiten, das glänzende Einvernehmen zwischen den Gastärzten und den amerikanischen Kollegen, die zahlreichen Kongresse und Veranstaltungen – das alles böte Stoff, für den hier der Platz nicht ausreicht. Nur ein abschließendes Wort noch zu unserer Stellung als Deutsche in diesem Land, das zu unseren Kriegsgegnern zählte. Ich hatte den Eindruck, dass wir wieder gern gesehen und anerkannt sind. Auf dem Diabetes-Sektor haben die jüngsten deutschen Leistungen auf diesem Gebiet – die Entwicklung der blutzuckersenkenden Suflonylharnstoffderivate – nicht unwesentlich dazu beigetragen. Das unserem D 860 (Tolbutamid) entsprechende Präparat „Orinase" hat sich auch an der an sich konservativen, aber gegenüber fortschrittlichen Neuerungen stets aufgeschlossenen Joslin Clinic einen festen Platz im Therapieplan erobert. Ein bekannter Diabetologe sagte mir auf dem Kongress der American Diabetes-Association halb im Scherz, dass in den USA „Adenauer und Orinase" als Deutschlands bestrenommierteste Nachkriegsprodukte gelten, zumal bei beiden kaum unerwünschte Nebenwirkungen festzustellen seien ...

Wir deutschen Gastärzte sind in den Kliniken und in den amerikanischen Familien wie Freunde aufgenommen worden. Dass wir diese herzliche Aufnahme auch bei Menschen vorfinden durften, die, wie die ehemaligen deutschen Professoren Thannhauser und Jossmann, nach 1933 Deutschland verlassen mussten, hat mich besonders bewegt. Eine Ablehnung des deutschen Besuchers wäre hier verständlich, eine reservierte Zurückhaltung naheliegend gewesen. Dass jedoch der Gast aus Deutschland in den Kreis der Familie aufgenommen und als Freund behandelt wurde, beschämt und verpflichtet. Diesen Menschen und meinen amerikanischen Freunden sei an dieser Stelle besonders gedankt."

6. Kapitel

Ergänzend zu diesem Bericht sei noch Folgendes ausgeführt: Ich lernte in Boston einen anderen Deutschen kennen, der – Diabetiker und Diabetologe – besonders nett und fachlich kompetent war. Es handelte sich um den leider früh verstorbenen Jürgen Steinke, dessen Trauzeuge ich während meiner Amerika-Zeit sein durfte. Ich bin mit ihm viel unterwegs gewesen, zumal er – im Gegensatz zu mir – ein Auto fuhr und mich oft zu Ausflügen mitnahm, wofür ich mich nur gelegentlich an den Benzinkosten beteiligte. Ich selbst konnte mir bei 1000,– DM monatlichem Stipendium (bei dem damaligen Kurs von 1 Dollar für 4,20 DM) natürlich kein fahrbares Vehikel leisten. Mein Fehler war, dass Jürgen Steinke und ich meist Deutsch sprachen, so dass ich anfänglich wenig Sprachtraining und damit Probleme mit meinen Englisch-Kenntnissen hatte. Dies ging so lange, bis der aufmerksame Dr. Marble mich auf dieses Fehlverhalten hinwies und mich dadurch veranlasste, in Zukunft auch mit Jürgen Steinke vornehmlich Englisch zu sprechen.

Ich hätte mir damals für meinen Amerika-Aufenthalt keinen besseren Zeitpunkt aussuchen können als das Jahr 1957. Gerade nämlich kamen – wie oben berichtet – unsere deutschen oralen Antidiabetika, genauer genommen lediglich Tolbutamid (D860), auf den amerikanischen Markt, ohne dass dort bisher jemand große Erfahrungen damit hätte sammeln können. Ich verfügte jedoch bereits über gewisse Kenntnisse und durfte einige Vorträge darüber halten. Andererseits war es für mich äußerst wichtig, in Amerika eine neue Stoffgruppe – die Biguanide – bei ihrem Einsatz als andere blutzuckersenkende Tabletten kennenzulernen.

Zur Vorgeschichte der Biguanide hatte ich oben bereits einige Ausführungen gemacht, aus denen hervorging, dass die experimentellen Arbeiten von Hesse und Taubmann Ende der 30er Jahre keine klinischen Konsequenzen gehabt hatten, da wenig später die ähnlich strukturierten Diguanidine, wie sie von Frank, Nothmann und Wagner in die Klinik eingeführt wurden, keinen großen Erfolg brachten. In Boston lernte ich einen der Mitautoren der Diguanidin-Story, den emigrierten Prof. Nothmann kennen, einen liebenswürdigen alten Herrn, der mir einiges zur Synthalin-Geschichte erzählte. Er betonte, dass er nach wie vor der Ansicht sei, die Diguanidine seien zu früh abgelehnt und verteufelt worden. Interessant genug war, dass den Biguaniden später vorübergehend dasselbe Schicksal – Ablehnung mit

Ausbildungsjahre und erste ärztliche Tätigkeit (1954–1965)

zum Teil unzutreffenden Argumenten – beschieden sein sollte. Auch mit Frank sollte ich im Laufe meines beruflichen Lebens indirekt zusammenkommen, indem ich Jahre später – Frank war inzwischen als emigrierter Arzt in Istanbul verstorben – als Redner für die Frank-Gedächtnis-Vorlesung in die Türkei eingeladen wurde.

Ich beschäftigte mich während meiner Bostoner Zeit unter der Anleitung von Leo Krall mit klinischen Untersuchungen zu den Biguaniden und konnte die Möglichkeiten und Grenzen des sogenannten Phenformin (DBI) erkennen. Diese Substanz wirkte zwar verlässlich bei Typ-2-Diabetikern und mit großen Einschränkungen zusätzlich zum Insulin auch bei Typ-1-Diabetikern blutzuckersenkend, musste aber mitunter so hoch dosiert werden, dass sie schlecht verträglich war. Der therapeutische Pfad, auf dem man sich bewegte, war außerordentlich schmal.

In Boston lernte ich den um einige Jahre älteren Ernst Friedrich Pfeiffer aus Frankfurt – Gastarzt wie ich – kennen, einen der bedeutendsten deutschen Nachkriegsdiabetologen überhaupt. Er bot mir das „Du" an, und wir blieben – von einigen vorübergehenden Reibereien abgesehen – bis zu seinem Tod gute Freunde. Rührend besorgt um das Schicksal von uns Gastärzten war der greise Elliott Proctor Joslin. Er machte mit seinen 89 Jahren täglich Sprechstunde und sah Tag für Tag die Aufnahmeberichte von jedem neuen stationären Patienten der Joslin-Klinik durch. Damals war gerade der 50.000ste Diabetiker seit Gründung der Klinik aufgenommen worden. Joslin pflegte immer wieder fachliche Fragen zu stellen und mit den Gastärzten kleine Prüfungen abzuhalten. Das war aufregend, aber nützlich. Am Ende meiner Zeit schrieb mir der alte Herr ein sehr persönliches, warmherziges Zeugnis. Unter anderem führte er Folgendes aus: „Dr. Hellmut Mehnert has been a welcome member of our staff. We have often been thrown together in the same room, and his industry has reminded of a remark, which Prof. Kühne in Heidelberg made to me in 1891. After attending his lecture on the physiology of the semicircular canals, which he demonstrated by the removal of the same from a pigeon, I told him that I was student of Russell H. Chitenden of Yale University. „Chitenden? Oh yes, he was the man while he worked so hard, he outgermaned us Germans in work." Natürlich habe ich mich sehr gefreut, dass meine Bemühungen um die klinische Arbeit und die Weiterbildung in dieser netten Weise gewürdigt wurden. Dank der Hilfe von Joslin und vor allem von Alexander Marble konnte ich drei Arbeiten aus der Joslin-Klinik publizieren, für sieben Monate Tätigkeit kein schlechtes Ergebnis. In einer Arbeit mit mir als Erstautor zusammen mit Marble und Camerini-Dávalos berichteten wir bereits über die Ergebnisse mit Tolbutamid bei Diabetikern in den USA und zwar in dem renommierten „Journal of American Medical Association". Ich erwähne dies deswegen, weil mir die Tätigkeit an der Joslin-Klinik und die Veröffentlichung mehrerer Arbeiten aus Boston nach meiner Rückkehr nach Deutschland viel genützt haben. Diese Arbeiten waren sowohl für meine weitere diabetologische Entwicklung als auch für meinen speziellen Berufsweg an der Medizinischen Universitätspoliklinik von Wichtigkeit.

Alexander Marble und Siegfried Thannhauser

Einer der hervorragendsten Menschen und besten Ärzte, die ich je kennenlernen durfte, war Alexander Marble. Jahrzehnte später konnte ich ihm eine Laudatio halten, aus der ich – ins Deutsche übersetzt – wie folgt zitieren möchte:

„Folgende Eigenschaften habe ich bei Alexander Marble in einer Weise ausgeprägt gefunden, wie ich sie in dieser Form bei keinem anderen Arzt je wiedergefunden habe: 1. Die absolute Wahrheitsliebe: Alexander Marble war stets aufrichtig und scheute sich nicht, auch unbequeme Wahrheiten auszusprechen. Wissenschaftliche Ergebnisse, die aus seiner Tätigkeit oder der Tätigkeit seiner Gruppe stammten, konnten stets den Anspruch auf absolute Seriosität erheben. Es gab kein „Schönen" von Resultaten, sondern nur eine sachliche Berichterstattung. Dies bedeutete nicht, dass die Ergebnisse nicht interpretationsfähig waren und so verwendet wurden. Reine Spekulationen hatten aber in den Arbeiten Marbles und seiner Gruppe keinen Platz. 2. Freundschaft und Gastfreundschaft: Ich habe noch nie einen Menschen erlebt, der ohne Ansehen der Person so sehr die bekannten amerikanischen Prinzipien der Gastfreundschaft und Freundschaft hochgehalten hätte. Als junger Ausländer, der zunächst kaum Englisch sprach, war Alexander Marble für mich die entscheidende Stütze in den ersten Monaten meiner Bostoner Zeit und später mein großer Mentor. Alexander

Ausbildungsjahre und erste ärztliche Tätigkeit (1954–1965)

Marble machte nie einen Unterschied im Hinblick auf Herkunft, Lebensalter und Ausbildungsgrad der von ihm betreuten In- und Ausländer. Gerade den Ausländern gegenüber waren er und seine Frau Beula Marble von einer unglaublichen Hilfsbereitschaft und Gastfreundschaft. Dies galt auch und gerade für die jungen deutschen Ärzte, die – wie ich – nicht allzu lange nach dem schlimmen Krieg nach Boston kamen. Ich habe die mir entgegengebrachten freundschaftlichen Gefühle meiner amerikanischen Freunde und insbesondere von Alexander Marble nie als eine Selbstverständlichkeit, wohl aber als ein großes Glück empfunden. 3. Güte und Humor: Alexander Marble wirkte ernst und war natürlich auch ein Mensch mit ernsten Ideen und tiefem Glauben an die Wahrheit und an das Gute. Darüber hinaus zeichnete ihn ein tiefsinniger Humor aus, der immer wieder die Arbeit erleichterte und über schwierige Situationen hinweg half. Seine Art, Kollegen und Untergebene zu behandeln, war vorbildlich, da er ihnen mit den Eigenschaften der Güte und des Humors über viele Schwierigkeiten hinweghalf. 4. Fleiß und Durchsetzungsvermögen: In Deutschland gibt es das Sprichwort „Ohne Fleiß kein Preis". Es ist meine feste Überzeugung, dass dies für den ärztlichen Beruf in ganz besonderer Weise gilt. Alexander Marble war immer tätig und ruhte nie aus, wenn es um klinische und wissenschaftliche Arbeiten ging. Man konnte stets zu ihm kommen und erhielt immer Hilfe. Nicht mit den Ellenbogen, sondern mit dem Verstand und dem Herzen setzte er das durch, was er für richtig hielt. Er war eine große Führungspersönlichkeit".

Meine Verehrung gegenüber Alexander Marble und – ich darf es so formulieren – meine Freundschaft zu diesem großen Mann basierte auf der Tätigkeit in Boston, auf vielen Treffen bei späteren internationalen Kongressen, auf seinen Besuchen in München und nicht zuletzt auf der Tatsache, dass wir beide von 1975 bis 1982 die ersten beiden Vizepräsidenten der Internationalen Diabetes-Vereinigung gewesen sind. Alexander Marble war damals für Asien, Amerika und Australien und ich für Europa und Afrika zuständig. Die gemeinsame Arbeit zu Gunsten der International Diabetes Federation barg schönste Erinnerungen für uns und bedeutete für mich das besondere Glück, gemeinsam mit dem verehrten Lehrer für die internationale Diabetologie arbeiten zu dürfen. Es ist

6. Kapitel

meine Überzeugung, dass man als Arzt ärztliche Vorbilder hat oder doch haben sollte. Für mich gibt es auf die Frage nach den Vorbildern nur eine Antwort: Mein Vater, Josef Keller, Walter Seitz, Elliott Proctor Joslin und eben Alexander Marble.

Abschließend möchte ich aber noch eines Mannes gedenken, der in meinem Bericht über die Gastarzttätigkeit kurz Erwähnung gefunden hatte: Siegfried Thannhauser. Thannhauser war in den 20er und Anfang der 30er Jahre unter den deutschen internistischen Ordinarien der führende Stoffwechselkliniker und war weltweit anerkannt. Als die Nazis in Deutschland zur Herrschaft gelangten, begegneten ihm als Juden sofort Schwierigkeiten in beruflicher und privater Hinsicht. Seine Frau – so erzählte er mir – sagte ihm 1934: „Siegfried, wir verlassen dieses Land sofort, ehe es zu spät ist." Thannhauser konnte dies zunächst nicht begreifen, da er sich als angesehener deutscher Ordinarius mehr oder weniger unangreifbar fühlte. Seine Familie war immer eine deutsche Familie im besten Sinne des Wortes gewesen. Was sollte man ihm schon tun? Frau Thannhauser bestand aber auf der Ausreise, und man emigrierte 1934 nach Boston und konnte in diesen Jahren noch allen Hausrat und vor allem die Kunstschätze der Familie Thannhauser mit nach Amerika nehmen. 1938, als die zweite Emigrationswelle anbrach, sind die bedauernswerten Emigranten dann zum Teil nur noch mit einem kleinen Koffer ohne ihre Habe ins Ausland gegangen. Ich erzählte Thannhauser auch von meiner Doktorarbeit bei Gustav von Bergmann. Er hatte kein gutes Verhältnis zu diesem bekannten deutschen Ordinarius. Dies beruhte nicht zuletzt auf der Thannhauser'schen Kritik an dem damals viel gelesenen Lehrbuch von Gustav von Bergmann „Funktionelle Pathologie". Ich hatte das Buch auch gelesen und hatte unabhängig von Thannhausers Urteil mich ebenfalls nicht mit allen Partien des Werkes anfreunden können, so wenig mir als noch unbedarftem jungen Mediziner natürlich ein derartiges Urteil zustand. Thannhauser hatte aber damals Anfang der 30er Jahre bei einer Buchbesprechung Kritik an dem Bergmann'schen Werk geübt und u.a. geschrieben: „Jedermann weiß, dass man bei einem Hausbau zunächst ein Fundament errichten muss, um dann die Mauern hochzuziehen und das Dach aufzusetzen. Gustav von Bergmann ging bei der Abfassung seiner „Funktionellen Pathologie" den umgekehrten Weg: Er versuchte,

Ausbildungsjahre und erste ärztliche Tätigkeit (1954–1965)

zunächst das Dach zu errichten, was dem Hausbau natürlich nicht förderlich war." Dass Bergmann über diese Kritik nicht erfreut war, lässt sich denken. Weniger schön war es für Siegfried Thannhauser, dass er – als er in Not geriet – weder von Bergmann noch von anderen deutschen Ordinarien (von einigen wenigen Ausnahmen abgesehen) Hilfe bekam. Um so bemerkenswerter war es, in welch netter Form Thannhauser junge Deutsche nach dem Krieg aufnahm. Nepomuk Zöllner war sicherlich sein bedeutendster Schüler, der mehrere Jahre in Boston an der Tufts University, in der Thannhauser'schen Klinik und in deren Labors arbeitete. Ich konnte in meiner kürzeren Zeit in Boston wenigstens privat mit Thannhausers verkehren und manche schöne Abende und Wochenenden mit ihnen verbringen.

Wenige Wochen vor meiner Abreise aus Boston erhielt ich von der Joslin-Klinik das verlockende Angebot, auf Dauer in den USA zu bleiben und dem Staff der Klinik beizutreten. Nach langer Überlegung und kritischer Abwägung meiner Münchner Zukunftsaussichten habe ich dieses Angebot letztlich ausgeschlagen – und habe diesen Entschluss später in beruflicher und vor allem in privater Hinsicht niemals bereut. Man muss dabei ja bedenken, dass zweierlei Dinge bei einer ärztlichen oder wissenschaftlichen Tätigkeit in den USA von dem Aspiranten zu unterscheiden sind: die vorübergehende Beschäftigung als hochwillkommener (da billiger und fleißiger) Gastarzt und die dauerhafte Tätigkeit als im Lande etablierter Arzt und Konkurrent. Außerdem überlegte ich mir, dass ich eventuell einmal zu erwartende eigene Kinder lieber in Bayern als in Amerika aufwachsen lassen wollte, obwohl gerade Boston, als die der europäischen Kultur besonders nahestehende Stadt, in dieser Hinsicht für eine Umsiedlung noch am ehesten in Frage gekommen wäre. Aber selbst der große Biochemiker, mein Freund Albert Renold, schlug nach vielen Jahren seines Bostoner Aufenthaltes ein Traumangebot der Harvard Medical School aus und ist auf Grund ähnlicher Überlegungen zurück in seine Heimat nach Genf gegangen.

Vor Weihnachten 1957 kehrte ich von Boston nach Deutschland zurück. Bei der Taxifahrt vom New Yorker Bahnhof zum Hafen fragte mich der Fahrer, wo ich herkäme. Ich sagte, ich käme aus München, in das ich jetzt nach einer wunderschönen Zeit in Amerika zurückkehren würde. Plötzlich stoppte das Taxi, der Fahrer

6. Kapitel

sprang heraus und eilte zu einem Kiosk. Dort kaufte er eine Brezel, die er mir in die Hand drückte. Er sagte: „Ich weiß, dass man in München gerne Brezeln isst. Lassen Sie es sich schmecken, Doktor." Mit diesem letzten Beispiel für amerikanische Gastfreundschaft und Freundlichkeit verließ ich das Land und habe ein kleines Stück Brezel noch viele Jahre lang zur Erinnerung an eine herrliche Amerikazeit aufgehoben.

Im Januar 1958 nahm ich meine Tätigkeit an der Medizinischen Universitätspoliklinik wieder auf und hatte durch mein Bostoner Intermezzo doch neue Perspektiven gefunden. Abgesehen davon, dass mir der Aufenthalt in Amerika in fachlicher und vor allem auch in menschlicher Hinsicht viel Gutes und so manche Anregung gebracht hatte, spürte ich nun auch in der diabetologischen Szene, dass ein solcher Amerikaaufenthalt von großem Nutzen für mein medizinisches Renommee war. Ich wurde zunehmend zu Kongressen als Referent und als Autor für medizinische Zeitschriften aufgefordert und hatte in der Klinik – nicht zuletzt bei meinem Chef Walter Seitz – zweifellos an Ansehen gewonnen. Manchmal habe ich diesen Stimmungsumschwung, der sich bei vielen breit machte, als ungerecht empfunden, zumal andere sehr begabte Kolleginnen und Kollegen die Möglichkeit für ein Amerika-Stipendium nicht bekommen hatten. Andererseits kann ich mir aber auch nicht vorwerfen, dass ich in Amerika und in München Zeit und Gelegenheiten versäumt hätte: Im Gegenteil, ich habe in diesen Jahren sehr hart gearbeitet, bis zu 14 Stunden täglich.

Forschungen an der Poliklinik

Mein Forschungsprogramm an der Universitätsklinik konnte ich erweitern oder eigentlich erst jetzt richtig beginnen: Ich erhielt eine Stelle für meine erste medizinisch-technische Assistentin sowie entsprechende Laborräume zur Verfügung gestellt. Diese erste MTA sollte in meinem Leben insofern eine wichtige Rolle spielen, als sie die Schwester meiner späteren Frau war, die ich durch sie kennenlernte.

Es waren im Wesentlichen zwei Forschungsrichtungen, denen ich mich jetzt zuwandte: Einmal Untersuchungen zum Wirkungs-

Ausbildungsjahre und erste ärztliche Tätigkeit (1954–1965)

mechanismus und Indikationsbereich oraler Antidiabetika vom Typ der Sulfonylharnstoffe und der Biguanide und zum Anderen die Prüfung der Resorption und des Stoffwechsels verschiedener Zucker und Zuckeralkohole bei Mensch und Tier. Für letzteres, sehr ausgedehntes Forschungsprogramm, bei dem ich über viele Jahre auch von der Deutschen Forschungsgemeinschaft unterstützt wurde, hatte ich eine Methode entwickelt, die im Grunde auf sehr simplen Überlegungen beruhte. Ich gab mit einer Schlundsonde Ratten z.b. eine bestimmte Menge Glucose in den Magen und führte gleichzeitig eine nicht resorbierbare Substanz (Kollidon = Polyvinylpyrrolidon) zu und konnte dann aus der Differenz zwischen resorbiertem Zucker und nicht resorbierbarer Referenzsubstanz das Ausmaß der Glucoseaufnahme in den Organismus bestimmen. Ich hatte damals das Glück, mit einem sehr begabten Doktoranden – Harald Förster – zusammenzuarbeiten, der auch eine verlässliche Kollidon-Bestimmungsmethode entwickelte. Ich glaube, dass wir im Laufe der Jahre mehr als 20 Doktoranden mit dieser Thematik beschäftigten und alle möglichen Varianten der Zuckerresorption prüften, so z.B. die Aufnahme von Glucose, Fructose, Galaktose, Lactose, Maltose sowie die Resorption der Zuckeralkohole Sorbit und Xylit. Alle Substanzen wurden in der oben beschriebenen Weise sowohl beim Tier als auch am Menschen mit einer Doppelballonsonde geprüft. Die Doppelballonsonde ließen wir uns extra anfertigen und konnten damit einen begrenzten Abschnitt im Duodenum, im Zwölffingerdarm, nach „oben und unten" durch Aufblasen der Ballons absperren und in diesem Darmsegment die Zuckerresorption auf die gleiche Weise wie im Tierexperiment mit Kollidon prüfen. Es zeigte sich bald, dass das Resorptionstempo der verschiedenen Substanzen sehr unterschiedlich war. Die damals viel verwendeten „Zuckeraustauschstoffe" für Diabetiker, nämlich Fructose, Sorbit und Xylit, wurden deutlich langsamer resorbiert als etwa Glucose, Saccharose oder Maltose. Auch prüften wir im Tierexperiment den Einfluss von Cortison, Thyroxin und anderen Substanzen auf die Resorptionsgeschwindigkeit. Interessant war das Experiment mit Insulin: Hier durchströmten wir den Rattendarm mit dem Hormon und konnten feststellen, dass von einer bestimmten Konzentration an auch dieses große Molekül partiell resorbiert wurde und zu Hypoglykämien führte. Die verwendeten Konzentrationen waren allerdings so hoch, dass diese Experimente keine Bedeutung für die Klinik gewonnen haben: Das Konzept für ein oral verabreichtes Insulin musste wegen der schlechten Resorption und der Zerstörung des Eiweißmoleküls durch Darm-Fermente illusorisch bleiben.

Das zweite Forschungsprogramm, das uns damals sehr beschäftigte, war, wie gesagt, die Prüfung oraler Antidiabetika. In der experimentell-chirurgischen Abteilung von Prof. Brendel an der Zenker'schen Klinik wurden aus anderen Gründen Hunden die Bauchspeicheldrüse entfernt. Diese dabei nun anfallenden und für unsere Experimente zur Verfügung stehenden Bauchspeicheldrüsen benutzten wir, um sie nach einem bestimmten Verfahren in einer großen feuchten Kammer zu durchströmen und dabei in diesem extrakorporalen Versuch die Auswirkung von Zuckern, Sulfonylharnstoffen und Biguaniden auf die Insulinsekretion hin zu testen. Es gab zwar wegen der letztlich doch unphysiologischen Versuchsanordnung große Streuungen, aber das Ergebnis war doch eindeutig. Auch hier zeigte sich – also ohne Einfluss der Nervenversorgung der Bauchspeicheldrüse – die vermehrte Sekretion von Insulin nach Durchströmung der Drüsen mit Sulfonylharnstoffen (und natürlich mit Glucose) und eine fehlende Sekretionsanregung nach Durchströmung mit den Biguaniden Phenformin und Buformin. Phenformin hatte ich ja in meinem Koffer aus Amerika mitgebracht, während Buformin später von der Firma Grünenthal in Deutschland entwickelt und von uns in die Klinik eingeführt wurde. Walter Seitz war sehr an den neuen blutzuckersenkenden Substanzen interessiert. Wir haben damals mehrfach zusammen publiziert und in einer Arbeit 1958 – nach einer vorangehenden Mitteilung auf dem Internationalen Diabetes-Kongress in Düsseldorf – als erste die Kombinationstherapie von Tolbutamid und Buformin, also von Sulfonylharnstoffen und Biguaniden, beschrieben. Diese Kombination schien mir einleuchtend zu sein, da sich hier unterschiedliche Substanzen eines unterschiedlichen Wirkmechanismus auf die Blutzuckersenkung bedienten, wodurch es zur Addition des Effektes und damit zu einer starken, mit den Einzelsubstanzen vorher nicht gekannten Blutzuckersenkung kam. Diese Kombinationsbehandlung hat sich auch nach über 40 Jahren weltweit bewährt und wird heutzutage allgemein empfohlen.

Ausbildungsjahre und erste ärztliche Tätigkeit (1954–1965)

Der erwähnte Kongress der Internationalen Diabetes-Vereinigung 1958 fand in Düsseldorf unter der Leitung von Oberdisse und seinem Sekretär und Oberarzt Karl Jahnke statt. Diese beiden Düsseldorfer Forscher haben viel für die Diabetologie getan. Oberdisse präsidierte auch dem Deutschen Diabetes-Komitee. Zu meiner Freude wurde ich als einziger nicht habilitierter Hochschullehrer in den zehnköpfigen Ausschuss berufen. Dieses Deutsche Diabetes-Komitee war dann der Vorgänger der Deutschen Diabetes-Gesellschaft, die Anfang der 60er Jahre gegründet wurde.

Der Kongress in Düsseldorf war sehr eindrucksvoll, zumal sich dabei erstmals die deutsche Diabetologie der Weltöffentlichkeit vorstellen konnte. Neben den Düsseldorfer Kollegen waren es besonders Creutzfeldt, Pfeiffer und Schöffling, die mit ihren wichtigen Arbeiten zur Bedeutung der oralen Antidiabetika Furore machten. Zu meiner Freude war auch mein alter Lehrer Joslin mit der gesamten Führungs-Crew seiner Klinik angereist und besetzte – wie seinerzeit allgemein üblich – mit seiner Gruppe die meisten Hauptreferate. Damals lebten noch der große Gerhard Katsch, der aus Ostdeutschland zu uns kam, sowie Ferdinand Bertram, der die erste so kluge Beschreibung über den klinischen Einsatz von Sulfonylharnstoffen gegeben hatte. Ich war gerade 30 Jahre alt geworden und durfte für die „Deutsche Medizinische Wochenschrift" eine Übersichtsarbeit mit dem Thema „Wirkungsweise und Indikationsbereich oraler Antidiabetika" schreiben. Hier kam mir eben sehr zugute, dass ich neben experimentellen Arbeiten vor allem als erster Deutscher klinische Erfahrungen mit den Biguaniden gewonnen hatte und vorher schon auf dem Sulfonylharnstoffsektor tätig gewesen war.

Die Biguanide waren von Anfang an nicht unumstritten. In gewissem Sinne wurden sie als „Zellgift" abgestempelt, was bei Verwendung der Substanz in therapeutischen Dosen allerdings nicht zutraf. Phenformin, Buformin und vor allem später Metformin waren sozusagen die „Arzneimittelbegleiter" auf meinem beruflichen Lebensweg. Es war eine späte Genugtuung für mich, dass – ich werde noch darauf zu sprechen kommen – in einer großen englischen Studie (UKPDS) sich die Biguanide (Metformin) schließlich Ende der 90er Jahre endgültig und mit großem Erfolg durchsetzten. Es gab, wie gesagt, manchen Gegner dieser Substanzen, so u.a.

6. Kapitel

in den ersten Jahren auch meinen Freund Ernst Friedrich Pfeiffer, der ganz auf die Sulfonylharnstoffe eingeschworen war. Er hatte allerdings ausgezeichnete Arbeiten auf diesem Gebiet durchgeführt. Ein international besonders angesehener, ganz hervorragender Wissenschaftler war und ist Werner Creutzfeldt. Er war stets ein sehr kritischer, aber immer fairer Kollege, dem die deutsche Diabetologie (und die Gastroenterologie) viel zu verdanken hat. Meine besten Freunde wurden Karl Schöffling und Platon Petrides. Sie ließen den jungen Forscher – im Gegensatz zu manchem anderen – seine Jugend und relative Unerfahrenheit nicht spüren, sondern haben mir immer mit Rat und Tat beiseite gestanden. Karl Schöffling wurde ein besonders guter Freund von mir und ist leider relativ früh kurz nach seiner Emeritierung als Ordinarius in Frankfurt gestorben.

Die Forschung machte mir ebenso viel Freude wie die Patientenbetreuung. In unkonventioneller Weise sind wir damals verschiedene Themen angegangen und konnten z.B. bei den seinerzeit noch häufigen Tetanusfällen eine erstaunlich hohe Rate von Diabetes feststellen. Dies mochte auf der totalen Immobilisierung des Patienten, auf dem Stress durch die Infektion, aber womöglich auch auf dem Einfluss von Tetanus-Toxinen beruhen. Auch der Thiazid-Diabetes – eine besondere Form des durch Diuretika induzierten Typ-2-Diabetes – beschäftigte uns in klinischen und experimentellen Arbeiten. Eberhard Standl hat zu diesem Thema bereits als Doktorand eine kluge Arbeit in jenen Jahren durchgeführt.

Schulung – die wichtigste Aufgabe

Unter dem Eindruck meiner Bostoner Tätigkeit errichtete ich das erste Schulungszentrum für Diabetiker in München. Natürlich konnte es sich nicht im Entferntesten an Quantität und Qualität mit der Joslin-Klinik messen, in deren Schulungsaktivitäten in Boston stets der gesamte Staff mit seinen weltberühmten Forschern einbezogen war. Immerhin führte ich während meiner gesamten Zeit an der Universitätspoliklinik mit geringen Unterbrechungen persönlich wöchentlich eine zweistündige Schulung der Patienten – insbesondere eine Diätberatung – durch, die allmählich in Deutschland bekannt wurde und zu immer größeren Teilnehmerzahlen führte. In einem Geschäft für Faschingsartikel hatte ich mir Lebensmittelattrappen herstellen lassen, die sich für die Diätberatung hervorragend eigneten. So gab ich meinen Patienten nach der Beratung ein Diätschema in die Hand und ließ sie anhand dieses Schemas aus den Lebensmittelattrappen ihre Kost für einen Tag zusammenstellen. Auf diese Weise lernten sie Begriffe wie die Broteinheit (= 12 g Kohlenhydrate), die Fettmengen und die Eiweißträger der Kost kennen. Diese Lebensmittelattrappen wurden später unter meiner Anleitung von der Firma Novo in einem Pappkoffer mit Gebrauchsanleitung den Kliniken und den interessierten niedergelassenen Ärzten zur Diätberatung zur Verfügung gestellt – ein nicht unwichtiger Beitrag für die Diabetikerschulung in Deutschland. Die täuschend dem Original ähnlichen Attrappen verlockten allerdings auch manche Arztkinder, diese Nachbildungen von Lebensmitteln in ihr Sortiment für ihre Kaufmannsläden aufzunehmen ...

Zwei große Diabetologen besuchten mich damals, um sich über diese neuen Schulungsaktivitäten, die seinerzeit noch recht ungewöhnlich waren, zu informieren: Werner Creutzfeldt und zu meiner besonderen Freude der europäische Diabetes-Papst Georg Constam aus Zürich. Auch personell war die Schulung für mich wichtig, da mir die Münchner Landesversicherungsanstalt hierfür für viele Jahre eine ärztliche Assistentenstelle zur Verfügung stellte.

Kritiken und kritische Situationen

Es muss Ende der 50er, Anfang der 60er Jahre gewesen sein, als ich von einer medizinischen Zeitschrift gebeten wurde, einen Kommentar zur aktuellen Problematik des diabetischen Fußes, insbesondere zu seiner zweckmäßigen Behandlung zu schreiben. Derjenige, der sich besonders um die konservative Therapie dieses so schlimmen und ständig zunehmenden Leidens verdient gemacht hatte, war der große Max Bürger, Ordinarius für Innere Medizin in Leipzig. Bürger war der Nachfolger von Morawitz und wurde auch von den DDR-Verantwortlichen auf seinem Lehrstuhl belassen. Man war froh, eine international so angesehene Kapazität in der

6. Kapitel

Ostzone bzw. der DDR zu behalten, nachdem so viele andere den Weg in den Westen gefunden hatten. Bürgers Verdienste lagen u.a. aber auch in der Erstbeschreibung des Glucagons, in hervorragenden geriatrischen Arbeiten und in der strikten Ablehnung der „Harpunen-Diagnostik", wie er es nannte, also in der kritischen Beurteilung von Laparoskopie sowie Leber- und Nierenpunktion, die in jener Zeit in der Inneren Medizin eine große Rolle spielten. Ich kannte die Arbeiten Bürgers zum diabetischen Fuß gut, konnte aber die von ihm inaugurierte Therapie nicht in allem gut heißen. Bürger hatte nämlich damals angeregt, dass die von dem Leiden betroffenen Diabetiker mit großen Mengen Kohlenhydraten förmlich überschwemmt werden sollten, was andererseits durch ebenfalls große Mengen Insulin abzudecken wäre. Die Vorstellung Bürgers war die, dass diese Kohlenhydrate dann vermittelt durch das Hormon Insulin in die kranken Zellen eintreten und den Heilungsprozess beschleunigen würden. Zu diesem Zweck gab er – da die Infusionstherapie noch in den Kinderschuhen steckte – stark gesüßten Apfelbrei mit einer Magensonde und ließ dazu das Insulin spritzen. Ich wies in meinem kritischen Kommentar darauf hin, dass diese Behandlungsmethode nach Bürger „obsolet" sei. Ich begründete dies folgendermaßen: Es wäre wohl kaum zu erwarten, dass die angebotenen Kohlenhydrate ausgerechnet bevorzugt in das kranke und womöglich schlechter durchblutete Gewebe aufgenommen würden, sondern man würde damit etwas tun, was den Zielen der Diabetesbehandlung eigentlich entgegenstünde, man würde nämlich den Patienten auf willkürliche Weise mit Kohlenhydraten und Insulin „mästen". Von meinem Freund Konrad Seige, der damals bei Max Bürger Oberarzt war, erfuhr ich, dass Bürger bei der Visite vor Zorn fast explodiert sei und gerufen habe: „Wer ist denn eigentlich dieser Mehnert! Was erdreistet der junge Mann sich, meine Therapie zu kritisieren!" Konrad Seige versuchte, die Wellen etwas zu glätten. Bürger schrieb mir aber dennoch einen wütenden Brief und bestand darauf, dass ich ihm medizinische Autoren benennen sollte, die seine Therapie ablehnten. Ich habe dem alten Herrn daraufhin etwa zehn Literaturstellen geschickt und nichts wieder von ihm gehört. Wenn ich mir allerdings überlege, dass Jahre später bei der Behandlung des Herzinfarktes, also einer anderen Läsion am diabetischen Körper, mit Erfolg Glucoseinfusio-

Ausbildungsjahre und erste ärztliche Tätigkeit (1954–1965)

nen, Insulin und Kalium verabreicht wurden, dann muss ich mich nachträglich doch fragen, ob der alte Max Bürger nicht irgendwie ein bisschen Recht gehabt hat ... Nachfolger von Max Bürger sollte übrigens „Jupp" Keller werden, der inzwischen 1950 aus der Lagerhaft entlassen worden war und zunächst das Krankenhaus St. Georg in Leipzig übernommen hatte. Es kam aber nicht dazu, da mein großer Mentor und Lebensretter Josef Keller kurz vor dem Ruf an die Leipziger Universitätsklinik einem Herzinfarkt erlag.

Eine früher relativ häufige und vor allem gefürchtete Fehldiagnose war die Verkennung der sogenannten Pseudoperitonitis diabetica, einem mit starken Schmerzen einhergehenden Syndrom, das bei beginnendem diabetischen Koma, also in einer ausgeprägten Ketoazidose, auftreten kann. Es war Anfang der 60er Jahre, als unsere Chirurgen in der Poliklinik der Universität leider – ohne den internistischen Konsiliarius hinzuzuziehen – die Fehldiagnose einer Appendicitis perforata, also eines durchgebrochenen Blinddarms, bei einem 14-jährigen Buben stellten, bei dem sich in Wahrheit ein bis dahin unerkannter Typ-1-Diabetes mit Ketoazidose manifestiert hatte. Es kam so, wie es leider in solchen Situationen oft passiert: Der Junge wurde operiert, es zeigte sich kein pathologischer Befund nach Öffnung des Bauchraums. Erst jetzt wurde ein Blutzucker gemacht und dieser ergab einen Wert über 500 mg/dl bei gleichzeitig stark erhöhten Säurewerten im Blut. Der Bub hat die Operation nicht überstanden und starb binnen 48 Stunden am Kreislaufversagen, obwohl nun mit Infusionen und Insulin versucht worden war, ihn am Leben zu erhalten. Wenig später suchte der Vater des Jungen mich in der Diabetikerambulanz auf. Der bedauernswerte Mann war – wie man so sagt – „auffällig", d.h. er trug mir die Krankengeschichte seines Sohnes mit düsteren Prophezeiungen, Ahnungen und mystischen Vorstellungen vor. Am Ende seines langen Monologs bat er mich, als Gutachter in dieser so traurigen Angelegenheit tätig zu werden. Ich musste den Gutachtensantrag aber ablehnen, da ich grundsätzlich im Zusammenhang mit der ärztlichen Tätigkeit meiner Kollegen in der Poliklinik nicht als Schiedsrichter auftreten wollte. Ich habe das dem Mann mitgeteilt und mich noch lange mit ihm unterhalten. Ich wusste am Ende des Gesprächs nicht, ob er meinen Standpunkt akzeptierte, ob er mir wohlgesonnen war oder ob er mir zürnte. Wenige Tage später läutete es bei uns zu Hause am Gartentor, und der Vater des verstorbenen Buben stand mit einem Paket vor der Tür. Wieder war er – wie man so sagt – „auffällig" und wirkte gehetzt und unkonzentriert. Er stellte rasch ein Paket an das Gartentor und sagte, das sei der Dank für meine Bemühungen. Für mich war die Situation merkwürdig. Ich hatte mich ja außer einem längeren Gespräch wirklich in dieser Angelegenheit nicht bemühen können und sah mich einem leidgeprüften, aber vielleicht doch zu allem Möglichen entschlossenen, mit verständlichem Hass auf die Ärzteschaft ausgestatteten Vater gegenüber, dessen Kind durch einen ärztlichen Kunstfehler verstorben war. Als ich das Paket inspizierte, hörte ich ein leichtes Ticken und war deswegen natürlich beunruhigt. Abgesehen davon, dass man als Arzt ja immer auf alles Mögliche, auch auf unangenehme Situationen vorbereitet sein muss, war hier doch eine gewisse denkbare Kausalkette gegeben: Ärztlicher Kunstfehler, Trauer und Entrüstung des Vaters, psychische Störung des Vaters, Ablehnung des Gutachtens durch mich, Überbringung einer – ja was wohl – Zeitbombe an mich, um sich an den Ärzten zu rächen? Ich habe das Paket dann 24 Stunden stehen gelassen und habe es schließlich aufgemacht, als ich kein Ticken mehr vernahm. Zu meiner Beschämung enthielt das Paket eine wunderschöne erzgebirgische Spieluhr, die – wie ich später erfuhr – von dem Mann in seinem Beruf als besonderes Meisterstück hergestellt wurde. So kann man mit nicht ganz reinem Gewissen eine Situation verkennen und in Gedanken einen Mann beschuldigen, der das Beste wollte und der so sehr unter dem Verlust seines Jungen gelitten hat. Ich habe dann noch öfter Gespräche mit ihm geführt, den Verlust des Jungen hat der Vater aber nie verwunden.

Helmuth Rottenhöfer – im Dienst und im Fasching

In der Diabetikerambulanz arbeitete ich noch eine gewisse Zeit mit Helmuth Rottenhöfer zusammen, bis dieser – zu mehr Geldverdienst gezwungen – dann in die Pharmaindustrie überwechselte. Ich habe mit dem hochbegabten Freund viele anregende und vor allem auch witzige Stunden verlebt:

Ausbildungsjahre und erste ärztliche Tätigkeit (1954–1965)

Unmittelbar nach meiner Rückkehr aus Amerika wurde unsere Klinik vom Ärztlichen Verein in München aufgefordert, einen Diabetes-Abend zu gestalten. Auf diesem stellte ich u.a. die Kombinationsbehandlung „Sulfonylharnstoffe und Biguanide" vor und musste mir kritische Fragen des damals dominierenden Chefs der II. Medizinischen Klinik, Gustav Bodechtel, gefallen lassen. Ich glaube aber, dass ich in der Diskussion ganz gut abschnitt, zumal ich als Hintergrund für meine Ausführungen auf die Arbeiten international bekannter und erfahrenerer Diabetologen verweisen konnte. Diese Veranstaltung begann mit einem Schock: Rottenhöfer hatte auf der großen Tafel in der Psychiatrischen Klinik, in der die Tagungen des Ärztlichen Vereins stattfanden, mit Akribie und mit seiner Liebe zum Detail farbig die verschiedenen Indikationen und Kontraindikationen sowie die Wirkungsweise der neuen Antidiabetika vom Typ der Sulfonylharnstoffe und der Biguanide aufgeschrieben. Er brauchte etwa 20 Minuten für dieses Kunstwerk, das eine halbe Stunde vor Veranstaltungsbeginn fertig war. Anschließend gingen wir noch in den Vorraum, um uns zu besprechen. Als wir in den Hörsaal zurückkamen, war zu unserem Entsetzen gerade ein beflissener Klinikangestellter dabei, die Tafel abzuwischen, um sie für die Veranstaltung – unsere Veranstaltung! – zur Verfügung zu haben. Rottenhöfer stürzte sich auf den Ahnungslosen, entwandt ihm den Schwamm und fing noch einmal – begleitet von klagenden Reden – an, die Tafel zu beschreiben. Gerade noch rechtzeitig vor dem ersten Referat wurde er fertig.

Ich habe den temperamentvollen Freund oft emotional berührt erlebt. Besonders ärgerte er sich darüber, dass der damalige Leiter der Psychosomatischen Abteilung unserer Klinik, Dr. X., sich ausgerechnet über den Diabetes habilitieren wollte. Seitz übergab klugerweise die Habilitationsschrift Rottenhöfer zur Stellungnahme, der sie völlig verriss. Am meisten regte ihn als Diabetiker auf, dass in dieser psychosomatischen Studie die Insulininjektion als eine Art sexueller Akt für die insulinspritzenden Diabetiker beschrieben wurde, wobei ich hier auf Einzelheiten dieser Schilderung lieber nicht eingehen möchte. Ebenso absehen möchte ich von der Wiedergabe der bayerischen Schimpfworte, mit denen der in seiner Diabetikerehre tief getroffene Helmuth Rottenhöfer den Psycho-

6. Kapitel

therapeuten belegte. Die Arbeit fiel übrigens in der Fakultät dann durch, der Kollege konnte sich damit nicht habilitieren.

Nachdem Rottenhöfer die Klinik verlassen hatte, wurde ich offiziell Leiter der Diabetikerambulanz. Rottenhöfer besuchte uns aber immer wieder in der Poliklinik, zumal er für eine Insulin-herstellende Firma tätig war. Wir haben noch viele gemeinsame Erlebnisse gehabt, über die zu berichten sein wird.

Die Zeit in der Poliklinik – immerhin ein Jahrzehnt meines Lebens – war in fachlicher und menschlicher Hinsicht außerordentlich befriedigend. Nicht nur, dass man im Hinblick auf Forschungsaktivitäten volle Unterstützung bekam und – man musste sich allerdings darum bemühen – eine sehr gute ärztliche Ausbildung erhielt, gerade die menschlichen Aspekte beherrschten diese Zeit an der Universitätsklinik. Hier galt es, zunächst einmal die hervorragenden Führungseigenschaften von Seitz und Stuhlfauth zu würdigen, auf die ich schon eingegangen war, und zum anderen auf die Möglichkeiten zu verweisen, unter den angenehmen Kollegen Freunde zu finden. Es war ein Prinzip von Seitz, dass Intrigen an seiner Klinik nicht möglich waren. Sie prallten ab und schadeten letztlich dem, der sie anzetteln wollte.

Im Einverständnis mit dem dafür begeisterten und interessierten Walter Seitz pflegten Helmuth Rottenhöfer und ich uns zum Faschingsdienstag zu kostümieren und in der Klinik allerlei Unheil anzurichten. So gingen wir verkleidet als Krankenschwestern, Putzfrauen, Gammler und später dann während meiner Schwabinger Zeit noch als Krankenhauspfarrer, südafrikanische Herzchirurgen und Patienten in die Klinik. Diese Verkleidungsszenen waren für mich ein Stück meines Lebens und bereiteten mir – ebenso wie dem genialen Rottenhöfer – viel Freude. Ich konnte das Harun al Raschid-Phänomen an mir feststellen, die Erlebnisse jenes selbst am meisten amüsierten Kalifen, der unerkannt durch seine Stadt ging und dem Volk aufs Maul schaute. Was haben wir nicht in diesen Jahren für lustige Dinge erlebt! Es macht besonderen Spaß, wenn man im Gespräch mit Kolleginnen und Kollegen, die man seit Jahren kennt, durch die Verkleidung unerkannt bleibt und die Gespräche auf Klinik, Politik und auf sich selbst lenken kann, ohne dass der Betreffende den Gesprächspartner erkannte.

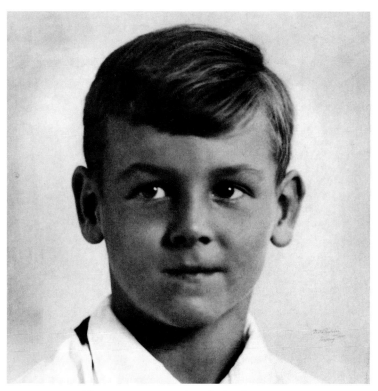

Abb. 1: Der Autor als Schulanfänger 1934

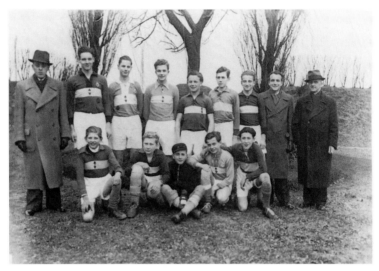

Abb. 2: Fußball 1934: Jugendmannschaft des SC Wacker Leipzig mit dem Autor als Größtem – aber sicherlich nicht als Bestem ...

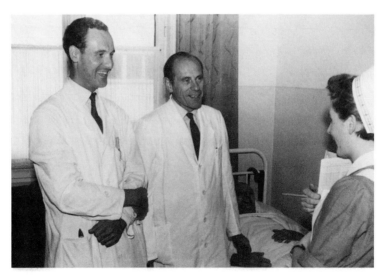

Abb. 3: Visite mit Walter Seitz in der Universitätspoliklinik München 1964

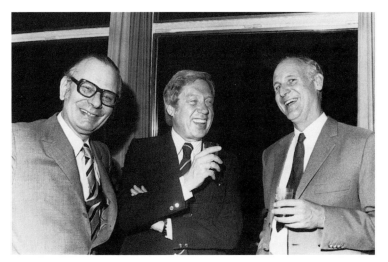

Abb. 4: Unter Diabetologen. Von links: Platon Petrides, Ernst Friedrich Pfeiffer, der Autor 1972

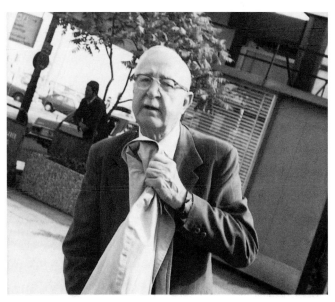

Abb. 5: Mein ärztliches Vorbild: Alexander Marble

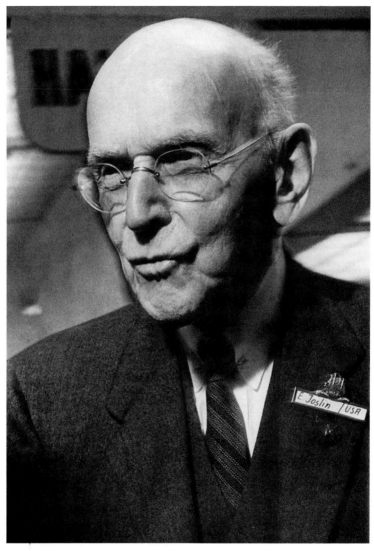

Abb. 6: Elliott Proctor Joslin (Foto: S. Günter Faber, Düsseldorf)

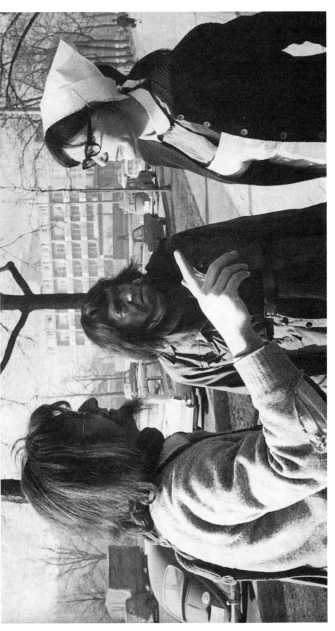

Abb. 7: Von links: der Autor, Helmuth Rottenhöfer (beide als Gammler) und Rike Mehnert als koreanische Krankenschwester vor dem Schwabinger Krankenhaus im Fasching 1967

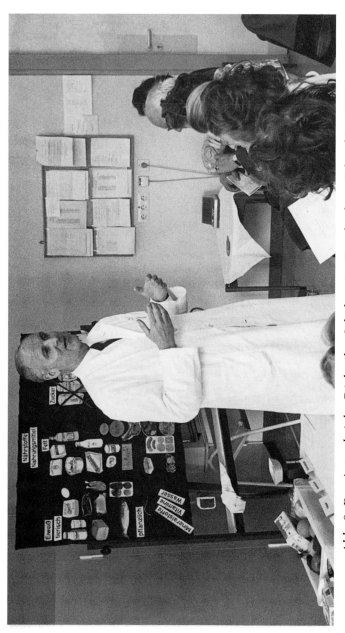

Abb. 8: *Der Autor bei der Diabetiker-Schulung im Krankenhaus Schwabing 1970 (Foto: Fritz Neuwirth, München)*

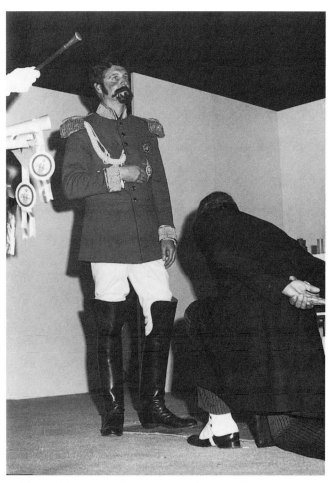

Abb. 9: Theaterstück zum Deutschen Diabetes-Kongress 1973 in München: Der Autor als König Ludwig II.

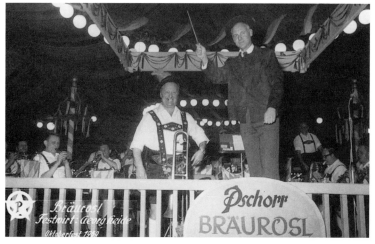

Abb. 10: Oktoberfest 1974: Alljährlich dieselben Märsche („Weidmannsheil" und „Schützenliesl") – Wunschberuf des Autors ...

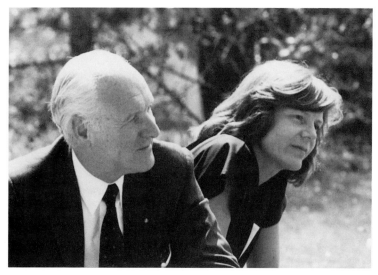

Abb. 11: Hellmut und Rike Mehnert bei der Konfirmation der jüngsten Tochter

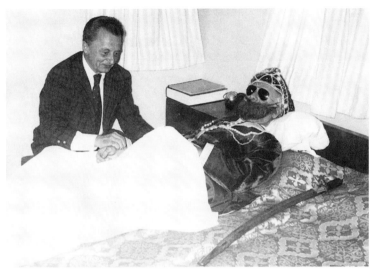

Abb. 12: Leo P. Krall am „Krankenbett" des Maharadschas von Eschnapur (H. M., New Delhi 1976)

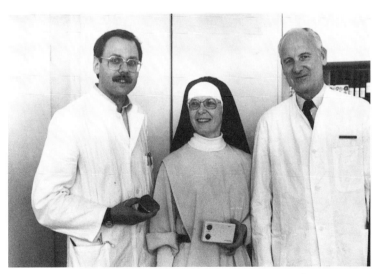

Abb. 13: Schwester D. R., die Trägerin der ersten implantierten Insulinpumpe mit Helmut Walter und dem Autor (Schwabing 1981)

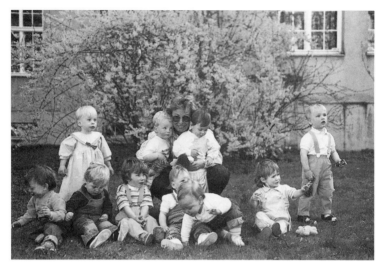

Abb. 14: Barbara Hillebrand 1987 mit einigen Kindern
diabetischer Mütter vom Geburtsjahrgang 1985 in Schwabing:
An ihren Früchten sollt ihr sie erkennen!

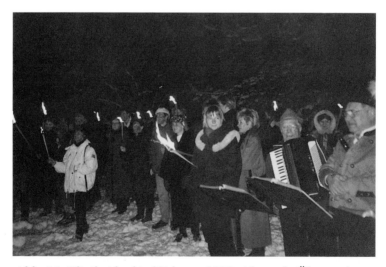

Abb. 15: Klinik-Abschied Februar 1993: Als große Überraschung
– ein Fackelzug von Mitarbeitern und Studenten

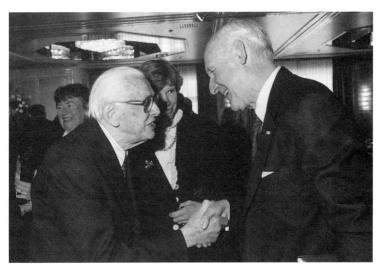

Abb. 16: Abschiedsvorlesung Februar 1993: Adolf Butenandt, der Mentor der Forschergruppe Diabetes, mit dem Autor

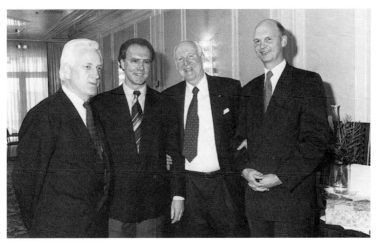

Abb. 17: Abschiedsvorlesung Februar 1993. Von links: der Dekan der Medizinischen Fakultät Klaus Peter, der Freund Franz Beckenbauer, der Autor sowie Mitarbeiter, Freund und Amtsnachfolger Eberhard Standl

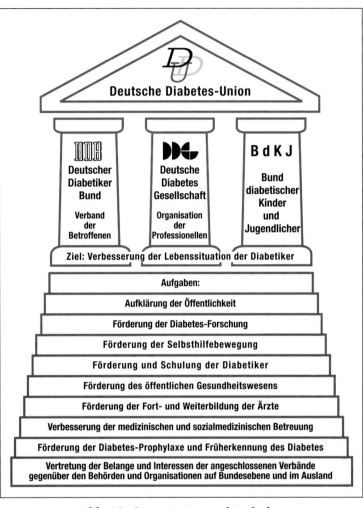

Abb. 18: Organisation und Aufgaben der Deutschen Diabetes-Union

Rottenhöfer hatte im Übrigen ein besonders hübsches Erlebnis, nachdem wir uns mit Hilfe des Theaterfriseurs mit Aufsteckzähnen und Perücken unkenntlich als Gammler verkleidet hatten. Er wollte sein Kostüm richtig ausnützen und läutete nach unserem Auftritt in der Poliklinik auf dem Heimweg bei seinen Nachbarn. Er hatte ein Heft in der Hand, deutete auf dieses und sagte mit traurigem, aber herausfordernden Blick zu der Nachbarsfrau, die die Türe öffnete: „Haben Sie fünf Minuten Zeit für Gott?" Da erfolgte die klassische Antwort: „Nein, wir sind katholisch!" Er hatte seine Rolle als „Sektenangehöriger" offenbar sehr überzeugend gespielt.

Der Fasching bedeutete damals vielen Menschen wesentlich mehr als heutzutage. Die Münchner hatten noch den Mut zur Verkleidung und konnten mit einfachsten Mitteln unvergessliche, rauschende Feste begehen. Legendär war der längst nicht mehr stattfindende Medizinerball im ebenfalls nicht mehr existierenden Regina-Hotel in München, den die Klinik immer geschlossen besuchte. Da die Getränke bei solchen Bällen zu teuer waren, pflegte man in der Hosentasche einen „Flachmann" mitzuführen, in dem ein billigerer Wein oder Schnaps in die Ballsäle geschmuggelt wurde.

Ein besonderes Gutachten

Wie sah es überhaupt aus mit meiner finanziellen Situation? Um es vorweg zu nehmen: Zwei Jahre bevor ich Chefarzt wurde, also erst im Jahre 1964, erhielt ich meine erste vollbezahlte Assistentenstelle! Bis dahin hatte ich eine achtel, eine viertel bzw. eine halbe Stelle immer im Abstand von einigen Jahren erhalten. Ich habe damals ganz maßgeblich von den bereits oben erwähnten Gutachten gelebt und nahm mir so lange jeden Mittwoch für die Gutachtenserstellung frei, wie ich Urlaubstage im Jahr zur Verfügung hatte. An solchen Tagen erstellte ich im Allgemeinen drei Aktengutachten, die ich zu Hause an meinem Schreibtisch erarbeiten konnte. Hier galt es, das Schicksal von Betroffenen nach Aktenlage zu beurteilen, ohne dass man sie noch einmal zu einer Untersuchung einbestellen musste. Das waren natürlich besonders schwierige Gutachten, die man aber im Laufe der Jahre immer besser beherrschen lernte. Die Gutachtertätigkeit – auch vor Gericht – hat mir viel genützt, nicht nur finanziell, sondern auch im Hinblick auf Schärfung von Kritik und Logik in der Medizin. Solche Gutachten gab es damals noch in Hülle und Fülle, während sie heute in den Inneren Kliniken wesentlich seltener geworden sind. Ohne diese Verdienstmöglichkeit hätte ich meine berufliche Tätigkeit nicht fortsetzen können.

Natürlich gab es auch Begutachtungen von Patienten, die man untersuchte und mit denen man zur Vorgeschichte lange und interessante Gespräche zu führen hatte. Unvergesslich ist mir der Fall eines Piloten, eines Herrn von R., bei dem sieben Monate nach Dienstantritt ein insulinbedürftiger Diabetes – früher sagte man noch nicht Typ-1-Diabetes – unvermutet aufgetreten war. Natürlich wurde Herr von R. deswegen sofort dienstunfähig, was aber für ihn nicht schlimm war. Er hatte nämlich ein Jahr vorher eine Versicherung gegen Berufsunfähigkeit in Höhe von einer Million Mark abgeschlossen, die nun eigentlich fällig wurde. In jenen Tagen erhielt ich den Besuch von zwei dunkel gekleideten Herren einer großen Versicherungsanstalt, die mich baten, ein Gutachten zu der Berufsunfähigkeit von Herrn von R. zu erstellen. Sie waren der festen Ansicht, dass der Pilot schon vor Dienstantritt seinen Diabetes bekommen, den aber bei Abschluss der Versicherung verschwiegen hatte. Ich übernahm die Begutachtung und machte die Herren darauf aufmerksam, dass natürlich bei einer so hohen Versicherung (eine Million Mark waren damals mehr als doppelt soviel wert wie heutzutage!) und bei der Wichtigkeit einer eventuellen Diabetes-Diagnose bei Abschluss der Versicherung eine alleinige Harnzuckerbestimmung, wie man sie damals ohne Blutzuckertestung durchgeführt hatte, völlig unzureichend gewesen war. Originellerweise hatte man sich in diesem Falle auch noch damit begnügt, eine Harnprobe entgegenzunehmen, die nicht unter Kontrolle am Untersuchungstag gelassen wurde. Meines Erachtens – und davon bin ich heute noch fest überzeugt – lief die Sache so ab, dass Herr von R., der glänzend über Diabetes Bescheid wusste, einen zuckerfreien Urin mitgebracht und seinen Diabetes verschwiegen hatte. Daraufhin wurde die Versicherung abgeschlossen. Herr von R. als kluger und – wie gesagt – in Diabetesfragen exzellent informierter Mensch hielt seinen Blutzucker mit kleinen Insulininjektionen in Schach (später nannte man das „intensivierte Therapie") und entschloss sich dann, nachdem nach sechs Monaten die Karenzzeit der Versicherung abgelaufen war, mit der Diabetesdiagnose herauszurücken. Es gab in der Tat keine Möglichkeit, ihm diesen wahrscheinlichen Sachverhalt nachzuweisen. Die Gespräche mit Herrn von R. – einem übrigens äußerst sympathischen Menschen – verliefen jeweils mit dem berühmten Augurenlächeln, also dem Amusement, das uns beiden – Herrn von R. und mir – die an sich klare Situation bereitete, in der ich als Gutachter aber mit der berühmten Stange im Nebel herumstocherte und nichts beweisen konnte. Natürlich erhielt ich auf die Kernfrage „Hat der Diabetes schon früher bestanden?" die gönnerhafte Antwort: „Aber nein, lieber Doktor, sonst hätte ich Ihnen das doch schon längst gesagt." Herr von R. kassierte letztlich seine Million Mark, machte eine Boutique auf und – und das hat mir ehrlich leid getan – verstarb nach kurzer Zeit an Krebs. Jahre später hatte ich übrigens seine Mutter in Behandlung, eine entzückende alte Dame, die die ärztliche Visite stets aufrecht im Bett sitzend, mit einem Spitzenhäubchen auf dem Kopf, zu erwarten pflegte. Auch ihr nahm man das Adelsprädikat wirklich ab.

Die Habilitation: Probleme und Erfahrungen

Im Jahre 1961 erwarb ich den Facharzt für Innere Medizin, eine Bezeichnung, die damals ohne Examen, aber nach Ableisten des erwähnten „Gegenjahres" zu erhalten war. Das Gegenjahr hatte ich ja bereits in der Chirurgie im Rotkreuz-Krankenhaus II unter Baumgartner machen können, so dass ich nun – zumal mir meine amerikanische Zeit voll angerechnet wurde – relativ früh Facharzt für Innere Medizin wurde. In jenem Jahr 1961 habe ich dann mit Walter Seitz gesprochen und ihn gebeten, mich für Innere Medizin habilitieren zu dürfen, wofür die Facharzt-Anerkennung Voraussetzung war. Seitz war äußerst entgegenkommend und bestärkte mich in meinen Planungen. Ich hatte damals ein besonders nettes Verhältnis zu ihm, indem ich jeweils die Manuskripte und dann später die Sonderdrucke meiner Publikationen mit dem lakonischen Zettel „Herrn Prof. Seitz mit der Bitte um Kenntnisnahme" zukommen ließ. Das geschah sehr oft und bereitete ihm, der an der wissenschaftlichen Laufbahn seiner Mitarbeiter stets äußerst interessiert war, offenbar viel Freude. An Publikationen für meine Habilitation fehlte es also nicht. Wichtiger war es nun, ein Thema für die eigentliche Habilitationsschrift zu finden und dafür entsprechende Vorarbeiten zu leisten.

Ich hatte mir damals als Thema – gebilligt von Seitz – ausgesucht: „Untersuchungen zu Wirkungsweise und Indikationsbereich blutzuckersenkender Biguanidderivate". Das war natürlich ein weites Feld, bei dem es an Stoff nicht mangelte. Hier konnte ich einmal unsere Untersuchungen zur extrakorporalen Perfusion von Bauchspeicheldrüsen, aber darüber hinaus auch spezielle Untersuchungen am Nebenhodenfettgewebe der Ratte anführen und zum anderen klinisch-experimentelle Arbeiten (z.B. Lactatbestimmungen bei Biguanid-behandelten Patienten) und schließlich Vorteile der Kombinationstherapie „Biguanid/Sulfonylharnstoffe", die ich ja als erster beschrieben hatte, einbringen.

Konrad Stuhlfauth begleitete meinen ärztlichen und wissenschaftlichen Weg noch bis zu seinem Weggang nach Starnberg Anfang der 60er Jahre. Mit ihm arbeitete ich vor allem über die Zuckeraustauschstoffe Fructose, Sorbit und Xylit, deren Resorptionsgeschwindigkeit wir ja mit unseren tierexperimentellen Untersuchungen und Tests am Menschen bestimmt hatten. Darüber hinaus konnten wir aber auch die partielle insulinunabhängige Verwertung der Fructose und der anderen Zuckeraustauschstoffe zeigen, wie es aufgrund vorangehender biochemischer Experimente bereits nahegelegt worden war. Als Stuhlfauth nach Starnberg ging, herrschte große Trauer in der Klinik. Er war ein außerordentlich beliebter und ärztlich tüchtiger Oberarzt gewesen, der Seitz viele Belastungen abnehmen konnte. Stuhlfauth nahm einige unserer Kollegen mit und hat das Kreiskrankenhaus Starnberg zu einer Hochburg der Inneren Medizin im bayerischen Oberland aufgebaut. Der ausgezeichnete Chirurg Grill aus der Zenker'schen Klinik tat ein Übriges, dass Starnberg einen hervorragenden Ruf bekam. Es war kein Zweifel daran, dass Nepomuk Zöllner Nachfolger von Stuhlfauth erster Oberarzt an der Poliklinik wurde. Diese beiden – mit beiden war ich befreundet – unterschieden sich in vieler Hinsicht sehr. Ohne jeden Zweifel war Zöllner der wissenschaftlich erfolgreichere und konsequentere Hochschullehrer, während bei Stuhlfauth mehr das ärztliche und menschliche Moment im Vordergrund stand. Obwohl Zöllner von manchen wegen seiner kritischen – aber eigentlich stets fairen – Haltung gefürchtet und weniger geschätzt wurde, bin ich doch gut mit ihm ausgekommen. Später wurden wir, wie gesagt, sogar Freunde.

Doch zurück zu meiner Habilitation. Seitz meldete mich im Jahre 1963 in der Fakultät an. Das Habilitationsverfahren begann damit, dass mir zwei Referenten von den Ordinarien zugeteilt wurden. Als ich die Namen erfuhr, wurde ich blass: Problematischer hätte die Auswahl nicht sein können, denn meine beiden Referenten für die zu beurteilende Habilitationsarbeit waren die gefürchteten Herren Schwiegk als Internist und Kiese als Pharmakologe. Von allen Seiten wurde mir das „Beileid" ausgesprochen zu dieser Wahl, auf die Seitz keinen Einfluss hatte. Natürlich wusste ich, dass meine Arbeit gerade seitens der Inneren Klinik – unseren Konkurrenten in der Ziemssenstraße – mit Zurückhaltung aufgenommen wurde. Die Biguanide waren eben noch nicht recht hoffähig und standen bei den älteren Kollegen immer noch wegen der schlechten Erfahrungen mit den Diguanidinen im Beschuss (s. S. 128). Zu meiner Freude äußerte sich aber Kiese sehr rasch positiv zu meiner Arbeit und gab ein günstiges Votum für mich ab. Leider blieb aber die Arbeit beim zweiten Referenten, bei Schwiegk, monatelang liegen. Es kam so weit, dass der mir wohlgesonnene Dekan Hermann – der Hals-Nasen-Ohren-Ordinarius – Schwiegk nach einem halben Jahr aufforderte, sich zu äußern, andernfalls müsse er ihm die Habilitationsarbeit entziehen. Daraufhin kam eine etwas dürftige Beurteilung von nicht einmal einer Schreibmaschinenseite, in der Schwiegk sich dann ebenfalls für mich aussprach.

Schwiegk war – zusammen mit Bodechtel – der wichtigste Internist in der damaligen Zeit in München. Für Seitz war es immer etwas schwierig, gegen die beiden in mancher Hinsicht stärkeren Kollegen zu bestehen. Auch lag ihm der Kampf um die Macht nicht. Das war für seine Mitarbeiter mitunter nicht leicht, weil die kräftige Unterstützung durch den Chef doch immer wieder von besonderer Bedeutung gewesen wäre. Ich habe Schwiegk aber später von einer ganz anderen Seite kennengelernt und manches von meinen Urteilen bzw. Vorurteilen korrigiert. Nach meiner Habilitation ließ Schwiegk mich zu sich kommen und bat mich mit freundlichen Worten, dass ich den Diabetes-Part seiner Hauptvorlesung für Innere Medizin übernehmen sollte, da er und seine Mitarbeiter zu wenig vom Diabetes verstünden. Ich war wie vom Donner gerührt, weil ich ein solches Eingeständnis eines großen deutschen Klinikers für eine äußerst bemerkenswerte Tatsache hielt. Ich habe dann semesterlang jeweils zwei Vorlesungen über den Diabetes in seiner Hauptvorlesung gehalten und – und das war das besonders Bemerkenswerte – dies auch fast immer in Anwesenheit von Schwiegk. Schwiegk pflegte sich während meiner Vorlesung in den Hörsaal zu setzen, zuzuhören und sich Notizen zu machen. Respekt vor einem so mit der Medizin verwurzelten, selbstkritischen alten Herrn, dem ich in Gedanken nach dem Votum für meine Habilitation sicher unrecht getan habe!

1964 war es dann also so weit, dass ich mich habilitieren konnte. Ich war mit 36 Jahren im richtigen Alter und freute mich darauf, diesen so wichtigen Schritt meiner beruflichen Laufbahn nun begehen zu können. Zunächst aber erwischte mich ein übles Pfeiffer'sches Drüsenfieber, an dem ich insgesamt zwei Jahre mit allmählich nachlassender Symptomatik laborierte. Keinesfalls wollte ich aber deswegen meine Habilitationstermine ausfallen lassen. Die Habilitation wurde ja von zwei Vorträgen des Habilitanden bestimmt: Butenandt, unser großer Biochemiker und Nobelpreisträger, hatte zu Recht durchgesetzt, dass die Habilitanden sich zunächst in einem Kolloquium den Fakultätsangehörigen, ja den Ärzten Münchens zu stellen hatten. Damals waren diese Kolloquien noch sehr gut besucht, und es kam – auch bei mir – zu harten Diskussionen. Ein Kollege sagte mir: „Sie geben Biguanide und wissen nicht einmal genau den Wirkungsmechanismus dieser Substanzen. Darf man denn das tun?" Der mir sehr gewogene alte Pharmakologe Forst rief daraufhin dazwischen: „Wenn wir nur noch Substanzen verabreichen könnten, deren Wirkungsmechanismus wir kennen, dann empfehle ich Ihnen ab jetzt für alles die Verschreibung von Pfefferminztee!" Damit war der Bann gebrochen, und die Diskussion verlief in erfreulicherem Rahmen und endete mit einem guten Erfolg für mich. Nicht so erfolgreich war übrigens ein externer Chirurg, der – also von außerhalb der Universitätsklinik kom-

Ausbildungsjahre und erste ärztliche Tätigkeit (1954–1965)

mend – sich ebenfalls habilitieren wollte. Der arme Kerl war so aufgeregt, dass er während des Vortrags ein Kreislaufversagen erlitt und ohnmächtig umkippte. Der Hörsaal war, wie gesagt, gefüllt mit Ordinarien und anderen Kollegen. Deshalb war der Ruf „Ist hier ein Arzt?" mehr komisch als tragisch. Der Kollege erholte sich bald wieder, hat sich aber niemals habilitieren können, was mit seiner hervorragenden fachlichen Qualifikation nichts zu tun hatte.

Doch nun zurück zu mir. Nach diesem ersten Vortrag galt es, dem Dekan drei Themen zu benennen, von denen eines dann als abschließender Habilitationsvortrag vor der engeren Fakultät gehalten werden musste. Ich erinnere mich daran, dass ich zwei Diabetesthemen und ein Thema aus der Infektionslehre wählte, von denen der Dekan dann ein mir angenehmes Thema zur Diagnostik der Zuckerkrankheit aussuchte. Die Vorträge wurden originellerweise in der Nervenklinik gehalten, wo sich in der Bibliothek die fast nur aus Ordinarien bestehende Fakultät zusammenfand. Wir waren drei Habilitanden, von denen als erster ein Psychotherapeut – ein sehr tüchtiger und angenehmer Mann – anzutreten hatte. Er sprach über das kindliche Stottern als psychosomatische Störung. Tragischerweise hatte er nach dem Satz „Das Stottern ist ein klassisches Symptom für psychosomatische Störungen" eine totale Sperre und konnte mindestens eine Minute lang nicht weitersprechen. Der sehr liebenswürdige Dekan Holle hat ihm dann über diese Situation hinweggeholfen: plötzlich sprang die Redemaschine wieder an und der frei zu haltende Vortrag wurde zu einem guten Ende gebracht. Ich selbst hatte dann mit meinem Referat keine Probleme, da das Thema bewusst praxisnah gewählt war und es die Ordinarien sehr interessierte. Weil ich trotz des Hochsommers, aber wegen des Pfeifferschen Drüsenfiebers sehr gefroren hatte, war ich im Mantel gekommen und hatte diesen in die Garderobe vor der Bibliothek gehängt. In meiner Freude und Aufregung vergaß ich, nach der Sitzung den Mantel mitzunehmen, bis ich ihn Monate später im Winter wieder gebraucht hätte. Erst dann fiel mir ein, dass ich ihn in der Nervenklinik hatte hängen lassen. Ich rief daraufhin den Pförtner an und hatte ein merkwürdiges Gespräch. Auf seine Frage, wann ich denn den Mantel hätte hängen lassen, kam die Antwort von mir: „Das war im Hochsommer vor einigen Monaten." Der Pförtner verfiel daraufhin in einen begütigenden und aufmunternden freundlichen Ton, so wie er es sicher immer wieder gegenüber den psychiatrischen Patienten tat, die in der Klinik anriefen. Er sagte: „Ach ja, kommen Sie doch mal vorbei und gehen Sie in unsere Ambulanz; man wird Ihnen da sicher helfen, Ihren Mantel wiederzufinden." Ich ging zwar nicht in die Ambulanz, sondern noch einmal in die Verwaltung der Nervenklinik, habe aber meinen Mantel nie wiederbekommen, wurde allerdings auch nicht als psychiatrischer Patient behandelt.

An einer anderen Stelle in diesem Buch habe ich darauf hingewiesen, wie bedeutsam mir stets die freie Rede bei Vorträgen gewesen ist, und dass ich Gelegenheit hierzu, ja Verpflichtungen in diesem Zusammenhang bereits in meiner Studentenzeit – zu meinem Vorteil – gehabt habe. Hier sei noch einmal betont, dass – von Festvorträgen, Laudationes u.ä. abgesehen – die freie Rede bei jedem Vortrag, insbesondere aber in der ärztlichen Fortbildung und natürlich im Kolleg vor den Studenten unbedingt zu bevorzugen ist. Man lernt sehr schnell ohne Manuskript und sogar ohne Spickzettel auszukommen, wenn man die freie Rede nur konsequent durchhält. Diese Art des Vortrags hat den großen Vorteil, dass man das Auditorium ganz anders einbinden und aufmerksam halten kann, als es mit einem noch so guten, vom Manuskript abgelesenen Referat der Fall ist. So kann man, wenn aus irgendwelchen Gründen Unaufmerksamkeit in einer Ecke des Saals entsteht, diese schnell in den Griff bekommen, wenn man in freier Rede in die Ecke hineinspricht und damit den potentiellen Zeitungsleser oder das strickende Mädchen oder den schwätzenden Studenten auf elegante Weise zur Aufmerksamkeit bzw. zur Ruhe bringt. In jüngster Zeit bin ich sogar dazu übergegangen, bei Fortbildungsvorträgen ab und an auf Diapositive oder Folien ganz zu verzichten, um vor den Ärzten eine Dreiviertelstunde frei über das Thema meiner Wahl zu sprechen. Dies findet nicht nur besondere Aufmerksamkeit, sondern auch immer wieder Anerkennung durch das Auditorium, das ja weiß, dass dem Redner, der sich sehr konzentrieren muss, ein solcher frei gehaltener Vortrag nicht in den Schoß fällt.

Ein besonderes Kapitel für sich ist die Projektion von Diapositiven. Ich kenne Redner, die seit Jahren an bestimmten Stellen ihres Vortrags ein Diapositiv zeigen, das einen Fehler enthält, ohne dass dieser irgendwann einmal korrigiert worden wäre. Ich weiß dann,

Ausbildungsjahre und erste ärztliche Tätigkeit (1954–1965)

dass an dieser Stelle z.B. der Hinweis kommt: „Bitte beachten Sie, dass der Signifikanzwert für p nicht 0,5, sondern 0,05 ist!" Wieviel einfacher wäre es, wenn der Autor irgendwann einmal das fehlerhafte Diapositiv korrigiert hätte. Ein Anderer pflegte in den frühen Jahren der Sulfonylharnstoffbehandlung zu einem Dia über die Glykogenanreicherung in der Leber nach Tolbutamidgabe eine histologische Abbildung zu zeigen, die unscharf war. Er hat sie nie verändert, hat aber immer an dieser Stelle gesagt: „Bitte stellen Sie das Ganze etwas schärfer ein, bitte schärfer, also wenn es nicht geht, dann lassen Sie's!" So kann man es natürlich auch machen ...

Die Feier zur Habilitation war typisch für die Poliklinik. Ich hatte mir von den uns sehr gewogenen Rotkreuz-Schwestern, die gegenüber der Poliklinik ihr Heim hatten, den Festsaal zur Verfügung stellen lassen und habe alle Poliklinik-Angehörigen in der Mittagspause zu einem Gläschen Sekt eingeladen. Über meinen Freund Hartwig Mathies – dem später großen Rheumatologen –, der über beste Verbindungen verfügte, erhielt ich einen guten Sekt sehr preiswert. Sonst hätte ich mir das Fest auch nicht leisten können. Es blieb nicht bei dem einen Gläschen, und Walter Seitz musste sich sogar – was völlig gegen seine sonstigen Gewohnheiten war – sicherheitshalber in der späteren Hauptvorlesung vertreten lassen. Alle hatten kräftig gefeiert, und für mich war es ein besonders schöner Tag. Meine Doktoranden brachten mir eine große Torte, die wir anschließend gemeinsam verzehrten.

Nach meiner Habilitation durfte ich die Hauptvorlesung nicht nur bei Schwiegk, sondern gelegentlich auch bei dem großen Chirurgen Zenker halten. Dieser hatte die Probleme des diabetischen Fußes – einem Syndrom, bei dem die diabetische Neuropathie, aber auch die Mikro- und Makroangiopathie dominieren – frühzeitig erkannt und wollte dazu einen internistisch versierten Diabetologen hören. Ich habe dann jeweils die Einführung in diese Vorlesung gegeben, während Zenker nach 20 Minuten an einem klinischen Fall den diabetischen Fuß für den vollen Hörsaal – viele Doktoranden von mir waren anwesend – demonstrierte.

Vertrauen und Wohlwollen von Rudolf Zenker hatten wir uns auch erworben durch den glücklichen Verlauf folgender Krankengeschichte: Eines Tages kam eine etwa 50-jährige Frau in die Poliklinik, die über merkwürdige Unterzucker-ähnliche, allerdings nicht ganz typische Zustände klagte. Sie war deswegen bereits bei unserer „Konkurrenz" in der II. Medizinischen Klinik Bodechtels in der Ziemssenstraße gewesen und war dort einer – erfolglosen – psychosomatischen Behandlung zugeführt worden. Ich veranlasste die stationäre Aufnahme der Patientin bei uns und unterzog die Frau einem dreitägigen Hungerversuch, um nach einem Insulin-produzierenden Tumor zu fahnden. Zweimal konnten wir während dieses Zeitraums einen Blutzucker unter 40 mg/dl messen, wobei die Patientin über Schweißausbrüche und Herzklopfen klagte. Das alles war doch recht typisch für eine Insulin-produzierende Geschwulst, ein Verdacht, den man damals noch nicht mit verlässlichen Insulinbestimmungen im Blut bestätigen konnte. Immerhin fiel auch der Glucosebelastungstest pathologisch aus, was – scheinbar paradoxerweise – ebenfalls für ein Insulinom spricht. Ich stellte die Patientin daraufhin mit dieser Diagnose Prof. Zenker vor, der sie nach kurzem Zögern wenig später selbst operierte. Bei dem Eingriff wurde in der Tat ein kleiner, offenbar aber sehr aktiver Tumor in der Bauchspeicheldrüse festgestellt, nach dessen Entfernung die Patientin ihre Beschwerden völlig verlor. Zenker konnte es sich nicht verkneifen, diesen Fall bei einem Kolloquium den Kollegen aus der Ziemssenstraße vorzustellen. Der Vollblutmediziner Bodechtel soll damals keine freundlichen Worte für seine Mitarbeiter gefunden haben ... Um der Gerechtigkeit willen betone ich aber ausdrücklich, dass sich gerade die endokrinologische Gruppe der II. Medizinischen Universitätsklinik hohen nationalen und internationalen Ansehens erfreute und hier mit einer Fehldiagnose einfach einmal Pech gehabt hatte.

In jener Zeit merkte ich, dass sich durch die Habilitation vieles erleichterte und bewegte. So wurde ich kurz danach zu meiner größten Überraschung nach Gießen eingeladen, wo ich vor der Fakultät wegen der Besetzung eines Inneren Lehrstuhls vorsprechen durfte. Ich wurde damals – zu Recht – nicht genommen, zumal ich mit 36 Jahren – und gerade erst habilitiert – sicher zu jung und zu unerfahren war. Dann bereiteten sich aber Dinge vor, die mich dazu führten, mich ganz auf München zu konzentrieren und meine Zukunft hier zu suchen.

Ausbildungsjahre und erste ärztliche Tätigkeit (1954–1965)

Schwabing kündigt sich an ...

Im Krankenhaus Schwabing, der größten städtischen Klinik in München überhaupt, gab es seit Jahren eine Stoffwechselklinik, die – wie vorher erwähnt – von dem hervorragenden Diabetologen Felix Steigerwaldt geleitet wurde. Mit Steigerwaldt war ich wiederholt zusammengekommen, auch hatte er mich – wie gesagt – für verschiedene Vortragsveranstaltungen eingeladen. Bei diesen Vorträgen und bei anderen, die ich auf nationaler und internationaler Ebene zu halten hatte, legte ich Wert darauf, das zu praktizieren, was ich als Student schon gelernt hatte: Die freie Rede. Ich kann nur immer wieder betonen, dass dies für die meisten Situationen die beste Art und Weise ist, sich gegenüber einem Auditorium überzeugend auszudrücken. Natürlich gibt es, wie schon erwähnt, Situationen – etwa wenn man eine Festrede oder eine Laudatio zu halten hat –, bei denen man nicht ohne Manuskript auskommt. Andererseits wirken aber in freier Rede vorgetragene Ergebnisse und Erkenntnisse für das Auditorium wesentlich überzeugender, als wenn man langatmig etwas vom Papier abliest. Steigerwaldt hat mir ausdrücklich gesagt, wie sehr er dieses Vorgehen schätzte und ließ mich dabei erkennen, dass er – der am 31.12.65 pensioniert werden würde – mich gerne als Nachfolger sehen wollte. Das war natürlich für mich eine sensationelle Mitteilung, obwohl ich mir wegen meines jungen Alters zunächst nicht allzu viele Hoffnungen machte. Aber in München war die Situation doch so, dass nach dem Weggang des Diabetologen Maske aus der Bodechtel-Klinik zur Pharmaindustrie ich mehr oder weniger als einziger an der Universität tätiger Diabetologe übriggeblieben war. So kam es denn auch schließlich dazu, dass – wohl auf Empfehlung von Steigerwaldt – der Referent des Städtischen Betriebs- und Krankenhausreferates, Dr. Hamm, mich Mitte 1965 zu einem Gespräch einlud. Als ich zu ihm kam, erwarteten mich zwei Herren: Hamm und Prof. Maurer, der Chirurg des Krankenhauses rechts der Isar und spätere Dekan der neu zu gründenden dortigen Fakultät. Ich wusste, dass beide im Gesundheitsausschuss und Stadtrat großen Einfluss hatten und dass das folgende Gespräch für mich von entscheidender Wichtigkeit sein würde. Hamm kam gleich zur Sache und fragte mich, ob ich Nachfolger von Steigerwaldt werden wollte. Die Voraussetzung sei allerdings, dass ich die Hälfte der Betten an die Chirurgische Abteilung in Schwabing (an einen Maurer-Schüler!) abzugeben hätte. Ich habe damals vor einer schweren Entscheidung gestanden und habe es richtig gemacht. Ich habe gesagt: „Jawohl, auch unter dieser Bedingung übernehme ich die Stoffwechselabteilung." Daraufhin sagten mir die beiden Herren zu, dass sie meine Interessen im Gesundheitsausschuss und im Stadtrat entsprechend vertreten würden.

Steigerwaldt selbst war entsetzt über meine Zusage zur Teilung der Klinik. Ich sagte ihm aber, dass ich gar keine andere Wahl gehabt hätte und überzeugt sei, dass bei einer Ablehnung der Bedingung durch mich sich sofort ein anderer Bewerber gefunden hätte, der mit dieser Bedingung einverstanden gewesen wäre. Nun, zu ändern war sowieso nichts mehr, es sei denn durch eine Modifizierung der Teilung. Und hier hatte der alte Oberarzt von Steigerwaldt, Kink, eine vorzügliche Idee. Er sagte mir: „Wissen Sie, wenn von einer Teilung der Klinik die Rede war, dann heißt dies ja nicht, dass die beiden Teile gleich groß sein müssen. Man kann ja auch in eine große und in eine kleine Hälfte teilen." Ich sagte ihm darauf, dass meines Erachtens Dr. Hamm und Prof. Maurer ja auch nicht auf den Kopf gefallen seien und sich sicherlich gegen eine solche Lösung wehren würden. Kink gab aber zu bedenken, dass es wegen der vorsintflutlichen Toilettenverhältnisse in Schwabing bei einer exakten Teilung der Klinik nur möglich sein würde, entweder eine Frauen- oder eine Männerabteilung zu betreiben. Und dieser Blamage würde man sich in Deutschland ja wohl nicht aussetzen. Kink hatte es richtig erkannt: Hamm überlegte hin und her und sagte schließlich, er sei mit der Teilung in eine größere und eine kleinere Hälfte (98 Betten für mich, 40 Betten für den Chirurgen) einverstanden. Die Zahl von fast 100 Betten hatte für mich den weiteren Vorteil, dass ich damit von der Landesärztekammer die Genehmigung erhielt, Internisten voll auszubilden, und meine späteren Mitarbeiter nicht zur Vollendung ihrer Ausbildung noch an eine andere Medizinische Klinik wegschicken musste. Als ich bei einem zweiten Gespräch dann bei Dr. Hamm erfuhr, dass ich die Abteilung erhalten würde, war dies ein besonders schöner Augenblick in meinem Leben. Ich weiß noch, wie ich im Anschluss daran bei strahlendem Sonnenschein über den Viktualienmarkt gebum-

Ausbildungsjahre und erste ärztliche Tätigkeit (1954–1965)

melt bin und mir als erstes ein Paar Weißwürste, eine Brezel und ein kühles Bier geleistet habe. Ich war glücklich, dass ich in dieser herrlichen Stadt München, die inzwischen nach den Bombenschäden immer schöner aufgebaut worden war, ein Krankenhaus übernehmen und Medizin nach meiner Vorstellung machen durfte.

Noch ein ganz wichtiger Gesichtspunkt kam aber hinzu, der meine Schwabinger Tätigkeit entscheidend beeinflusste: Das Zusammentreffen mit Otto Wieland. Otto Wieland war Biochemiker und klinischer Chemiker in der II. Medizinischen Universitätsklinik unter Bodechtel in der Ziemssenstraße und hatte vorher seine Ausbildung vor allem bei dem Nobelpreisträger Feodor Lynen gehabt. Otto Wielands Vater war bekanntlich jener Nobelpreisträger Heinrich Wieland, bei dem ich als Prüfling im Physikum gewesen war. Otto Wieland sollte und wollte am gleichen Tag wie ich, nämlich am 1. Januar 1966, in Schwabing beginnen, wo er die Klinische Chemie übernahm. Wir trafen uns im Sommer 1965 zu einem ersten orientierenden Gespräch und waren uns von Anfang an sympathisch. Neben den menschlichen Beziehungen, die zu einer tiefen Freundschaft führten, kam hinzu, dass wir fachlich hervorragende Berührungspunkte hatten, die eine spätere enge Zusammenarbeit ermöglichten. Otto Wieland war immer am Kohlenhydrat- und Fettstoffwechsel und damit am Diabetes interessiert, ein Gebiet, das ja auch meinen Lebensweg entscheidend bestimmte. Wir beschlossen damals eine künftige wissenschaftliche Zusammenarbeit. Otto Wieland regte an, eine sogenannte Forschergruppe bei der Deutschen Forschungsgemeinschaft zu beantragen, bei der er als Biochemiker und ich als Kliniker die gemeinsame Leitung haben sollten. Wir waren uns darüber einig, dass eine solche Forschergruppe aber nur existieren konnte, wenn ausreichend Drittmittel seitens der Deutschen Forschungsgemeinschaft zur Verfügung gestellt und neue Räumlichkeiten für uns geschaffen würden. Hierfür boten sich die noch freien Obergeschosse in dem zu errichtenden Institut für Klinische Chemie an, worüber ich im nächsten Kapitel ausführlich berichten werde.

Die letzten Monate in der Poliklinik vergingen wie im Flug. Ich traf nun schon Vorbereitungen für meine Schwabinger Tätigkeit und brauchte vor allem einen klinisch versierten Oberarzt, der mir in Fachgebieten, in denen ich weniger erfahren war, wie in Nephrologie oder auch endoskopischer Gastroenterologie, zur Seite stehen

6. Kapitel

sollte. Auch hier hatte ich Glück: Im Herbst 1965 wollte ich aus irgendeinem Grund die Chefsekretärin bei Seitz sprechen, als die Türe zum Chefzimmer aufging und Seitz mit einem hochgewachsenen Kollegen, der etwa in meinem Alter sein musste, aus dem Zimmer heraustrat. Seitz sah mich und sagte zu seinem Begleiter: „Herr Kuhlmann, da fällt mir ein, vielleicht hat Herr Mehnert, der mich in wenigen Monaten verlässt und das Krankenhaus in Schwabing übernimmt, eine Möglichkeit, Sie als Oberarzt einzustellen." In der Tat war Kuhlmann, der aus der Göttinger Universitätsklinik kommend auf Stellensuche in München war, der ideale Kandidat für die von mir vorgesehene Position. Wir kamen ins Gespräch und waren uns nicht nur sehr schnell einig, sondern von vornherein sympathisch. Eine über Jahrzehnte während Zusammenarbeit und eine herzliche Freundschaft nahmen ihren Anfang. Kuhlmann war ein glänzender Endoskopiker und erfahrener Nephrologe, was ihm später die Chefarztposition der Nephrologischen Abteilung in Schwabing einbrachte.

Zunächst gab es bei der Stadt bei der Besetzung der Oberarztstelle an meiner künftigen Abteilung noch Probleme, da die Position von Kuhlmann ja anderweitig besetzt war. Kink wollte ich auf keinen Fall verdrängen, da er sich stets als besonders loyal erwiesen hatte. Aber Kink wollte selbst eine Praxis aufmachen, so dass letztlich die Stelle für Kuhlmann frei wurde.

Ich habe schließlich in der Poliklinik – natürlich wieder mit einem großen Fest – Abschied genommen von meinen früheren Mitarbeitern und vor allem von meinem großartigen und so liebenswerten Chef Walter Seitz. Walter Seitz war übrigens als Landtagsabgeordneter längere Zeit für die SPD tätig, ohne dass ich – der im Allgemeinen nicht SPD wählte (mit Ausnahme der Münchner Oberbürgermeister-Wahl für Hans-Jochen Vogel) – dies irgendwann erfahren oder gar gespürt hätte. Die späteren SPD-Oberbürgermeister Kronawitter und Ude hätte ich übrigens gern gewählt, konnte dies aber – inzwischen als Bürger des Landkreises Starnberg – nicht vollziehen. Seitz war ein absolut toleranter Mann, im Grunde ein großer Liberaler, bei dem irgendwelche Parteizugehörigkeiten oder die „richtige Konfession" überhaupt keine Rolle spielten. Ich habe viel von ihm gelernt und wollte in seinem Sinne meine Klinik in Schwabing leiten.

Ausbildungsjahre und erste ärztliche Tätigkeit (1954–1965)

Der diabetologische Aufbruch 1956 bis 1965

In den zehn Jahren, in denen ich vorwiegend an der Medizinischen Universitätspoliklinik München, aber auch an der Joslin-Klinik tätig war, fand ein Aufbruch in der Diabetologie statt, wie er in einem so kurzen Zeitraum – verglichen mit anderen Teilgebieten der Inneren Medizin – kaum je zu beobachten war. In der Diabetologie selbst war das, was sich in der Zeit von 1956 bis 1965 ereignete, eigentlich nur vergleichbar mit dem allerdings noch größeren Einschnitt und Fortschritt, der sich – wie oben geschildert – 1921 ereignete mit der Gewinnung der ersten Insulinpräparationen zur Blutzuckersenkung bei Tier und Mensch. Ich habe mehrfach darauf hingewiesen, dass die Entwicklung bestimmter oraler Antidiabetika, wie es Levine so fein formuliert hatte, einen entscheidenden Schub in der Diabetologie brachte. Der Wert der oralen Antidiabetika für die Behandlung von Zuckerkranken wurde dabei anfänglich überschätzt: Es konnte natürlich keine Rede davon sein, dass das Insulin für die Therapie „erledigt" war und jeder Diabetiker auf Tabletten eingestellt werden konnte. Im Gegenteil: Je größer die Fortschritte in der Medizin waren, je länger die Menschen also lebten, desto häufiger erleben Diabetiker aufgrund des progredienten Krankheitsgeschehens auch ihren sich allmählich anbahnenden Insulinmangel und damit die Notwendigkeit, Insulin zu spritzen. Trotzdem war es natürlich für Millionen von Diabetikern in aller Welt – ausschließlich Patienten vom Typ-2-Diabetes – ein enormer Fortschritt, dass sie wenigstens vorübergehend mit Tabletten behandelt werden konnten.

Es herrschte damals ein heute kaum noch nachzuvollziehender langer Streit auf den Kongressen und in der Literatur, wie es um die „Spätversager" oder „Sekundärversager" der Tablettenbehandlung stünde. Manche Autoren – wie Pfeiffer – gaben immens hohe Zahlen des Spätversagens an, während wir an unserer Diabetikerambulanz in einer sorgfältig durchgeführten Analyse auf nicht mehr als 5 % in einem Zeitraum von zehn Jahren kamen. Mein späterer Freund Karl Schöffling nahm hier als Mitglied der Pfeiffer'schen Gruppe eine vermittelnde Haltung ein und konnte die Gegensätze beseitigen. Schließlich war es so, dass man zwischen „wahren Spätversagern" (das waren unsere 5 %) und zusätzlichen

„Diätversagern" u.ä. (das waren über 20%) unterschied, womit sich der Widerspruch auflöste. Immerhin hatte diese Diskussion aber insofern etwas Nützliches, als sie erkennen ließ, dass ohne gleichzeitige Bemühungen auf dem Sektor der Ernährung und der körperlichen Bewegung die oralen Antidiabetika sich schnell als nicht mehr ausreichend für die Behandlung der Diabetiker entpuppten.

Für das Fach Diabetologie waren aber die oralen Antidiabetika vom Typ der Sulfonylharnstoffe und auch der Biguanide noch in anderer Hinsicht von Bedeutung als nur für die Patientenbehandlung: Konnte man doch z.B. am Wirkungsmechanismus der Sulfonylharnstoffe, die ja bekanntlich die körpereigene Restproduktion von Insulin bei Typ-2-Diabetikern anregen und bei Typ-1-Diabetikern völlig versagen, erkennen, dass es zwei Diabetestypen gibt, die grundverschieden sind und bei denen insbesondere die Kapazität der Bauchspeicheldrüse, noch Insulin zur Verfügung zu stellen, für beide Typen entscheidend differiert. Gerade um diese Situation zu studieren, war es natürlich wichtig, endlich vernünftige Bestimmungsmethoden für das Insulin zu entwickeln, also für jenes Hormon, dessen absoluter oder relativer Mangel das Bild des Diabetes bestimmt. Nachdem 1955 Levine und Goldstein die blitzgescheite Membrantheorie der Insulinwirkung entwickelt hatten (Insulin wirkte danach wie ein Schlüssel am Türschloss und öffnet die Tür für den in die Körperzellen eintretenden Zucker), und nachdem 1957 wichtige Methoden zur enzymatischen, d.h. sehr genauen Testung von Glucose im Blut entwickelt wurden, publizierten 1958 Martin, Renold und Dagenais ihre Untersuchungen zur Bestimmung der „insulin-like activity (ILA)" am Nebenhodenfettgewebe der Ratte. Mit dieser Methode wurden an dem besonders aktiven Rattenfettgewebe Insulinwirkungen festgestellt, und daraus wurde auf bestimmte Insulinkonzentrationen geschlossen. Der eigentliche Durchbruch erfolgte aber 1960, als Yalow und Berson Insulin radioimmunologisch bestimmten. Während die Methoden der Testung von Insulin mit Messung der Glucoseaufnahme am frisch präparierten Rattendiaphragma oder, wie eben gezeigt, am Nebenhodenfettgewebe der Ratte nur noch historische Bedeutung haben, wurde ab 1960 diese radioimmunologische Methode – inzwischen mehrfach verbessert – zur Insulinbestimmung verwendet.

Diese Methode beruht auf dem Prinzip der Isotopenverdünnung. Insulin lässt sich durch radioaktives Jod markieren. Das Jod lagert sich dabei bevorzugt an die Tyrosinreste, aber auch an die Phenylalaninreste des Insulins an. Durch diese geringen Veränderungen des Moleküls werden die Antigenwirkung und die biologische Aktivität des Insulins nicht wesentlich beeinflusst, zumindest wenn nicht mehr als ein oder zwei Jodatome pro Molekül Insulin angelagert werden. Wenn man eine bestimmte Menge von markiertem Insulin mit Insulinantikörpern versetzt, bildet sich ein markierter Insulin-Insulinantikörper-Komplex. Es handelt sich dabei um eine nicht sehr feste, noch dissoziierende Verbindung. Durch anschließend hinzugefügtes, nicht markiertes Insulin oder insulinhaltiges Serum wird markiertes Insulin aus der Antikörperbindung verdrängt. Die Menge des aus dem Antikörperkomplex verdrängten markierten Insulins ist ein Maß für das zugesetzte nicht markierte Insulin. Man muss lediglich noch den Insulinantikörper-Komplex von freiem Insulin trennen. Bei einer später verbesserten Methode wird durch einen zweiten unspezifischen präzipitierenden Antikörper gegen Serumglobulin der Insulin-Insulinantikörper-Komplex ausgefällt und dann im abfiltrierten Niederschlag gemessen. Bei dieser Methode ist die Verminderung von ausgefälltem, radioaktiv markierten Insulin ein Maß für das zu bestimmende Insulin, da dieses ja das markierte Insulin aus seinem Antigen-Antikörper-Komplex verdrängt hat. Die mit den immunologischen Methoden gemessenen Seruminsulinwerte sind deutlich niedriger als die am Rattendiaphragma bzw. am Fettgewebe gemessenen Werte.

Heutzutage wird Insulin meist mit Radioimmuno-Assays gemessen. Die eingesetzten Insulinantiseren besitzen im Gegensatz zu den Radioimmuno-Assays der früheren Jahre nur sehr geringe Kreuzreaktionen mit Insulinpräkursoren wie Proinsulin und Splitprodukten. Mit Hilfe monoklonaler Antikörper können die wahren Serum- bzw. Plasmainsulinkonzentrationen sowie die Konzentrationen von Proinsulin und Splitprodukten bestimmt werden. Dafür stehen sogenannte radioimmunometrische Methoden zur Verfügung. Es zeigt sich, dass bei Gesunden meist weniger als 10% der Sekretionsprodukte der B-Zellen Insulinpräkursoren sind. Bei Typ-2-Diabetikern kann sich dieser Prozentsatz jedoch erheblich erhöhen und bis zu 30% betragen. Insbesondere beim organischen

Hyperinsulinismus (Insulinom und vor allem Inselzellkarzinom) werden viel bis sehr viel (mehr als 50%) Proinsulin und Intermediärprodukte aus transformierten B-Zellen freigesetzt. Bei hochgradigem Verdacht auf einen insulinproduzierenden Tumor sollte deshalb die Analyse von Proinsulin und Splitprodukten unbedingt zusätzlich dann erfolgen, wenn bei der üblichen radioimmunologischen Untersuchung des Serums normale oder nur geringe Erhöhungen des Insulins gemessen wurden.

Man möge mir diesen Ausflug in die klinische Chemie verzeihen. Ich hielt es aber für erforderlich, eine der wichtigsten Entdeckungen in der Diabetologie – Messung des Schlüsselhormons Insulin – so ausführlich darzustellen, wie es seiner Bedeutung für die Diabetologie und auch für meine berufliche Tätigkeit entsprach. Im Jahre 1960 hatten neben der wegweisenden Entdeckung von Yalow und Berson Nicol und Smith die Struktur des menschlichen Insulins analysiert. 1964 gelang dann dem Deutschen Zahn die Totalsynthese des Rinderinsulins. Im gleichen Jahr synthetisierte Katsoyannis das Schafinsulin.

Sowohl für die Pathogenese des Typ-1-Diabetes als auch für die des Typ-2-Diabetes war das Jahr 1965 bedeutsam. Der Franzose Camus beschrieb das „trisyndrome metabolique" bestehend aus Gicht, Diabetes und Hyperlipidämie. Dies war sozusagen ein erster Ansatz für das 1989 von Reaven charakterisierte Insulinresistenz-Syndrom, allerdings noch ohne so wichtige Faktoren wie Hypertonie und Hyperinsulinämie. Das metabolische Syndrom kann ja auch als Prä-Typ-2-Diabetes bezeichnet werden und läuft sozusagen der Entwicklung dieses Diabetestyps vorweg. Zusammen mit Kuhlmann haben wir im Jahr 1968 das „Wohlstandssyndrom" (unter Einbeziehung von Hypertonie und Hyperinsulinämie) beschrieben, ebenso wie Jahnke und Mitarbeiter sowie Haller und Hanefeld den Terminus „metabolisches Syndrom" unter Berücksichtigung aller dieser Faktoren – bis auf die noch nicht gemessene Insulinresistenz – geprägt hatten. Wichtig schien bei diesen Untersuchungen – beginnend mit Camus – zu sein, dass der Typ-2-Diabetes ein Syndrom darstellt mit verschiedenen Risikofaktoren und einem sich sehr früh, ja vor der Diabetesmanifestation bemerkbar machenden Bündel von Einzelkrankheiten, die dem Gesamtsyndrom „metabolisches Syndrom" zuzuordnen sind. Mein Freund

Ausbildungsjahre und erste ärztliche Tätigkeit (1954–1965)

Peter Dieterle war der erste, der erhöhte Insulinspiegel im Blut von Hochdruckkranken beschrieben hatte. Ein Befund, der mehr als 20 Jahre später – ohne Dieterle zu zitieren – erneut publiziert wurde ...!

1965 fand der Pathologe W. Gepts erstmals an histologischen Pankreaspräparaten Verstorbener neu entdeckter Typ-1-Diabetiker eine Infiltration der B-Zellen mit Lymphozyten. Dies war der Ausdruck einer Insulitis, also einer Inselentzündung und gab die ersten Hinweise, dass es sich beim Typ-1-Diabetes um eine Autoimmunerkrankung handeln könnte (siehe Kapitel „Volkskrankheit Diabetes mellitus"). Bekanntlich hat dieses Konzept die gesamte Forschung des Typ-1-Diabetes entscheidend beeinflusst. Wir lernten nach und nach kennen, dass es sich bei beiden Diabetestypen beinahe um zwei verschiedene Krankheiten handelte, die allerdings in zwei wichtigen Belangen zusammenzuführen waren: Die Erhöhung der Blutglucose als Diagnostikum und Risikofaktor sowie die Ausbildung diabetesspezifischer Komplikationen, insbesondere im Sinne der Erkrankung der kleinen Gefäße (Mikroangiopathie), die z.B. als Netzhaut- oder Nierenerkrankung ausschließlich bei Diabetikern – gleichgültig ob Typ 1 oder Typ 2 – auftreten können. Unterschiede zwischen beiden Diabetestypen haben wir oben beschrieben. Während der Jahre meiner poliklinischen Tätigkeit ist noch die Untersuchung von Sutherland und Rall zu erwähnen. Diese Autoren zeigten 1958, dass die Wirkung von Adrenalin und Glucagon auf die Glykogenolyse in der Leber durch sogenanntes zyklisches Adenosinmonophosphat, einen intrazellulären „second messenger", vermittelt wird. Diese Betrachtungsweise spielte in der Biochemie über viele Jahre eine wesentliche Rolle und half so manches Problem der Wirkung von Hormonen verstehen.

Zusammenfassend kann ich also feststellen, dass die Jahre 1956 bis 1965 für meine Entwicklung und Ausbildung entscheidende Weichenstellungen mit sich brachten und dass vor allem in dieser Zeit die Diabetologie in aller Welt einen unerhörten Aufschwung nahm. Dennoch muss ich sagen, dass die nun folgenden Jahre 1966 bis 1968 die wichtigsten in meinem Leben gewesen sind, sowohl in privater, d.h. familiärer, als auch in beruflicher Hinsicht. Darüber wird im nächsten Kapitel zu sprechen sein.

7. Kapitel
1966–1968 – die wichtigsten Jahre

In jedem Leben kristallisieren sich bestimmte Zeitabschnitte als besonders prägend und wichtig heraus. Für mich galt das z.B. für die Jahre der Internierung, über die ich ausführlich berichtet habe. Dasselbe gilt – um ein weiteres Beispiel zu nehmen – für die Gastarzttätigkeit an der Joslin-Klinik in den USA. Wenn ich aber mein Leben im Rückblick betrachte, dann sind die wichtigsten Jahre für mich die Jahre 1966 bis 1968 gewesen. Um es mit einem Satz vorwegzunehmen: In diesen Jahren habe ich meine Frau kennengelernt und geheiratet, wir bekamen die ersten Kinder, wir entschlossen uns zum Bau eines Hauses, ich trat in Schwabing meinen Dienst als Chefarzt an, die Pläne zur Gründung einer Forschergruppe Diabetes zusammen mit Otto Wieland reiften weiter, wir führten die größte Früherfassungsaktion auf Diabetes durch, die jemals in der Welt initiiert wurde, und ich konnte maßgeblich an der seinerzeit aktuellen Münchner Krankenhausreform mitwirken. Nun aber im Einzelnen zu diesen Geschehnissen.

Rike und die Kinder

Es ist der Wunsch und der Wille des Verlags und auch des Autors, dass in diesem Buch vor allem über Bezüge zum Diabetes berichtet wird, die mein Leben prägten. Das bedeutet zwangsläufig, dass private und familiäre Geschehnisse in den Hintergrund zu treten haben. Dennoch entspräche es einer Geschichtsklitterung, wenn ich nicht betonen würde, welch immensen Einfluss das glückliche Leben mit meiner Familie auf meinen Lebensweg gehabt hat. Mein Freund Karl Häser, der mit mir studierte und dessen Frau Christa über viele Jahre meine unersetzliche Privatassistentin war, hat in seiner Biographie seine Frau als den „Glücksfall" seines Lebens beschrieben. Ich kann mich dieser Charakterisierung auch meiner Frau für mein Leben nur anschließen. Rike war und ist der Glücksfall meines Lebens. Ich habe ihrer klugen, ausgleichenden und toleranten Art und ihrer Liebe, die sie ihrer Familie täglich entgegenbringt, unglaublich viel zu verdanken. In dem wichtigen Jahr 1966 lernte ich sie als die Schwester mei-

1966–1968 – die wichtigsten Jahre

ner ersten medizinisch-technischen Assistentin Karin Wallem kennen und verlobte mich binnen 14 Tagen mit ihr. Wir heirateten am 10.12.1966, und für mich wurde meine aus Leipzig stammende intakte Familie in wunderbarer Weise erweitert durch die Familie von Rike, die in Murnau ansässig ist. Es stimmte eben einfach alles von Anfang an. Rike hatte eine Ausbildung als Krankengymnastin, die aber vor der Hochzeit noch nicht abgeschlossen war. Sie war im Jahre 1966 23 Jahre alt, während ich schon ein gesetzterer Herr im Alter von 37 Jahren war. Für die Hochzeit mussten wir uns die Genehmigung der Krankengymnastinnen-Schule in München einholen, da wir an diesem Tage verständlicherweise frei bekommen wollten. Am Vormittag der standesamtlichen Trauung Ende November 1966 besuchten wir die alte Pinakothek. Da Rike noch als Schülerin galt, erhielt sie ermäßigten Eintritt, und wir zahlten – sage und schreibe – 10 Pfennige für ihr Ticket. Ich dachte, „du hast eine gute Partie gemacht, wenn deine Frau dir so wenig Unkosten verursacht". Im Oktober 1967 wurde unsere erste Tochter Stephanie und im Oktober 1968 unsere zweite Tochter Katrin geboren. Später sollten dann noch zwei weitere Töchter, nämlich Andrea (1970) und Friederike (1972) hinzukommen. Dieser schnelle Familienzuwachs bedeutete für uns, dass wir aus einem beengten Reihenhäuschen ausziehen und selbst bauen mussten. In den Jahren bis 1968 erwarben wir ein damals noch billiges Grundstück in Krailling bei Starnberg und stellten erste Baupläne auf. Auch das war natürlich ein wichtiger Einschnitt in unserem Leben, weil wir uns nicht nur auf diese Weise zunächst erheblich verschuldeten, sondern weil unsere Kinder in einer wunderschönen Waldgegend aufwachsen konnten und von Jugend an ein schönes Haus mit Garten und Schwimmbad zur Verfügung hatten. Rike und die Kinder haben mich während meiner ganzen Schwabinger Zeit begleitet und waren bei all den vielen Festivitäten, die ich als Chefarzt in meiner Abteilung einführte, fast immer mit anwesend. Doch darüber wird später noch zu sprechen sein.

Dienstantritt in Schwabing

Am 01.01.1966 erfolgte also mein Dienstantritt als Chefarzt der III. Medizinischen Abteilung. Diese wurde durch Stadtratsbe-

7. Kapitel

schluss etwas verkleinert, war aber durchaus noch lebensfähig. Mit mir begann im Jahr 1966 Horst Kuhlmann als mein Oberarzt, und als Medizinalassistenten und spätere Assistenten und Oberärzte kamen Günther Dietze, Manfred Haslbeck und Eberhard Standl nach Schwabing. Ich hatte das Glück, dass ich diese Freunde und Kollegen – wie zahlreiche andere auch – schon als Doktoranden und Famuli noch in der Universitätspoliklinik kennen lernen und mit ihnen ihren beruflichen Start bei mir verabreden konnte.

Für mich war der Beginn als Chefarzt ein tiefer Einschnitt in meinem Leben. Ich war ja – was heute kaum noch vorstellbar ist – niemals Oberarzt, sondern nur Assistenzarzt und Leiter der Diabetikerambulanz in der Uniklinik gewesen. Heutzutage, als Vorsitzender einer Chefarztauswahlkommission der Bayerischen Krankenhausgesellschaft, lege ich großen Wert darauf, dass die Bewerber um eine Chefarztposition wenigstens Oberarzt gewesen sind. Ich tue dies nicht, weil ich selbst mit dem Fehlen dieser Funktion in meiner Vorgeschichte allzu schlechte Erfahrungen gemacht hätte, sondern weil sich die Zeiten geändert haben und weil die Klinikführung viel komplexer und komplizierter geworden ist, als es früher der Fall war. Vor allem ist es in in dieser Zeit wichtig, dass ein Bewerber um eine Chefarztposition auch in Personal- und Verwaltungsfragen vorher bereits als Oberarzt Erfahrungen gesammelt hat.

Mit meinem Vorgänger Felix Steigerwaldt hatte ich weiterhin ein sehr gutes Verhältnis. Er kam regelmäßig zu den von mir initiierten Klinikfortbildungen. Steigerwaldt hat damals ein sehr kluges Buch über Diabetes geschrieben und übergab mir die Korrekturfahnen zum Lesen. Ich hatte – und da muss ich nachträglich meine Frau um Entschuldigung bitten – nur noch Zeit, diese Fahnen auf der Hochzeitsreise zu lesen und zu bearbeiten. Aber Rike wusste ja, auf was sie sich eingelassen hatte mit einem jungen ehrgeizigen Chefarzt, der etwas werden und aus seiner Klinik etwas machen wollte. Ein großes Glück war es, dass ich von Steigerwaldt seine Sekretärin Elisabeth Feltl übernehmen konnte. Frau Feltl, die wir jetzt Liesl nennen, ist 28 Jahre meine Chefarztsekretärin gewesen und war mir unentbehrlich. Ich habe meinen Oberärzten halb im Spaß oft gesagt „Ihr seid alle ersetzbar, Frau Feltl aber keinesfalls". In der Tat war Liesl mit ihrer Loyalität, ihrem Fachwissen und ihren menschlichen Qualitäten eine ideale Besetzung für eine Chefarztsekretärin. Ähnliches Glück hatte ich mit einer zweiten Dame, die in unsere später zu errichtende Forschergruppe Diabetes eintreten und dort die Verwaltungsleitung über zweieinhalb Jahrzehnte übernehmen sollte. Ich spreche von Gerda Drescher, die in ihrer präzisen Verwaltungsleitung, ihrem Engagement und ihren klugen Ideen unglaublich viel dazu beigetragen hat, dass wir unsere Forschungsergebnisse in der richtigen Form „herüberbringen" und von der Deutschen Forschungsgemeinschaft und später vom Staat Unterstützung erhalten konnten.

Zu meiner Abteilung gehörte ein kleines Labor, das für eine Stoffwechselklinik unentbehrlich war. Hier kam es aber zu Problemen und zu Bemühungen seitens der Stadt, dieses Labor klein zu halten oder gar in das Klinisch-chemische Institut meines Freundes Otto Wieland aufgehen zu lassen. Ich konnte mich aber durchsetzen und das Labor im Laufe der Jahre sogar erheblich vergrößern. Der wichtigste Grund dafür, dass ich dieses Laboratorium behalten konnte, war die Tatsache, dass ich von Steigerwaldt die Kassenambulanz für Stoffwechselkranke übernahm, bei der nur ich – und nicht die Stadt – die Laborleistungen abrechnen durfte. Diese Ambulanz war ein weiteres Kernstück in unserer 100-Betten- (und vier Jahre später 130-Betten-)Abteilung. Ich übernahm von Steigerwaldt 150 ambulante Patienten und brachte durch ein sehr großes Engagement meiner Mitarbeiter und von mir die Zahl dann bald auf 800 bis 900, ja 1000 Diabetiker pro Quartal. Obwohl es niedergelassene Kollegen gab, die uns die Diabetikerzahlen neideten, waren wir doch sehr bald in München eine Institution, an der man in Diabetesfragen nicht vorbeiging und an die man seine ambulanten Diabetiker gern überwies. Ich glaube, dass hierbei zwei Gründe eine wesentliche Rolle gespielt haben: Einmal haben wir die Patienten nur dann behalten, wenn der überweisende Arzt und die Patienten selbst dies wollten, und zum anderen habe ich über viele Jahre jeden Arztbrief über jeden ambulanten Patienten in regelmäßigen Abständen selbst geschrieben. Das war zwar eine erhebliche zeitliche Belastung, hatte aber den großen Vorteil, dass ich über jeden Patienten Bescheid wusste und die Ambulanz, an deren Sprechstunden ich immer teilnahm, entsprechend steuern konnte. Die überweisenden Ärzte rechneten es mir offenbar an, dass ich diese Arbeit auf mich nahm. Ich hatte hier mein Vorbild E. P. Joslin im

Sinne, der ja auch nach jedem Kliniktag alle Krankenblätter der eingewiesenen Patienten durchschaute, sich Notizen machte und die Assistenzärzte auf allfällige Probleme ansprach.

Dank des klugen Schachzuges des oben erwähnten Oberarztes Kink, der uns dann bald verließ, hatten wir also eine größere Bettenzahl erhalten, als es ursprünglich vorgesehen war. Auch dies war vorteilhaft, da ich – wie schon erwähnt – die volle Facharztausbildung durch die Landesärztekammer erhielt und damit bewährte Kollegen nicht vorzeitig wieder verlor. Im Gegenteil: Dadurch, dass wir die volle Facharztanerkennung hatten und ich später auch das Recht zur Habilitation bekam, konnte ich mir einen Mitarbeiterstab aufbauen, dessen Mitglieder alle einen guten beruflichen Weg gemacht haben.

Am 01.01.1966 hatte also auch Otto Wieland mit mir zusammen seine Tätigkeit in Schwabing begonnen. Wir konkretisierten jetzt unsere Pläne für den Beginn der Arbeit einer Forschergruppe Diabetes und erhielten nach der Antragstellung im Jahre 1966 im nächsten Jahr bereits die Zustimmung der Deutschen Forschungsgemeinschaft. Erstaunlich, wie schnell und unbürokratisch damals alles ablief: Mitte 1965 erstes Gespräch zwischen Wieland und mir über die Forschergruppe, 1966 Schaffung der Voraussetzungen für erste Arbeiten, 1967 Antrag an die DFG und am 01.01.1968 Beginn der Tätigkeit mit den ersten Assistenten, MTAs und den zur Verfügung gestellten Forschungsmitteln. Und da war bereits der Plan des Institutsneubaus weit gediehen, dessen Bezug im Jahre 1970 stattfinden sollte. Hierüber wird später noch ausführlich zu berichten sein. Sowohl seitens der Stadtverwaltung (was für ein „städtisches Hospital" nicht unbedingt zu erwarten war!) als auch seitens der Deutschen Forschungsgemeinschaft wurden alle Hemmnisse für das wegweisende Projekt schnell beiseite geräumt und uns eine forschende Tätigkeit neben unseren klinischen Aufgaben ermöglicht.

Natürlich habe ich parallel zu meiner ärztlichen und wissenschaftlichen Tätigkeit mich immer sehr in der ärztlichen Fortbildung und in der Lehre für die Studenten engagiert. Als Privatdozent, der ich ja nun seit zwei Jahren war, musste ich Vorlesungen halten, was aber im Grunde nur eine Fortsetzung von dem darstellte, was ich vor der Habilitation an der Poliklinik bereits für

1966–1968 – die wichtigsten Jahre

meine Doktoranden in die Wege geleitet hatte: Ein gut besuchtes diabetologisches Seminar. Jetzt musste ich zur Vorlesung in die Poliklinik fahren, habe aber sofort auch zur Entlastung der Fakultät einen Auskultations- und Perkussionskurs sowie eine klinische Visite in Schwabing eingerichtet.

Die weltweit größte Diabetes-Früherfassungsaktion 1967

Ärztliche Fortbildung bedeutete, dass man am Abend in irgendwelchen Städten Deutschlands vor meist Hunderten von Ärzten sprach und die neuesten diabetologischen Erkenntnisse erörterte. Es herrschte ein großes Interesse an solchen Vorträgen, da – wie ich es schon schilderte – die Diabetologie sich damals buchstäblich im Aufbruch befand. Eine Fortbildungsveranstaltung in Baden-Württemberg sollte von besonderer Bedeutung für mich werden. Ich hatte vor mehr als 300 Ärzten meinen Vortrag gehalten und ausgiebig mit ihnen diskutiert, als zwei Herren auf mich zukamen, die sich als Dr. Weiß und Dr. Wenzel vorstellten und sich als Repräsentanten der Firma B. aus M. zu erkennen gaben. Wie oben geschildert, hatte ich mit dieser Firma ja einige Probleme gehabt, die Weiß und Wenzel aber jetzt ausräumen wollten. Sie entschuldigten sich in aller Form für die damaligen Vorkommnisse, für die sie keine Verantwortung trugen, da sie damals noch nicht bei der Firma waren. Dr. Weiß sagte mir, man würde gern ein wissenschaftliches Projekt von mir unterstützen, was völlig neutral und ohne besondere Interessen für die Firma sei, um mir zu zeigen, dass man die damalige Verhaltensweise bereue. Ich hatte daraufhin sofort die kühne Idee zu sagen: „Machen wir doch eine Diabetesfrüherfassungsaktion in München und beziehen die gesamte Bevölkerung ein." Die Firma hat damals tatsächlich zugestimmt und für die Aktion die seinerzeit immense Summe von 700.000,– DM zur Verfügung gestellt. Die größte Diabetesfrüherfassungsaktion, die jemals auf der Welt stattfand, wurde geplant und 1967 durchgeführt:

Die Erkennung eines Diabetes kann eigentlich nicht verfehlt werden, wenn ein Patient zum Arzt kommt und über große Urinmen-

185

gen, starken Durst, Abnahme des Körpergewichts und allgemeine Schwäche und Abgeschlagenheit klagt. Für den Arzt ist es überdies ein wichtiger Hinweis, wenn der Patient über zahlreiche diabetische Familienangehörige berichtet. Trotzdem darf man sich nicht beirren lassen, wenn Diabetiker keine anderen Zuckerkranken in der Familie aufweisen. Dies liegt an dem besonderen Erbgang des Diabetes, der sich – besonders beim Typ-1-Diabetes – nur durch eine geringe Penetranz auszeichnet. Trotzdem weisen es viele Patienten entrüstet zurück, ein „Erbleiden" zu haben. Der Arzt sollte diesen Patienten verdeutlichen, dass ein Diabetes weder ansteckend ist noch eine Schande bedeutet. Wenn man sich überlegt, dass die Träger der diabetischen Anlage auf bis zu 40% der Bevölkerung zu veranschlagen sind und dass die manifesten Diabetiker und die Patienten mit Frühformen der Zuckerkrankheit über 10 bis 15% ausmachen, dann kann der Diabetes wirklich kein seltenes Ereignis darstellen. Noch etwas ist wichtig: Auch die manifesten Diabetiker brauchen keine Beschwerden im Sinne von vermehrtem Durst oder starkem Wasserlassen aufzuweisen. Genau dies ist der Grund dafür, dass so viele Diabetiker über Jahre hinweg unentdeckt bleiben. Man sollte deswegen dazu raten, dass jeder Mensch – insbesondere ältere übergewichtige Personen mit diabetischen Familienangehörigen – wenigstens einmal pro Jahr auf das Vorhandensein eines Diabetes untersucht wird. In dem sogenannten Check-up der über 35-Jährigen (Gesundheitsuntersuchung) ist dies übrigens in der Prävention in Deutschland eine Kassenleistung, die alle zwei Jahre von jedem wahrgenommen werden kann und bei der nicht nur der Blutzucker, sondern auch andere Parameter untersucht werden. Eine gewisse Hilfe bedeutet auch die Selbstmessung mit Harnzuckerteststreifen, die in jeder Apotheke erhältlich sind. Zwei Stunden nach einer Hauptmahlzeit sollte man den Urin auf das Vorkommen von Zucker untersuchen. Bei Vorhandensein von Glucose verfärbt sich der in den Harn eingetauchte Streifen in typischer Weise. Nur wenige Fälle von manifestem Diabetes bleiben bei diesem Vorgehen unentdeckt.

Bei der Münchner Früherfassungsaktion konnten wir mit Hilfe von Presse, Rundfunk und Fernsehen nicht weniger als 72% der Münchner Bevölkerung – vom Säugling bis zum Greis – dazu animieren, sich an einer Teststreifenaktion zur Früherkennung eines

Diabetes zu beteiligen. Alle Münchner Einwohner erhielten einen eingesiegelten Harnzuckerteststreifen zugesandt, den sie – wie oben beschrieben – benutzen sollten. In einem frankierten Rückumschlag sollte der Streifen an eine zentrale Auswertungsstelle zurückgeschickt werden. Dem Teststreifen wurde ein Fragebogen beigefügt, auf dessen vier Fragen der Patient antworten sollte (manifester Diabetes bereits vorhanden?, Diabetesfälle in der Familie?, Geburt überschwerer Kinder?, Nierenerkrankung vorhanden?). Für die Früherfassungsaktion standen, wie gesagt, 700.000,– DM zur Verfügung, die ausreichten, um das gesamte Unternehmen einschließlich des Portos für die Rückantwort und die die Bezahlung der die Teststreifen auswertenden Studenten zu finanzieren. Leider konnte damals die Bundespost nicht über ihren Schatten springen und wollte ausgefüllte Fragebögen, obwohl sie nur mit vier Kreuzchen zu versehen waren, nicht als billige Drucksache befördern. Daraufhin hatte ich die „beste Idee" meines diabetologischen Lebens: Wir druckten die vier Fragen jeweils in die oberen und unteren Ecken des Bogens und baten die Münchner, falls die jeweilige Frage mit „ja" zu beantworten war, die betreffende Ecke des Fragebogens abzuschneiden. Auf diese Weise konnten wir der Post ein Schnippchen schlagen und sparten mehr als 100.000,– DM an Porto, da ja nun zweifelsfrei die Grundlage für eine Drucksache ohne schriftliche Vermerke des Absenders gegeben war.

Wichtiger als diese lustige Episode aber ist die Feststellung, dass die Münchner Früherfassungsaktion beispielgebend gewesen ist: Erstmals wurde festgestellt, dass nicht – wie bis 1967 vermutet – nur 2%, sondern sogar 3% manifeste Diabetiker in der Bevölkerung vorhanden waren. Bei 7000 Münchnern wurde ein bisher unbekannter Diabetes diagnostiziert, der nun sofort der Behandlung zugeführt werden konnte! Natürlich wurden sogar noch mehr Personen mit Zuckerausscheidung entdeckt, als der tatsächlichen Zahl an Diabetikern entsprach. Dies lag daran, dass es auch eine harmlose Zuckerausscheidung gibt, die nichts mit einem Diabetes zu tun hat. Durch die stets erforderlichen anschließenden Blutzuckerbestimmungen bei den Verdachtsfällen war zu erkennen, ob die Zuckerausscheidung im Urin wirklich harmlos oder aber Ausdruck eines Diabetes war. Der Gang zum Hausarzt war also für jeden der Teilnehmer, bei dem der Teststreifen sich verfärbte, obligatorisch. Die Ärzte teilten uns schließlich mit – und daraus wurde der Prozentsatz von 3% manifesten Diabetikern gewonnen – wie viele der Verdachtsfälle sich dann als Diabetiker entpuppten.

Für Arzt und Patient ist also gleichermaßen wichtig, dass die entscheidende Diabetesdiagnose nur mit Hilfe erhöhter Blutzuckerwerte gestellt werden kann. Die Blutzuckerbestimmung bildet gleichzeitig eine wichtige Hilfe bei den laufenden Untersuchungen für die Therapiekontrolle des diabetischen Patienten. Diese Untersuchungsmethode wird ergänzt durch die Untersuchung des Urins auf Zucker und vor allem durch ein besonders raffiniertes Verfahren, mit dessen Hilfe man sich aus der Untersuchung des Zuckergehalts der roten Blutkörperchen ein Bild über die durchschnittlichen Blutzuckerwerte in den letzten acht bis zehn Wochen machen kann (Bestimmung des HbA_1 oder HbA_{1c}, s. auch S. 106). Wenn also ein diabetischer Patient seinem Arzt vor der Kontrolle einen „Gefallen" tun will und streng seine Diät einhält, die er vorher nie eingehalten hat, dann ist der Arzt mit Hilfe dieser kriminalistischen Spürmethode in der Lage festzustellen, ob der am Untersuchungstag gute Blutzuckerwert wirklich dem Verhalten der Blutzuckerkonzentration in den letzten Wochen entsprochen hat. Im Übrigen wird heutzutage jeder diabetische Patient angehalten, Selbstkontrollen durchzuführen. Der Typ-1-Diabetiker wird dies mit Blutzuckerselbstkontrollen, der Typ-2-Diabetiker – wenn er nicht Insulin spritzt – oft nur mit Harnzuckerselbstkontrollen bewerkstelligen. Hierfür stehen hervorragende, einfach zu handhabende und recht genaue Teststreifenmethoden und entsprechende Apparate zur Verfügung.

Die Früherfassungsaktion auf Diabetes im Jahr 1967 war in jeder Weise ein großer Erfolg: Einmal dadurch, dass eben 7000 neu der Therapie zuzuführende Diabetiker als bisher unerkannt entdeckt wurden und zum anderen, weil diese Aktion gerade für den Start unserer Forschergruppe Diabetes und unsere Bemühungen um die Diabetologie besonders wichtig war: Hatten wir doch damit auch denjenigen, die nichts von Wissenschaft an städtischen Häusern hören wollten, ein Signal gegeben, wie praxisnah wir unsere Bemühungen um den Diabetes verstanden haben. Im Hinblick auf die Aufklärung der Bevölkerung, die bei dieser Früherfassungsaktion praktiziert wurde, ist noch einiges anzumerken. So wurde die Öffentlichkeit auf

1966–1968 – die wichtigsten Jahre

die Diabetesfrüherfassungsaktion systematisch vorbereitet. In der ganzen Stadt wiesen Plakate auf die Aktion hin. Die Münchner Schulkinder wurden von ihren Lehrern auf die Wichtigkeit dieser Aktion aufmerksam gemacht und erhielten einen schriftlichen Aufruf, der in den Familien der Kinder noch einmal an die Aktion erinnern sollte. In Presse, Rundfunk und Fernsehen wurden verschiedene Sendungen vor und während der Aktion gebracht, in denen die Bevölkerung zur Teilnahme aufgefordert wurde. Als besonders wichtiges Massenmedium erwies sich dabei das Fernsehen. Dies bewies die rapide Zunahme der Beteiligung in unmittelbarer Folge an eine Abendsendung des Bayerischen Fernsehens. Bei den Ergebnissen der Münchner Früherfassungsaktion fiel überhaupt auf, dass sich die Bevölkerung in außerordentlich hohem Ausmaß an der Aktion beteiligte, obwohl bei den miteinbezogenen höchsten und niedrigsten Altersklassen eher mit einer geringeren Teilnahme, als es der durchschnittlichen Beteiligung entsprach, zu rechnen war. Wenn man weiterhin bedenkt, dass in einer Großstadt eine starke Fluktuation der Bevölkerung besteht, dass ferner – wie allen Behörden bekannt ist –, ein relativ hoher Prozentsatz der Bevölkerung für öffentliche Anliegen nicht ansprechbar ist und dass darüber hinaus sicherlich viele Personen, die aus der Verfärbung oder Nichtverfärbung ihres Harnzuckerstreifens schon selbst die richtigen Konsequenzen ziehen konnten, ihren Teststreifen nicht zur Auswertung schickten, ist der Anteil von 72% zurückgesandter Briefe außerordentlich hoch.

Ein damals weniger beachteter, heute aber sehr aktuell gewordener Befund über den Diabetes bei Kindern und Jugendlichen soll im Folgenden unter Zitierung aus meiner Originalpublikation in der „Deutschen Medizinischen Wochenschrift" hier erwähnt werden:

„Wegen der Wichtigkeit des Problems sollen abschließend noch einige Bemerkungen zum Diabetes bei Kindern und Jugendlichen gemacht werden. In den jüngsten Altersklassen wurden die wenigsten Diabetiker und die wenigsten Verdachtsfälle festgestellt. Ohnehin ist der Diabetes mellitus bei Kindern und Jugendlichen verglichen mit dem Altersdiabetes selten. Weiterhin ergibt sich, dass sich die Verdachtspersonen mit Glucosurie in den niedrigsten Altersklassen wesentlich seltener als diabetisch erwiesen als in höheren Altersklassen. Dennoch darf als eines der wichtigsten Ergebnisse dieser Aktion angesehen werden, dass eine relativ beachtlich hohe

Zahl von Kindern und Jugendlichen mit bisher unbekanntem Diabetes ermittelt werden konnte: Über 15 Jungen und drei Mädchen bis zum 15. Lebensjahr wurden Unterlagen der Hausärzte zurückgesandt, die einwandfrei die Diagnose eines neu entdeckten Diabetes erwiesen. Bis zum 25. Lebensjahr waren es sogar 39 Diabetiker und 17 Diabetikerinnen. Bei diesen Zahlen muss bedacht werden, dass sie nur die auswertbaren Nachuntersuchten betreffen, in Wahrheit aber hochgerechnet mehr als doppelt so hoch liegen dürften. Selbst wenn man lediglich die mit Sicherheit neu diagnostizierten Fälle berücksichtigt (18 bis zum 15. Lebensjahr bzw. 56 bis zum 25. Lebensjahr), ergibt sich, dass sie von der Gesamtzahl der Diabetiker in ihren Altersklassen immerhin 8,7 bzw. 11,6 % ausmachen. Denn die aufgrund der Rückantwort ermittelte Zahl der vor der Aktion bereits bekannten Diabetiker betrug bis zum 15. Lebensjahr 188 und bis zum 25. Lebensjahr 426 männliche und weibliche Personen in München. Für die Richtigkeit der Diagnose bei den neuentdeckten jungen Diabetikern sprechen neben den Untersuchungsbefunden auch folgende Überlegungen: Den Angaben über das Körpergewicht ist zu entnehmen, dass die neuentdeckten Fälle im Vergleich zu den negativen Fällen erheblich übergewichtig sind. Fettsucht prädisponiert aber nicht nur im Erwachsenen-, sondern auch im Kindes- und Jugendalter zum Diabetes."

Mit dieser Aussage zum „Typ-2-Diabetes im Kindes- und Jugendlichenalter" wurde das vorweg genommen, was Ende der 90er Jahre als „neuer Befund" immer wieder festgestellt worden ist: Die Zunahme von übergewichtigen Typ-2-Patienten im jungen Alter. Die Münchner Früherfassungsaktion hatte also auch diesen Befund vorweggenommen. Die damals von mir gezogenen Schlussfolgerungen erweisen dies noch einmal eindeutig:

„Es zeigt sich demnach, dass der klassische Insulinmangeldiabetes des Kindes und des Jugendlichen mit dem stürmischen Beginn ohne längeres Vorstadium in einem nicht unbeträchtlichen Prozentsatz eine Ergänzung findet durch kindliche und jugendliche Diabetiker, die hinsichtlich Übergewicht und Diabetestyp dem Altersdiabetes ähneln, bisher aber meist der Diagnostik entgingen. Als Folgerung aus diesen Befunden ergibt sich die Forderung nach Einbeziehung auch der jüngsten Altersklassen in die Diabetesfrüherfassungsaktion."

1966–1968 – die wichtigsten Jahre

Abschließend sei noch die witzige Bemerkung eines diabetischen Spaßvogels im Zusammenhang mit der damaligen Früherfassungsaktion erwähnt. Er schlug vor, dass nur noch ein Teststreifen an jeweils eine Familie ausgegeben werden sollte und dass die Familie zum gemeinsamen Urinlassen ein großes Gefäß zu benutzen habe. Der Teststreifen sei dann in die große Urinmenge aller Familienangehörigen einzutauchen und abzulesen: Wenn sich der Streifen nicht verfärbte, war dies ein Zeichen, dass kein Familienangehöriger einen Diabetes hat. Wenn hingegen der Streifen sich verfärbte, dann muss sich die Familie teilen, zwei und mehr Töpfe benutzen, um den „Täter" allmählich einzuengen und die Einzeldiagnose der Glucosurie zu stellen. Diese Empfehlung in das Ohr der Krankenkassen und des Gesundheitsministeriums bei den großen Bemühungen, Geld im Gesundheitswesen Deutschlands zu sparen ...!

Eine besonders wichtige Aufgabe kam auf mich im Jahre 1968 zu, als der Krankenhausreferent Dr. Erwin Hamm mich bat, ihn bei der Gestaltung einer Münchner Krankenhausreform zu unterstützen. Ich habe diese Aufgabe sofort übernommen und an einem Wochenende die Planungen konzipiert, die dann die Münchner Krankenhausreform entscheidend getragen haben. Da diese Krankenhausreform aber erst im Jahr 1970 beschlossen und 1972 geringfügig verändert wurde, will ich im nächsten Kapitel ausführlich auf dieses gesundheitspolitische Werk eingehen, das damals in Deutschland manche Kritik, aber noch mehr Lob gefunden hat. Für mich war mein zeitraubender Einsatz für die Münchner Krankenhausreform aber auch hinsichtlich unserer Forschungsvorhaben von Bedeutung: Konnte ich doch dem Krankenhausträger, d.h., dem Gesundheitsreferat und dem Stadtrat, durch mein Engagement zeigen, dass ich mich nicht in den Elfenbeinturm der Wissenschaft zurückziehen, sondern immer für städtische Belange bereit sein würde. Man hat mir dies hoch angerechnet, so dass meine Bemühungen letztlich auch sehr hilfreich bei unseren weiteren Planungen für die Forschergruppe Diabetes sowie für das Schicksal meiner Abteilung und des gesamten Krankenhauses waren.

In Schwabing habe ich mich im Zusammenhang mit der oben erwähnten Ambulanz von vornherein darum bemüht, einer Gruppe von Patientinnen zu helfen, die damals die Sorgenkinder in der Diabetologie waren: Ich spreche von den diabetischen Schwange-

7. Kapitel

ren, die – als wir mit ihrer Betreuung begannen – noch in 25 bis 30% aller Fälle kein lebendes Kind zur Welt brachten. Das heißt, ein Viertel bis ein Drittel der neugeborenen Kinder diabetischer Mütter starben vor, während oder nach der Entbindung. Da mir dieses Thema immer besonders am Herzen gelegen hat und unsere Abteilung hier die größten Erfolge zu verzeichnen hatte (zuletzt tendierte die perinatale Mortalität der Neugeborenen diabetischer Mütter auf 0 bis 1%, also in den Bereich der Sterblichkeit der Neugeborenen von nichtdiabetischen Müttern), will ich dem Thema „Diabetes und Schwangerschaft" ein eigenes Kapitel widmen.

8. Kapitel
Diabetes und Schwangerschaft – eine besondere Herausforderung

Im Rahmen unserer Schwangerenambulanz für Diabetikerinnen gaben mein Freund Fritz Dittmar aus der II. Frauenklinik der Universität München und ich im Jahre 1967 ein Merkblatt zur „Betreuung von Diabetikerinnen während Schwangerschaft und Geburt" heraus. Auch wenn sich später vieles ändern sollte, ist es doch interessant, in die damaligen Empfehlungen zu blicken. Zu Recht haben wir auch seinerzeit schon die Behandlung mit oralen Antidiabetika bei Schwangeren abgelehnt, aber meines Erachtens eine zu eiweißreiche Kost (1,5 bis 2 Gramm Eiweiß pro Kilogramm Körpergewicht) empfohlen. Hier würde man heutzutage vorsichtiger sein. Interessant war, dass wir – wie ich oben schon erwähnte – die Faustregel aufstellten, dass schwangere Diabetikerinnen eine Insulininjektion pro Tag mehr benötigten als vor der Schwangerschaft:

„Oft sind daher drei bis vier Einzelinjektionen täglich notwendig. Gut bewährt hat sich z.B. die Verabreichung eines kurz wirkenden Kombinationsinsulins am Morgen, einer Altinsulingabe am Mittag und einer Depotinsulininjektion für die Nacht."

Auch das Therapieziel wurde recht modern definiert: „Strenge Stoffwechselführung, wobei Hypoglykämien erfahrungsgemäß nur zu Beginn der Schwangerschaft zu fürchten sind." Heutzutage weiß man, dass man selbst diese leichten Unterzuckerungen in Kauf nimmt, um den Preis der guten „Diabeteseinstellung" zu gewinnen. Nun aber zur Situation des Problems „Diabetes und Schwangerschaft", wie es sich heute im Jahre 2000 darstellt.[1]

---

[1] Erschienen in: Der Bay. Int. 14 (1994) Nr. 4. Jürgen Hartmann Verlag, Heßdorf-Klebheim

8. Kapitel

Wenn Diabetes und Schwangerschaft zusammentreffen, werden Internisten, Geburtshelfer und Pädiater vor besondere Aufgaben gestellt. In den letzten zwei Jahrzehnten konnten perinatale Mortalität sowie Morbidität von Mutter und Kind im Rahmen der Schwangerschaften von Diabetikerinnen drastisch gesenkt werden. Hierfür gibt es folgende Erklärungen:

- Zentralisierung der Betreuung durch ein eingespieltes Team von Diabetologen, Gynäkologen, Neonatologen und gegebenenfalls Ophthalmologen;

- Normalisierung der mütterlichen diabetischen Stoffwechsellage, präkonzeptionell und während der gesamten Schwangerschaft;

- Klassifikation und frühzeitige Aufdeckung des Diabetes und seiner Komplikationen;

- konsequente Prophylaxe und Behandlung von Schwangerschaftskomplikationen;

- Legen des Zeitpunktes der Entbindung möglichst nahe an den errechneten Termin;

- erfolgreiche Behandlung von Erkrankungen der Neugeborenen mit den Methoden der neonatalen Intensivmedizin.

...

Vorurteile im Vergleich zu Fakten

In wenigen Bereichen der Diabetologie und der Gynäkologie herrschen derartige Vorteile oder irrtümliche Meinungen vor wie bei dem Problemkomplex „Diabetes und Schwangerschaft". Im Folgenden sollen aufgrund langjähriger eigener Erfahrungen acht häufig verwendete, aber falsche Aussagen kommentiert werden.

1. *„Eine Glucosurie während der Schwangerschaft ist harmlos und benötigt keine weitere Abklärung."*

In der Tat besteht bei zirka 15% aller Schwangeren eine harmlose Schwangerschaftsglucosurie. Wichtig aber ist die Tatsache, dass sich das Auftreten eines Diabetes gerade auch anhand einer Glucosurie ankündigen kann. Da in der Schwangerschaft generell

Diabetes und Schwangerschaft – eine besondere Herausforderung

die Nierenschwelle für Glucose absinkt, wird eine Frühdiagnostik der diabetischen Stoffwechselstörung ermöglicht, die anhand der Glucosurie vermutet und durch unentbehrliche Blutzuckerkontrollen – eventuell unter Hinzuziehung eines oralen Glucosetoleranztestes (siehe unten) – bestätigt werden kann. Keineswegs ist also eine Glucosurie während der Schwangerschaft stets harmlos. Im Vordergrund steht sicher die Fahndung nach einem Gestationsdiabetes, also einer Diabetesform, die zwar zunächst nur während der Schwangerschaft auftritt, sich in späteren Lebensjahren aber nicht selten als definitiver (Typ-2-)Diabetes manifestiert.

Im Übrigen sollte eine orale Glucosebelastung aber – wenn nicht sogar generell – bei allen Fällen durchgeführt werden, die ein erhöhtes Risiko haben: Frauen mit einem Lebensalter über 32 Jahre, übergewichtige Frauen, Frauen mit auffälliger geburtshilflicher Anamnese wie Totgeburt, Missbildungen, Kinder mit Geburtsgewicht von mehr als 4000 bis 4500 g, EPH-Gestosen sowie Frauen, bei denen ein Typ-2-Diabetes gehäuft in der Verwandtschaft aufgetreten ist.

2. *„Ein Gestationsdiabetes benötigt keine Therapie, da er sowieso wieder verschwindet."*

Gemäß den Empfehlungen der Deutschen Diabetesgesellschaft wird der Gestationsdiabetes als eine während der Schwangerschaft erkannte Störung des Kohlenhydratstoffwechsels bezeichnet. Er tritt bei immerhin 3 bis 5% aller Schwangeren auf und bringt hohe mütterliche und fetale Risiken mit sich. Die mütterlichen Risiken sind vor allem in der Häufung von Schwangerschaftskomplikationen, das heißt Harnwegsinfekte, EPH-Gestose, Hydramnion, Notwendigkeit operativer Entbindung, zu suchen. Wenig bekannt ist, dass der Gestationsdiabetes mit am häufigsten für die pränatale Mortalität und die perinatale Morbidität aufgrund von Makrosomie, Hyperglykämie, Hyperbilirubinämie und Hypokalzämie des Kindes verantwortlich ist. Durch frühzeitige Erkennung und Behandlung des Gestationsdiabetes besteht die Möglichkeit, mütterliche und fetale Komplikationen weitgehend zu verhindern.

Die Deutsche Diabetesgesellschaft schlägt einen Screening-Test und gegebenenfalls einen oralen Glucosetoleranztest vor. In der Regel wird der Screening-Test in der 24. bis 28. Schwangerschaftswoche durchgeführt. Bei besonders gefährdeten Schwangeren soll allerdings der Suchtest bereits im ersten Trimenon erfolgen, wobei im Wesentlichen die Risikokriterien gelten, wie sie unter 1. dargelegt wurden. Das Screening besteht aus einer einmaligen Bestimmung der Blutglucose 60 Minuten nach oraler Verabfolgung von 50 g Glucose gelöst in 200 ml Wasser. Tageszeit oder vorangegangene Mahlzeiten spielen keine Rolle. Die Glucose wird innerhalb von fünf Minuten langsam getrunken. Die Blutentnahme erfolgt 60 Minuten nach dem Beginn des Glucosetrunks. Liegt die Glucosekonzentration im Kapillarblut über 140 mg/dl, besteht der Verdacht auf einen Gestationsdiabetes. In diesem Fall muss ein oraler Glucosetoleranztest zusätzlich durchgeführt werden. Dabei erhält die Schwangere nüchtern nach der ersten Blutabnahme für Blutglucose 75 g Glucose gelöst in 300 ml Wasser oder ein entsprechendes Oligosaccharidgemisch. Weitere Blutentnahmen erfolgen (60 und) 120 Minuten nach Trinkbeginn. Die Diagnose „Gestationsdiabetes" wird dann gestellt, wenn zwei oder drei Blutglucosewerte folgende Grenzen überschreiten: nüchtern 90 mg/dl, nach 120 Minuten 160 mg/dl. Wenn nur ein Testergebnis überhöht ist, wird der Test nach spätestens zwei Wochen wiederholt.

Wichtig bei diesen Betrachtungen ist, dass der Screening-Test demzufolge nach Möglichkeit bei jeder Schwangeren durchgeführt werden sollte und ein oraler Glucosetoleranztest nur bei Verdacht auf eine Kohlenhydratstoffwechselstörung anzuschließen ist. Gestationsdiabetikerinnen sind in jedem Falle diabetologisch behandlungsbedürftig. Sie müssen eine Diät verordnet bekommen und haben damit zu rechnen, dass sie durch die allmählich fortschreitende Verschlechterung der Stoffwechselsituation sogar insulinbedürftig werden. Man soll nicht nur, man muss sogar in dieser Situation die Patientinnen mit Insulingaben normoglykämisch einstellen, da die perinatale Mortalität des Kindes bei Gestationsdiabetes der Mutter sonst außerordentlich hoch ist.

3. *„Das Kind einer diabetischen Mutter wird mit hoher Wahrscheinlichkeit ebenfalls diabetisch. Deswegen sollte eine Schwangerschaft vermieden oder aus eugenischen Gründen vorzeitig abgebrochen werden."*

Zahlreiche Untersuchungen haben eindeutig erkennen lassen, dass der von vornherein insulinbedürftige Typ-1-Diabetes anders und

Diabetes und Schwangerschaft – eine besondere Herausforderung

weniger stark vererbt wird als der Typ-2-Diabetes, der sich zumeist bei älteren übergewichtigen Menschen findet. Da aber die meisten schwangeren Diabetikerinnen schon wegen des jüngeren Lebensalters dem Typ-1-Diabetes zuzurechnen sind, darf man feststellen, dass die Wahrscheinlichkeit zur Weitervererbung des Diabetes sehr gering ist: Die Wahrscheinlichkeit, dass das Kind einer Diabetikerin bis zum 18. Lebensjahr ebenfalls einen Diabetes entwickelt, beträgt nur zirka 1 bis 2% und kann deswegen praktisch vernachlässigt werden. Die Indikation zur Abruptio graviditatis ist also keinesfalls gegeben. Selbst bei einem Typ-1-Diabetes beider Eltern ist die Wahrscheinlichkeit, dass das Kind keinen Diabetes bekommt, wesentlich größer als die Möglichkeit der Manifestation einer solchen Form der Zuckerkrankheit.

4. *„Schon die geringsten Anzeichen einer mütterlichen Mikroangiopathie (insbesondere Retinopathie) rechtfertigen einen Schwangerschaftsabbruch."*

Gynäkologen und Diabetologen, die früher in der Indikationsstellung zum Schwangerschaftsabbruch recht großzügig waren, haben aus zahlreichen Beispielen lernen dürfen, dass nur erhebliche Gefäßkomplikationen im Sinne der Mikro- und Makroangiopathie eine Abruptio rechtfertigen.

Fälle von Langzeitdiabetikerinnen, die trotz mäßig oder stark ausgeprägter Mikroangiopathie schwanger werden wollen, häufen sich in der internistischen und gynäkologischen Praxis. Der Internist ist vor allem bei Vorliegen einer auch nur mäßig ausgeprägten Nephropathie geneigt, diesem Wunsch zu widersprechen. Wenn eine solche Patientin trotzdem schwanger wird, liegt es nahe, dass die behandelnden Ärzte eine Abruptio graviditatis ins Auge fassen. Es gibt aber viele Frauen, die diesem Vorschlag der behandelnden Ärzte energisch widersprechen. Erstaunlicherweise muss man solchen Schwangeren in zahlreichen Fällen nachträglich Recht geben. So haben wir in den vergangenen Jahren Frauen mit proliferierender Retinopathie und beginnender oder sogar ausgeprägter Nierenerkrankung zu einem guten Schwangerschaftsende führen können. Ein Kaiserschnitt ist dann allerdings meist erforderlich.

Natürlich entheben diese erfreulichen Überlegungen den Arzt nicht der Verpflichtung, mit den Frauen die Probleme, die durch eine

8. Kapitel

Mikroangiopathie auftreten können und die insgesamt natürlich die perinatale Mortalität des Kindes erhöhen, zu besprechen.

5. *„Schwangeren Diabetikerinnen ist eine intensivierte Insulintherapie mit mehreren Insulininjektionen täglich und mit ständigen Blutzuckerselbstkontrollen aus psychologischen Gründen nicht zuzumuten."*

Jeder, der die Gelegenheit hat, eine größere Zahl von graviden Diabetikerinnen zu betreuen, weiß, dass diese Aussage grundfalsch ist. Gerade Diabetikerinnen nehmen viel auf sich, um ein gesundes, lebendes Kind zu bekommen und um sich zu beweisen, dass sie nicht „Menschen zweiter Klasse" sind. Sie spritzen um der erwünschten scharfen Stoffwechselführung willen vier- bis fünfmal täglich Insulin oder lassen sich an eine Insulinpumpe anschließen. Sie führen bis zu acht Blutzuckerselbstkontrollen täglich durch und sind jederzeit bereit, sich zusätzlichen ärztlichen Kontrollen im Hinblick auf HbA_{1c}, Kreatinin, Blutdruck und anderes zu unterziehen. Wenn diese grundsätzliche Bereitschaft der Schwangeren nicht bestünde, wären alle Bemühungen der behandelnden Ärzte umsonst.

Wie gut der Diabetes dieser Frauen im Übrigen einstellbar ist, wird im folgend erörtert.

6. *„Der Diabetes ist während der Schwangerschaft praktisch nicht einstellbar."*

Barbara Hillebrand konnte zeigen, dass die Qualität der Stoffwechseleinstellung bei von ihr betreuten 145 Schwangeren vorzüglich war. Drei Viertel aller Patientinnen lagen in einem Bereich von unter 6,5 bis unter 7,5% HbA_1. Das entspricht ungefähr einem normalen HbA_{1c}-Wert von 5,0–6,0%. Eine unbefriedigende Stoffwechseleinstellung – mit einer strengen Bewertung bei einem HbA_1-Wert von mehr als 7,5%! – wiesen 25,5% der Diabetikerinnen auf. Es handelte sich dabei um Patientinnen, die von außerhalb relativ spät zur Behandlung kamen. Die Aussage, dass der Diabetes in der Schwangerschaft nicht einstellbar sei, ist also unhaltbar.

Ein wesentlicher Grund für die erreichte Qualität der Stoffwechselführung war – neben dem hervorragenden Engagement der betreuenden Ärztin – die oben skizzierte Kooperationsbereitschaft der werdenden Mütter. Hinzu kommt aber die Tatsache, dass das Wissen um

Diabetes und Schwangerschaft – eine besondere Herausforderung

die Vorzüge einer guten Stoffwechselführung die therapeutischen Richtlinien entscheidend verschärft hat und dass durch die mehrfache tägliche Insulininjektion bei laufenden Blutzuckerselbstkontrollen eine intensivierte, erfolgreiche Behandlung möglich geworden ist.

7. *„Eine normnahe Blutzuckereinstellung der Mutter mit gelegentlichen Hypoglykämien schadet dem Kind."*

Im krassen Gegensatz zu dieser von uns früher ebenfalls gemachten Aussage hat sich gezeigt, dass die Normalisierung der mütterlichen diabetischen Stoffwechsellage – präkonzeptionell und während der gesamten Schwangerschaft – die wichtigste Erklärung für die zunehmenden hervorragenden Resultate bei der Betreuung gravider Diabetikerinnen darstellt.

Die bedeutsamste Folgerung für die Diabetikerin aus den in der normalen Schwangerschaft ablaufenden Stoffwechselveränderungen (siehe oben) ist, dass das Therapieziel nicht auf den Blutzuckerstandardwerten beruhen kann, die für Diabetikerinnen außerhalb der Schwangerschaft gelten. Die Blutzuckerrichtwerte müssen vielmehr deutlich darunter liegen, nämlich die Nüchternblutwerte unter 90 mg/dl und die postprandialen Werte nicht über 140 mg/dl. Dabei hat sich im Gegensatz zu der falschen Aussage gezeigt, dass gelegentliche Hypoglykämien, die der Preis für eine gute Einstellung sind, dem Fetus überhaupt nicht schaden, sondern vielmehr ein gesundes Überleben der Leibesfrucht garantieren.

Drei folgenschwere Tatsachen begründen unseres Erachtens die große Bedeutung, die der Normalisierung der mütterlichen diabetischen Stoffwechsellage zukommt: Verminderung des Missbildungsrisiko, Verminderung der Gefahr der Retinopathieverschlechterung und Verminderung der Gefahr einer frühen Wachtsumretardierung mit verzögerter Plazentaentwicklung. Fuhrmann und Mitarbeiter konnten demonstrieren, dass die Zahl der Missbildungen auf ein normales Maß gesenkt werden kann, wenn bereits zum Zeitpunkt der Konzeption eine gute Stoffwechsellage besteht.

Die „geplante Schwangerschaft" ist trotz Aufklärung der Frauen oft nicht leicht zu realisieren. Nach unseren Erfahrungen steigen bei vielen Frauen das Verantwortungsbewusstsein und die Motivation erst mit dem Wissen, dass ein Kind unterwegs ist. Diabetikerinnen ertragen oft die längere Zeit des Wartens auf eine Konzeption nicht gut, was infolge des bei den zuckerkranken Frauen häufig unregelmäßig verlaufenden Zyklus nicht ungewöhnlich ist. Immerhin lässt sich aber doch bei den meisten geschulten Patientinnen zu einem frühen Zeitpunkt das Ziel einer Normoglykämie verwirklichen. Der Wert der Normoglykämie, unter Inkaufnahme gelegentlicher Hypoglykämien, ist unbestritten sowohl im Hinblick auf das Mortalitäts- als auch auf das Morbiditätsrisiko der Kinder sowie hinsichtlich des Komplikationsrisiko der Mutter während der Schwangerschaft.

8. *„Die kindliche perinatale Mortalität ist erheblich größer als bei Kindern stoffwechselgesunder Frauen."*

Diese Aussage ist ebenfalls falsch. In Zusammenarbeit mit Gynäkologen und Neonatologen haben wir bei 240 aufeinanderfolgenden Schwangerschaften nur einen einzigen kindlichen Todesfall – und diesen infolge Nabelschnurumschlingung – beobachtet – also nicht aufgrund des vorliegenden Diabetes der Mutter. Wir liegen damit in einem Bereich der Mortalitätsrate, die sich nicht mehr von der perinatalen Mortalität bei Kindern nichtdiabetischer Frauen unterscheidet. Dies ist umso bemerkenswerter, als nicht wenige Frauen mit Gefäßkomplikationen oder relativ spät mit einer schlechten Stoffwechselführung zu uns kamen, was das Schwangerschaftsrisiko deutlich erhöht.

Folgerungen und Zusammenfassung

In wenigen Bereichen der Inneren Medizin und der Gynäkologie existieren so viele irrtümliche Meinungen wie bei dem Problemkomplex „Diabetes und Schwangerschaft".

So wird eine Glucosurie während der Gravidität, die in vielen Fällen einen Gestationsdiabetes vermuten lässt, vernachlässigt und als harmlos abgetan. Die Annahme, dass das Kind einer diabetischen Mutter mit hoher Wahrscheinlichkeit ebenfalls zuckerkrank wird, ist – wie oben ausgeführt – falsch. Gerade beim Typ-1-Diabetes ist die hereditäre Penetranz außerordentlich gering. Auch ist es nicht erforderlich, wegen einer geringfügigen Mikroangiopathie einen Schwangerschaftsabbruch vorzunehmen.

Schwangere Diabetikerinnen sind durchaus bereit, sich einer intensivierten Insulintherapie mit zahlreichen Injektionen täglich oder

Diabetes und Schwangerschaft – eine besondere Herausforderung

mit einer Insulinpumpe sowie mit ständigen Blutzuckerselbstkontrollen zu unterziehen. Der Diabetes selbst erweist sich dabei als gut einstellbar, ja dank der hervorragenden Kooperation der hochmotivierten Schwangeren zumeist als besser einstellbar als vor der Schwangerschaft. Dies haben wir an zahllosen Beispielen erfahren können. Eine normnahe Blutzuckereinstellung der Mutter mit gelegentlichen Hypoglykämien schadet weder Mutter noch Kind. Die kindliche perinatale Mortalität ist unter einem solchen Therapieregime nicht größer als bei Kindern stoffwechselgesunder Frauen.

Die großen Erfolge bei der Behandlung diabetischer Schwangerer beruhen insbesondere auf der Zentralisierung der Betreuung mit einem eingespielten Team von Diabetologen, Gynäkologen, Neonatologen und Ophthalmologen sowie auf der strikten Normalisierung der mütterlichen diabetischen Stoffwechsellage präkonzeptionell und während der gesamten Schwangerschaft. Für die Zukunft gilt es, bereits eine optimale präkonzeptionelle Schwangerschaftseinstellung anzustreben, um die noch immer geringfügig erhöhte Rate an kindlichen Missbildungen bei Diabetikerinnen ebenfalls zu reduzieren.

9. Kapitel
Die Schwabinger Jahre (1966–1993)

Die längste Zeit meines beruflichen Lebens war ich als Chefarzt der III. Medizinischen Abteilung im Krankenhaus München-Schwabing tätig: vom 01.01.1966 bis 28.02.1993. In diese Zeit fiel der Abschnitt der „wichtigsten Jahre" meines privaten und beruflichen Lebens, dem ich ein eigenes Kapitel gewidmet habe. Dabei wurde auch bereits die Münchner Krankenhausreform und die Gründung der Forschergruppe Diabetes erwähnt – beides Anlässe, über die es jetzt in extenso zu berichten gilt.

Die Münchner Krankenhausreform

Die im Jahre 1970 vom Stadtrat beschlossene und 1972 geringfügig veränderte Münchner Krankenhausreform entstand durch eine enge Zusammenarbeit des Gesundheitsausschusses des Stadtrates, des Betriebs- und Krankenhausreferates und einer Krankenhausübergreifenden Kommission, der ich vorgestanden habe. Wie schon erwähnt, hatte ich von dem Krankenhausreferenten Dr. Hamm den Auftrag erhalten, die Ziele der Münchner Krankenhausreform zu skizzieren. Es bedeutete für mich eine große Genugtuung, dass alle Punkte, die ich aufgeführt hatte, dann tatsächlich diskutiert und im Wesentlichen so beschlossen wurde, wie ich es gewollt hatte.

Der gewaltige Zuwachs an faktischem Wissen innerhalb der Medizin musste eine gewissen Arbeitsteilung und Subspezialisierung zur Folge haben. Andererseits konnte aber die Anwendung der vorhandenen Erkenntnisse therapeutisch nur unter dem Gesichtspunkt der ganzheitlichen biologischen Betrachtung des Kranken verwirklicht werden. Diese Ambivalenz der modernen Medizin fand in folgenden Organisationsformen ihren Niederschlag:

Die Krankenabteilungen als kleinste selbstständige Funktionseinheiten der Krankenhäuser wurden verkleinert. Fachlich waren sie – meist entsprechend den Vorkenntnissen ihrer Fachärzte – auf einen bestimmten Schwerpunkt oder mehrere fachlich zusammenhängende Schwerpunkte ausgerichtet. Bei der Krankenhausreform

Die Schwabinger Jahre (1966–1993)

wurde aber ausdrücklich vermieden, Spezialabteilungen im engeren Sinne zu schaffen. Vielmehr sollten alle Krankenabteilungen von ihrer Belegung her unspezialisiert sein, also zuständig für alle Kranken mit entweder chirurgischen oder internen oder pädiatrischen Krankheiten. Die Zuweisung neuer Kranker erfolgte auch in Zukunft randomisiert, also nach einem Schlüssel, der unabhängig war von der Art der vorliegenden Krankheit. Auf diese Weise wurde eine einseitige Spezialisierung mit all ihren Nachteilen für die Kranken, für die ärztliche Ausbildung und für das Pflegepersonal vermieden. Andererseits haben wir aber großen Wert darauf gelegt, eine Art „modifiziertes Department-System" zu schaffen. Am Beispiel der Inneren Abteilungen des Krankenhauses München-Schwabing sei aufgezeigt, dass wir auf diese Weise eine Abteilung mit einem kardiologisch-pneumologischen Schwerpunkt, eine weitere mit dem Schwerpunkt Hämatologie und Onkologie, eine dritte (meine Abteilung) mit den Schwerpunkten Endokrinologie, Stoffwechsel, Diabetologie und Angiologie, eine vierte mit dem Schwerpunkt Infektionskrankheiten, eine fünfte Abteilung als gastroenterologische und eine sechste als nephrologische Abteilung geschaffen hatten. Wohl war es mit einem geringfügig modifizierten Aufnahmeschlüssel den Abteilungen möglich, einen kleinen Prozentsatz einbestellter Kranker ihres engeren Fachgebietes aufzunehmen, im Übrigen erfolgte aber die Zuweisung, wie gesagt, randomisiert. Das hatte den großen Vorteil, dass auf der einen Seite besonders schwierige Krankheitsbilder zu der entsprechenden Abteilung mit dem hierfür vorgesehenen Teilgebiet zugewiesen werden konnten, andererseits aber eine einseitige Spezialisierung im obigen Sinne vermieden wurde. Der Gedanke, der sich durchsetzte, war der, dass die Patienten nicht zu den Ärzten, sondern dass die Ärzte zu den Patienten kommen sollten. Auf diese Weise wurde für jede Abteilung ein zusätzlicher Konsiliardienst eingerichtet, der jeweils die Kranken des speziellen Fachgebietes in anderen Abteilungen betreute. Wenn also z.B. schwer einstellbare Diabetiker auf der Kardiologischen Abteilung lagen, sah unser Konsiliarius diese Patienten und beriet sich mit dem Stationsarzt der Kardiologischen Abteilung, was zu tun sei. Natürlich war diese neue Form der „Zwangskonsiliartätigkeit" (die Ärzte machten buchstäblich eigene Visiten an bestimmten Wochentagen in den anderen Abteilungen) nur mit einem erhöhten Personalaufwand zu vereinen. In der Tat hat der Stadtrat damals mehr als 90 neue Arztstellen für die städtischen Krankenhäuser geschaffen.

Was für „goldene Zeiten" in finanzieller Hinsicht seinerzeit bestanden, mag aus folgender Episode hervorgehen: Unmittelbar vor Verabschiedung der Münchner Krankenhausreform rief mich der Personalreferent der Stadt München, der auch Patient bei mir war, an und fragte mich: „Wenn wir in den nächsten Tagen schon die neuen Personalzuweisungen im Rahmen des Konsiliardienstes der Münchner Krankenhausreform beschließen, wollte ich Sie fragen, ob Sie noch irgendwelche Lücken im ärztlichen Versorgungssystem sehen, die mit zusätzlich zu schaffenden Arztstellen geschlossen werden könnten?" Allen Ernstes hat mich also damals – und natürlich erfolgreich – der zuständige Personalreferent gefragt, ob wir nicht noch mehr Stellen benötigen würden. Wie haben sich die Zeiten geändert! Inzwischen sind alle mit der Personalbeschaffung befassten Verwaltungen damit beschäftigt, Stellen zu streichen, zu Lasten der Ärzte und vor allem zu Lasten der Patienten.

Die nächstfolgende höhere Organisationseinheit für die Krankenabteilungen waren die „Zentren". Im Konservativen Zentrum waren alle Internen Abteilungen, die Dermatologische und die Physiotherapeutische Abteilung, im Operativen Zentrum die Chirurgischen Abteilungen, die Gynäkologische, die Neurochirurgische, die Otologische und die Anästhesiologische Abteilung, im Pädiatrischen Zentrum die Kinder- und die Kinderchirurgische Abteilung, im Biologisch-technischen Zentrum die nicht bettenführenden Abteilungen zusammengefasst. Nächstliegende Aufgaben der bettenführenden Zentren waren die Organisation des Aufnahmedienstes, des Roulierens der Assistenzärzte und des ärztlichen Konsiliardienstes. Über letzteren habe ich schon gesprochen.

Wichtig war natürlich auch, dass im Sinne der besseren Ausbildung der Ärzte ein Pflichtroulierdienst bestand, der sich über mindestens eine halbjährige, meist aber eine längere Tätigkeit der Assistenzärzte auf anderen Abteilungen erstreckte. Durch dieses Rouliersystem wurde die Ausbildung der künftigen Fachärzte verbessert. Ihnen wurde auf diese Weise die Möglichkeit geboten, temporär in andere Abteilungen des Zentrums überzuwechseln, um deren Schwerpunkte kennenzulernen.

Die Schwabinger Jahre (1966–1993)

Wichtig für die neuen Organisationsformen war auch der Wahlmodus für Abteilungsleiter. Persönliche Beziehungen und Parteizugehörigkeit sollten in Zukunft keine Rolle mehr spielen. Ich darf sagen, dass dieser Grundsatz über lange Zeit durchgehalten wurde und auch heute – mit gewissen Einschränkungen – noch gilt. Ein Gremium, das sich im Wesentlichen nach dem Urteil dreier auswärtiger Fachgutachter richtete und in dem alle Chefärzte des Zentrums, der Krankenhausdirektor sowie Vertreter der Ober- und Assistenzärzte vertreten waren, machte dem Stadtrat einen Listenvorschlag über die drei geeignetsten Bewerber in einer bestimmten Rangfolge. Zu 90% hat der Stadtrat damals den vorgeschlagenen ersten Bewerber gewählt, zu 10% einen der beiden anderen, ebenfalls qualifizierten Kollegen. Da eine enge Zusammenarbeit innerhalb der Zentren nur bei gutem persönlichen Einvernehmen möglich ist und da fachliche Qualitäten am besten von Ärzten zu beurteilen sind, haben die Ärzte des betroffenen Zentrums – vorwiegend die Chefärzte – bei der Auswahl neuer Abteilungsleiter ein wesentliches Mitspracherecht gehabt. Dabei wurden sie von dem erwähnten kleinen, überregionalen Expertengremium beraten.

Demokratie richtig verstanden

Ein weiterer wichtiger Punkt der Münchner Krankenhausreform war die Selbstverwaltung und Demokratisierung. Letztere Vokabel hat bei manchen Anstoß erregt, darf aber nicht falsch verstanden werden. Natürlich ging es nicht darum, Entscheidungen am Krankenbett „demokratisch" zu fällen und über die Diagnose abstimmen zu lassen. Wohl aber wurden Gremien geschaffen, in denen wichtige Dinge – wie z.B. die Haushaltssituation – besprochen und beschlossen wurden. Den Zentren stand ein aus dem Kreis der Abteilungsleiter gewählter Zentrumsleiter vor. Er hatte alle wesentlichen Entscheidungen im Einvernehmen mit der Krankenhauskonferenz zu treffen. Die Leitung des Krankenhauses lag in den Händen der Geschäftsführung der Krankenhauskonferenz, die aus dem Ärztlichen Direktor, dem Verwaltungsleiter und der Pflegedienstleitung bestand. Der Ärztliche Direktor stand bis in die 90er Jahre der Krankenhauskonferenz und der Geschäftsführung vor. Schon in der

9. Kapitel

Nominierung des Gremiums der Geschäftsführung klang an, dass es in seinen wesentlichen Funktionen als ausführendes Organ der Krankenhauskonferenz verstanden werden sollte. Die Mitglieder der Konferenz wurden entweder kraft ihres Amtes oder durch Wahl von den nachgeordneten Ärzten und dem Pflegepersonal sowie dem ärztlichen Hilfspersonal bestimmt. Durch die personelle Zusammensetzung von Krankenhaus- und Zentrumskonferenz sollten ärztliche Mitarbeiter, Pflegepersonal und ärztliches Hilfspersonal am Gesamtbetrieb des Krankenhauses verantwortlich mitwirken, sodass alle Entscheidungen von sämtlichen Mitarbeitern des Krankenhauses mitgetragen wurden. Gleichzeitig sollten die Probleme der einzelnen Abteilungen durch installierte Arbeitsgruppen für alle Mitarbeiter transparenter werden, woraus ein besseres Verständnis zwischen allen im Krankenhaus Tätigen resultierte.

Diese idealistischen Vorstellungen haben – fast muss man sagen erstaunlicherweise – sich wirklich durchgesetzt; der auf diese Weise organisierte Krankenhausbetrieb funktionierte über Jahrzehnte hervorragend. Wesentliche Aspekte der Münchner Krankenhausreform sind dann in den 90er Jahren in die Kritik geraten und bei der Umgestaltung der Städtischen Krankenhäuser weggefallen. Trotzdem denke ich noch gern an die zwei Jahrzehnte eines funktionierenden Betriebes zurück, wenn er auch vielleicht unter den ökonomischen Zwängen der Jetztzeit nicht mehr haltbar war.

Ein Teil der durch die Behandlung von Privatpatienten entstandenen Einnahmen der Chefärzte floß in einen gemeinsamen Liquidationspool. Aus diesem erhielten ärztliche Mitarbeiter nach Abschluss ihrer Facharztausbildung entsprechend ihrer Funktion finanzielle Zuwendungen. Die Poolabgaben betrugen von Anfang an insgesamt ca. 50%, wovon der Chefarzt einen Teil für die zusätzliche Finanzierung seiner Sekretärin und anderer nichtärztlicher Kräfte verwenden konnte. Damals ging ein empörter Aufschrei durch die Lande, als es hieß, dass die Münchner Chefärzte 50% ihrer Einnahmen abgeben mussten. Inzwischen sehnt sich mancher in unerträglicher Weise zur Ader gelassene Abteilungsleiter nach diesen Prozentzahlen zurück ... Dabei gab es und gibt es eine Entscheidung des Obersten Gerichtes, wonach Abgaben an Dritte nicht die 50%-Marke überschreiten dürfen. Wir hatten jedenfalls damals mit der Schaffung des Krankenhauspools erreicht,

Die Schwabinger Jahre (1966–1993)

dass wir unsere bis dato unterbezahlten Mitarbeiter finanziell besser stellen konnten und sie veranlassten, am Krankenhaus zu bleiben. Gerade der Krankenhauspool hat bewirkt, dass die ärztliche Versorgung in den Münchner Krankenhäusern – zu der ja die Poolberechtigten Oberärzte einen besonders wichtigen Part beitrugen – vorbildlich gewesen ist.

Die organisatorischen Veränderungen im Krankenhaus durch die Münchner Krankenhausreform kamen der innerbetrieblichen Zusammenarbeit sowie der effektiveren Verwendung von Haushaltsmitteln und damit der besseren personellen und apparativen Ausstattung des Hauses zugute. Letztlich dienten alle Verbesserungsmaßnahmen den Kranken oder genauer gesagt deren Behandlung. An ihrer Effizienz konnte man schließlich auch den Erfolg der Münchner Krankenhausreform messen.

Ich blieb bis zu meiner Pensionierung im Jahre 1993 Vorsitzender des sogenannten „Arbeitskreises zur Fortschreibung der Münchner Krankenhausreform". Dieser Arbeitskreis war insofern wichtig, weil wir auf diese Weise natürlich die Fortschritte der Medizin in künftige Beratungen zur Fortschreibung der Krankenhausreform einfließen lassen konnten und auf der anderen Seite wachsam waren, dass nicht durch ideologisch indoktrinierte Funktionäre die Krankenhausreform in ihren wesentlichen Belangen unwirksam gemacht wurde. So kam es Ende der 80er Jahre zu einem solchen Vorstoß, den wir nur mit großer Mühe abwehren konnten. Ich habe damals mit dem einsichtigen Oberbürgermeister Kronawitter und dem Gesundheitsreferat erreichen können, dass ein sogenanntes Projektgruppenpapier, das einer Revolution im Krankenhausbereich gleichgekommen wäre, nicht zum tragen kam. Hierzu gab ich folgendes Statement ab:

„Nach Publizierung des sogenannten Projektgruppenpapiers, das auf den Widerstand der Mitarbeiterinnen und Mitarbeiter aller Münchner Krankenhäuser stieß, wurde im Jahre 1985 durch den Herrn Oberbürgermeister und den Stadtrat der „Arbeitskreis zur Fortschreibung der Münchner Krankenhausreform" aktiviert, um das vorgelegte Papier zu diskutieren und Gegenvorschläge zu unterbreiten. Nach mühevoller Arbeit wurde im September 1986 im großen Sitzungssaal des Rathauses das Ergebnis diskutiert und in einem Protokoll festgehalten. Auf seiner Sitzung im November

9. Kapitel

1990 stellte der Arbeitskreis einmütig fest und beschloss: Es spricht für das Demokratieverständnis von Oberbürgermeister, Stadtrat und Stadtverwaltung, dass eine Dienstordnung für die Städtischen Krankenhäuser nicht ohne und schon gar nicht gegen die betroffenen Mitarbeiterinnen und Mitarbeiter abgefasst wird, sondern dass in dem Beratungsprozess ausdrücklich der „Arbeitskreis zur Fortschreibung der Münchner Krankenhausreform" eingebunden ist. Der Arbeitskreis erwartet, dass seine Empfehlungen, die auf Beratungen über einen Zeitraum von mehr als fünf Jahren beruhen, bei der Beschlussfassung durch den Stadtrat Berücksichtigung finden. Dies gilt umso mehr, als in dem Arbeitskreis alle wesentlichen Berufsgruppen der im Krankenhaus tätigen Mitarbeiterinnen und Mitarbeiter paritätisch vertreten waren."

Der Arbeitskreis setzte sich für die Beibehaltung der bisherigen Gremien ein und lehnte den von dem Projektgruppenpapier vorgeschlagenen „Technischen Direktor in der Krankenhausleitung" ab. Außerdem stärkte der Arbeitskreis (mit den Stimmen der nichtärztlichen Mitarbeiter!) die Position der Ärzte in den Gremien und verhinderte, dass die Oberärzte von den künftigen Beratungen der Gremien ausgeschlossen wurden, wie es in dem Projektgruppenpapier vorgeschlagen wurde. Auch wurden Artikel abgelehnt, wonach das Krankenhaus (bis zu einer Frist von drei Monaten!) Beschlüsse der Krankenhauskonferenz nicht vollziehen darf, da das Gesundheitsreferat so lange ein Einspruchsrecht haben sollte. Damit wäre die aktive und praktische Arbeit im Krankenhausalltag paralysiert gewesen. Insgesamt hatten wir damals in 18 Punkten vorwiegend abweichend Stellung zu den Vorschlägen der Verfasser des Projektgruppenpapiers genommen und wurden schließlich von der Stadtspitze und dem Stadtrat in allen maßgebenden Punkten unterstützt. Ein großer Angriff auf die Kompetenzen der Mitarbeiter und vorwiegend der ärztlichen Mitarbeiter des Krankenhauses konnte so noch einmal abgewehrt werden. Dass sich dann später nach der Änderung der Struktur der Krankenhäuser („Schaffung von Eigenbetrieben") einiges ändern musste, steht auf einem anderen Blatt. Ich hatte jedenfalls das Glück, während meiner aktiven Zeit noch die Vorzüge der Münchner Krankenhausreform, die in Deutschland eine vorbildhafte Funktion erfüllen sollte, mitzuerleben.

Die Schwabinger Jahre (1966–1993)

Die Forschergruppe Diabetes

Wie schon erwähnt, trafen sich im Sommer 1965 die damals noch an verschiedenen Münchner Universitätskliniken tätigen Otto Wieland und ich zu einem Gespräch, das für unsere weitere wissenschaftliche und berufliche Zukunft große Bedeutung haben sollte. Uns beiden war gemeinsam, dass wir – der eine von der Theorie, der andere von der Praxis herkommend – besonderes Interesse an der Volkskrankheit Diabetes mellitus hatten, und zum anderen traf es sich zufällig, dass wir beide am 01.01.1966 im Krankenhaus München-Schwabing Chefarztpositionen übernehmen sollten: Otto Wieland im Klinisch-chemischen Institut und ich in der Stoffwechselabteilung (III. Medizinische Abteilung) des Krankenhauses. Das im Sommer 1965 geführte Gespräch brachte den gemeinsamen Entschluss, bei der Deutschen Forschungsgemeinschaft um die Gründung einer Forschergruppe Diabetes in Schwabing nachzusuchen, in der diabetologische Fragen biochemisch, physikalisch-chemisch, elektronenmikroskopisch, klinisch-chemisch, klinisch und klinisch-experimentell bearbeitet werden sollten.

Die Geschichte der nächsten fünf Jahre war – wie schon erwähnt – von einem geradezu atemberaubenden Tempo bestimmt, an dem sich heute viele Wissenschaftsinstitutionen und Behörden messen lassen sollten. Schon zum 01.01.1968 wurde die Forschergruppe Diabetes von der Deutschen Forschungsgemeinschaft – wie im letzten Kapitel erwähnt – in dem aufgezeigten Sinne gegründet und von da an 19 weitere Jahre unterhalten. Gleichzeitig wurde der Entschluss gefasst, zusammen mit der Stadt München auf dem Gelände des Schwabinger Krankenhauses einen Institutsneubau zu errichten, in dessen unteren zwei Stockwerken das Klinisch-chemische Institut des Krankenhauses und in dessen oberen zwei Stockwerken die Forschergruppe Diabetes untergebracht werden sollten. Und in der Tat konnten die Forschungsarbeiten in den Institutsräumen bereits im Herbst 1970 aufgenommen werden.

Die Institutseröffnung begann mit einem feierlichen Festakt in der Bayerischen Akademie der Wissenschaften, wobei mit schriftlichen und mündlichen Beiträgen die Nobelpreisträger Hans Adolf Krebs und Feodor Lynen Pate standen. Bei der Einweihung des Instituts der Forschergruppe führte der damalige Präsident der Deutschen Forschungsgemeinschaft Professor Julius Speer folgendes aus:

9. Kapitel

„Das vom Wissenschaftsrat skizzierte Modell bietet sich zumindest im Bereich der Biowissenschaften für die Diabetesforschung geradezu an. Auf das Engste mit allgemeinen Fragen der Stoffwechselforschung und den Grundlagen der Biochemie verknüpft, ist sie in besonderem Maße auf eine Kooperation der verschiedensten Fachdisziplinen naturwissenschaftlicher Grundlagenforschung angewiesen und auch andererseits von der klinischen Forschung nicht zu trennen. Geradezu exemplarisch bietet sich hier die Möglichkeit, solch eine für die moderne naturwissenschaftliche Forschung unerlässliche Zusammenarbeit zu praktizieren. Neben dem Ziel, zu praktischen Ergebnissen für die Diabetologie zu gelangen, war und ist es eines der Hauptziele der Forschergruppe, modellhaft solche Kooperationen zu praktizieren und dabei die klinische Biochemie als einen der Hauptpfeiler experimenteller medizinischer Forschung durch Zusammenführung verschiedener Fachrichtungen, die bisher nicht den nötigen Kontakt miteinander finden konnten, im Rahmen eines Forschungsprojektes in ihrer wissenschaftlichen Ergiebigkeit zu verstärken. In der Forschergruppe sind dementsprechend Biochemie, Klinik, Elektronenmikroskopie und Physikalische Chemie zu einer organisatorischen Einheit zusammengefasst."

Speer begründete dann den Beschluss der Deutschen Forschungsgemeinschaft, die Forschergruppe Diabetes im süddeutschen Raum im Schwabinger Klinikum anzusiedeln, indem er auf die dort gegebenen personellen Möglichkeiten und die große Zahl der in Ambulanz und Klinik betreuten Diabetiker hinwies. Er führte ferner dazu aus: „Ohne die Schaffung eigener Labors für die Forschergruppe wäre auf die Dauer an eine fruchtbare Tätigkeit nicht zu denken gewesen. In großzügiger Weise hat sich die Landeshauptstadt München bereit erklärt, im Schwabinger Klinikum den Baugrund für die Errichtung der Forschungslabors zur Verfügung zu stellen. Sie hat überdies die technische Entwicklung der Baumaßnahmen übernommen. In dieser konzertierten Aktion, in diesem Zusammenklang der verschiedensten Überlegungen und Hilfen, konnte die Forschergruppe Diabetes geschaffen werden."

Der Oberbürgermeister der Stadt München Dr. Hans-Jochen Vogel führte in seiner Ansprache u.a. aus: „Ein oft beklagter Mangel unserer Zeit ist die Schwerfälligkeit, mit der unsere Gesellschaft auf neue Herausforderungen reagiert. Sicher liegt hier in diesem Time-Gap eine der wesentlichsten Ursachen dafür, dass Realität und Normen, Bedürfnisse und Befriedigung dieser Bedürfnisse immer weiter auseinander klaffen. Gewiss, dieses Time-Gap, diese gesellschaftliche Schrecksekunde hat es immer gegeben, aber in einer Zeit, in der sich die Entwicklung immer mehr beschleunigt, wird diese Fast-Verschiebung immer gefährlicher und in ihren Auswirkungen immer schädlicher ... Das heutige Ergebnis zeigt, dass es nicht so sein muss, dass es auch Ausnahmen von der Regel gibt. Denn die alarmierenden Erkenntnisse über die Weiterverbreitung des Diabetes sind erst einige Jahre alt. In München selbst stammt sie aus der Früherkennungsaktion des Jahres 1967, die bekanntlich bei 700.000 Testpersonen eine knapp 3%ige Morbidität ergab. Heute, drei Jahre später, konnten wir bereits hier den fertigen Institutsneubau in Betrieb nehmen. Dazwischen liegt eine Periode intensiver und unbürokratischer Zusammenarbeit, bei der die Deutsche Forschungsgemeinschaft die eine Hälfte der Baukosten und die Kosten der technischen Ausstattung aufgebracht, und die Landeshauptstadt den Baugrund auf dem Gelände des Städtischen Krankenhauses Schwabing und die andere Hälfte der Baukosten übernommen sowie den Bau selbst geplant und ausgeführt hat. Erleichtert wurde diese Zusammenarbeit auch dadurch, dass die beiden Leiter der Forschergruppe, die Herren Professoren Dr. Hellmut Mehnert und Dr. Otto Wieland als Chefärzte am Städtischen Krankenhaus Schwabing tätig sind. Diese Lösung erscheint mir besonders sinnvoll und vielversprechend, weil sie Grundlagenforschung, klinische Forschung und klinische Praxis miteinander verknüpft. Neben dem Herzinfarkt drohen die Stoffwechselerkrankungen und hier besonders der Diabetes zu einer neuen Volksseuche zu werden. Dieses Institut ist eine rasche Antwort auf diese Herausforderung. Möge es die Erwartungen erfüllen, die wir in seine Arbeit setzen und weit über München hinaus den Menschen Heilung, Hilfe und Hoffnung bringen."

Was die Gründung der Forschergruppe Diabetes und die Errichtung eines Forschungsinstituts im städtischen, also kommunalen Bereich bedeutete, wird besonders eindrücklich erkennbar, wenn man sich überlegt, dass solche Gründungen heutzutage in ähnlichen Situationen aus ökonomischen und aus prinzipiellen Erwägungen kaum noch denkbar sind. Die Forschergruppe hat dem Krankenhaus viel gebracht, wie umgekehrt das Krankenhaus mit seinen vielen Diabetikern erst die Arbeit zur Erforschung des Diabetes ermöglichte.

In der Folgezeit widmeten sich die im Institut für Diabetesforschung angesiedelten Gruppen der Entstehung, der Diagnostik, der Therapie und den Folgeschäden des Diabetes mellitus. Natürlich standen von jeher der Wirkungsmechanismus des Schlüsselhormons Insulin sowie im Bereich der Folgeschäden die Erkrankungen an den Blutgefäßen im Vordergrund. Durch die enge Anbindung des Instituts an die Ludwig-Maximilians-Universität wurden im Laufe der Jahre mehr als 20 unserer Mitarbeiter habilitiert. Überdies erhielten – als einzige Deutsche – zwei meiner Mitarbeiter den Minkowski-Preis, die höchste Auszeichnung der Europäischen Diabetes-Gesellschaft, verliehen. Es handelte sich dabei um Dieter Hepp und um Hans Häring.

Zukunfts- und Finanzprobleme

Nachdem die Forschergruppe Diabetes 19 Jahre lang allein durch die Forschungsgemeinschaft und weitere drei Jahre durch Stiftungen gefördert wurde, übernahm der Freistaat Bayern ab 01.01.1990 die Finanzierung der Grundausstattung des Instituts. Bei diesem Übergang hatte es das große Problem des Zeitdrucks gegeben, an dem der Fortbestand der Forschergruppe fast gescheitert wäre. Die Deutsche Forschungsgemeinschaft hätte nämlich die Finanzierung eigentlich nur etwa zehn Jahre betreiben dürfen. Wegen des sichtbaren Erfolgs unserer Arbeit wurde aber – unter der Kritik der aufsichtsführenden Behörden – die DFG-Förderung, wie gesagt, insgesamt 19 Jahre durchgeführt.

Im Jahre 1977 stand die Übernahme der Forschergruppe Diabetes in die Max-Planck-Gesellschaft an. Alle Gutachter und auch die Präsidenten von Forschungsgemeinschaft und Max-Planck-Gesellschaft hatten sich für die Übernahme ausgesprochen. Sie scheiterte aber letztlich dann bei den beschließenden Gremien der Max-Planck-Gesellschaft daran, dass kein weiteres Max-Planck-Institut im Süden Deutschlands – im Vergleich zu dem vernachlässigten

Die Schwabinger Jahre (1966–1993)

Norden der Bundesrepublik – errichtet werden sollte. Jetzt hingen wir tatsächlich in der Luft und mussten uns bemühen beim Freistaat Bayern unterzukommen. Dies gelang nach vieljährigem Bemühen dann, wie gesagt, wirklich. Entscheidend war, dass in dem Intervall zwischen Förderung durch Forschungsgemeinschaft und Freistaat Bayern Stiftungen für uns in die Bresche sprangen und uns drei Jahre finanzierten. Es waren dies unter der Federführung von Berthold Beitz die Firmen Krupp, Siemens und Grundig, die hier tätig wurden. Vor allem Max Grundig hat uns mit seinem persönlichen Einsatz – er war auch Patient bei mir und später lange Jahre bei Günther Dietze gewesen – sehr geholfen.

Ich werde nie vergessen, wie Otto Wieland und ich Mitte der 80er Jahre nach Essen in die Villa Hügel eingeladen wurden, um dort vor einem kleinen, aber für die Beschlussfassung entscheidenden Kreis die Belange der Forschergruppe Diabetes vorzutragen. Innerhalb von 20 Minuten war die Entscheidung gefallen, wir erhielten die erforderlichen Millionenbeträge für die Fortführung der Arbeit der Forschergruppe für die Jahre 1987, 1988 und 1989. Otto Wieland und ich fuhren glücklich zum Düsseldorfer Flughafen zurück und hatten nun noch viel Zeit, da wir in Erwartung längerer Beratungen eine spätere Maschine gebucht hatten. Uns war so richtig zum Feiern zumute. Deshalb gingen wir in die Lounge und tranken einige Gläser der köstlichen Mischung Campari mit Champagner. Leicht beschwingt verließen wir dann die Lounge durch eine Tür, die sich hinter uns schloss und nicht wieder öffnen ließ. Sie hätte sich aber öffnen lassen müssen, da wir zur falschen Seite herausgegangen waren und plötzlich im sogenannten „Zollausland" standen. Dorthin durfte sich aber eigentlich kein Besucher des Flughafens verirren. Zwei Grenzschutzpolizisten mit umgehängter Maschinenpistole machten uns bittere Vorwürfe und sagten, sie wüssten gar nicht, wie sie jetzt mit uns verfahren sollten. Wir sind daraufhin auf eine Galerie oberhalb von unserem Gate gestiegen und haben von dort aus den verblüfften Lufthansa-Angestellten zugerufen, dass wir in die nächste Maschine nach München müssten und dass wir hier nicht herunterkämen. Wieder waren große Beratungen im Gange, wie man die gesetzwidrig im Zollausland befindlichen Fluggäste behandeln sollte. Schließlich kam dann doch ein Lufthansa-Angestellter auf die Idee, uns mit einem speziellen Schlüssel eine Tür zu öffnen und uns – immer noch leicht beschwingt, sehr glücklich und erleichtert – in das Flugzeug nach München zu lassen.

Aufgaben und Ziele der Forschergruppe

Die besonderen Vorzüge der Forschergruppe Diabetes waren im folgenden zu sehen:
Durch die enge Zusammenarbeit mit der Stoffwechselabteilung und dem Klinisch-chemischen Institut des Krankenhauses Schwabing war ein Verbund entstanden, der für die Förderung der Forschung und für die ökonomische Effizienz von großem Vorteil war: So benötigte das Institut keine eigenen Krankenbetten und keine Ambulanz, da diese Einrichtungen von der Stadt München vorgehalten wurden. Auf dieser Basis sind u.a. bundesweit anerkannte und auch umgesetzte strukturierte Behandlungs- und Schulungsprogramme für Diabetiker entstanden.

Da der Freistaat Bayern lediglich die Grundausstattung des Instituts über die Forschergruppe als Trägerverein ab 1990 gefördert hat, war das Institut auf die ständige Einwerbung von Drittmitteln angewiesen. Dies bedeutete, dass sich die Mitglieder des Instituts mit ihren Forschungsprojekten immer wieder der Beurteilung auswärtiger Gutachter stellen mussten (z.B. im Rahmen der weiteren Förderungen von Einzelprojekten durch die Deutsche Forschungsgemeinschaft), um die nötigen Forschungsmittel zu erhalten. Natürlich war diese ständige Leistungsevaluierung dem Erfolg der wissenschaftlichen Arbeit besonders förderlich. Die Ergebnisse der wissenschaftlichen Untersuchungen der Forschergruppe im Verlaufe der nächsten Jahre und Jahrzehnte wurden in eigenen Festschriften festgehalten. Besonders erwähnt sei noch einmal die Diabetesfrüherfassungsaktion, bei der in München Tausende von bis dahin unentdeckten Diabetikern entdeckt und einer Behandlung zugeführt werden konnten. Elektronenmikroskopische und biochemische Untersuchungen brachten wichtige Erkenntnisse inbesondere an den bei Diabetikern so gefährdeten Blutgefäßen. Die Bedeutung hoher Blutzuckerwerte für die Entstehung der Gefäßerkrankungen konnte gezeigt werden. Daraus abzuleiten war die Op-

Die Schwabinger Jahre (1966–1993)

timierung der Diabetesbehandlung mit normnahen Blutzuckerwerten, wie sie in verschiedenen Schulungs- und Therapieprogrammen in der Schwabinger Klinik vorangetrieben wurden. Untersuchungen zur Wirkungsweise des Insulins sowie zur Entstehung des Typ-1-Diabetes wurden ebenso durchgeführt wie epidemiologische Untersuchungen bei den älteren Typ-2-Diabetikern, die in besonders hohem Maße Arteriosklerose-gefährdet sind.

Neu entwickelt wurden die ersten Insulinpumpen (am Körper tragbar oder implantiert) sowie ein Verfahren zur Diagnose und Verhinderung diabetischer Fußschäden (Pedographie). Eine besondere Form der Kombinationstherapie mit Tabletten und Insulin für ältere Patienten wurde geprüft und beschrieben. Untersuchungen zur Genetik des Diabetes bildeten einen weiteren wichtigen Forschungsschwerpunkt, der von Klaus Gerbitz initiiert wurde. Ein Schulungsprogramm für Diabetiker (s. o.) wurde endgültig etabliert und bisher bei der Unterrichtung von Zehntausenden von Patienten in Deutschland eingesetzt. Erste Übersichten zum Thema „Verhaltensmedizin und Diabetes mellitus" wurden in Zusammenarbeit mit dem Max-Planck-Institut für Neurologie und Psychiatrie in Schwabing erarbeitet. Ein wichtiger Akzent der klinischen Arbeit beschäftigte sich mit der Schwangerschaft von Diabetikerinnen. Hierauf wurde in einem eigenen Kapitel oben eingegangen. Noch einmal sei erwähnt, dass die Sterblichkeit von Neugeborenen von ursprünglich 25% bis 30% auf den Normalbereich von etwa 1% gesenkt wurde. Besonderer Wert wurde auf die publizistische und verbale Fort- und Weiterbildung gelegt, so durch die chefredaktionellen Tätigkeiten in den Zeitschriften „Diabetes-Journal", „Aktuelle Endokrinologie und Stoffwechsel" sowie „Diabetes und Stoffwechsel" und mit der Herausgabe des deutschen Standardlehrbuchs „Diabetologie in Klinik und Praxis" und mit zahlreichen Fortbildungs- und Kongressvorträgen. Ferner wurden etwa 200 Doktorarbeiten fertiggestellt. Zweimal wurde durch die Schwabinger Gruppe der Deutsche Diabetes-Kongress, einmal der Europäische Diabetes-Kongress ausgerichtet. Schon in den ersten 25 Jahren wurden mehr als 1000 wissenschaftliche Original- und Übersichtsarbeiten publiziert.

Zusammenfassend lässt sich also sagen, dass das Wirken von theoretischen und klinischen Disziplinen im Rahmen der Forschergruppe Diabetes entscheidend die gewonnenen Ergebnisse bestimmt hat. Als besonders eindrucksvolle Beispiele und als partes pro toto seien angeführt die Grundlagenarbeiten zur Entstehung der diabetischen Angiopathie (Glykierung der einschlägigen Proteine) und die zahlreichen Arbeiten, die sich in der Klinik im Hinblick auf die Folgeschäden des Diabetes ergaben oder aber die Untersuchungen zur Insulinresistenz mit den präventiven und therapeutischen Empfehlungen zur Behandlung des metabolischen Syndroms bzw. des Typ-2-Diabetes. Hier hat Hans Häring weltweit anerkannte Arbeiten geleistet, die später dazu führten, dass er das Ordinariat für Innere Medizin in Tübingen erhielt. So verwundert es nicht, dass ein weiter Bogen gespannt werden konnte von der Charakterisierung einzelner Enzyme bis hin zur Entwicklung von Schulungsprogrammen bei Diabetikern. Am Beispiel der Volkskrankheit Diabetes mellitus (siehe das entsprechende Sonderkapitel) zeigte es sich, wie wertvoll die Vernetzung theoretischer Grundkenntnisse und klinischer Erfahrungen sein kann. Freilich bot das für dieses Modell zur Verfügung stehende Krankheitsbild eine ideale Konstellation zur Bewältigung der gestellten Aufgaben. Ist es doch bei kaum einer anderen Krankheit möglich, aufgrund der weit fortgeschrittenen Kenntnisse der Pathobiochemie und Pathophysiologie die Grundlagen für eine rationale und rationelle Diagnostik und Therapie zu schaffen. Darüber hinaus ragt der Diabetes – nicht zuletzt aufgrund der möglichen Folgeschäden – in so viele Fachgebiete hinein, dass wechselseitige wissenschaftliche Befruchtungen durch andere Disziplinen ständig gegeben sind. So sei erinnert an die von der engeren Diabetologie her übergreifenden Beziehungen zur Nephrologie, Hepatologie, Kardiologie, Gastroenterologie, Neurologie, Ophthalmologie, Gynäkologie und Geburtshilfe, Chirurgie und Anästhesiologie, Dermatologie, Orthopädie, Psychologie, um nur einige Fachgebiete zu nennen. Über die gewonnenen speziellen Ergebnisse hinaus ist das seinerzeit von der Deutschen Forschungsgemeinschaft etablierte Projekt einer Forschergruppe in dem Schwabinger Diabetesinstitut zugleich ein Beispiel dafür, wie klinische Forschergruppen arbeiten können bzw. dass ihre Etablierung bei gegebenen Voraussetzungen sinnvoll ist:

Übrigens: Wenn wir schon vom Bayerischen Staatsministerium für Unterricht, Kultus, Wissenschaft und Kunst gefördert wurden und gefördert werden, sollte man nicht die „kulturellen und künstlerischen Beiträge" der Forschergruppe Diabetes innerhalb der Münchner Theaterszene verschweigen. Wie später noch einmal erwähnt wird, führten wir anlässlich des Deutschen Diabetes-Kongresses 1973 ein Theaterstück auf, das am Hofe des Bayernkönigs Ludwig II. spielte und eine große Zahl von später renommierten Forschern als Laienschauspieler vereinte. Zum Festabend des von uns organisierten Europäischen Diabetes-Kongresses wurde zudem 1975 im Hofbräuhaus in deutsch-englischer Version das Stück „Better than insulin" aufgeführt. Im Verlaufe der Handlung dieser Tragikomödie erwies sich, dass die gewiss hervorragenden Eigenschaften des Inselhormons in bestimmten Situationen eindeutig von jenem Stoff übertroffen wurden, der „besser als Insulin" wirkt, nämlich von dem auch von uns hochgeschätzten bayerischen Bier.

Der Abschnitt über das Wirken der Forschergruppe Diabetes wäre unvollkommen, wenn man nicht die maßgebenden Forscher erwähnen würde, die sich so viele Verdienste um die Grundlagenforschung und um die Klinik erworben haben. In der Grundlagenforschung unter der Leitung von Otto Wieland waren es vor allem Georg Löffler, Ludwig Weiss, Elmar Siess, Walter Guder, Klaus Gerbitz, Erwin Schleicher und Hans Weiher, die sich große Verdienste erworben haben und später zumeist in selbständige, leitende Positionen übergegangen sind. Die klinischen Mitarbeiter – an ihrer Spitze Dieter Hepp und Hans Häring als Leiter der Klinisch-experimentellen Abteilung der Forschergruppe Diabetes – kamen ebenso in führende Positionen wie mein späterer Amtsnachfolger Eberhard Standl, wie der leitende Oberarzt der III. Medizinischen Abteilung Manfred Haslbeck, der großartige Diabetologe Rolf Renner sowie Wolfgang Kemmler, Hans Janka, Mathias Wicklmayr, Werner Bachmann, Günther Dietze, Norbert Lotz, Helmut Walter, Kristian Rett, Anette Ziegler (eine brillante Diabetologin!) u.a. Es war eine äußerst glückliche Kombination für die klinisch tätigen Kollegen, nicht nur in der Stoffwechselabteilung, sondern auch als Roulierassistenten in der Forschung tätig zu sein. Dies war durch besondere dafür vorgesehene Assistentenstellen möglich, die andererseits bewirkten, dass unsere Habilitanden in der Fakultät gute ausgereifte Arbeiten vorlegen konnten. Schließlich waren sie für ihre Habilitationstätigkeit ein oder zwei Jahre im theoretischen Bereich tätig, was nicht jedem Kliniker – auch nicht an der Universität – möglich war. Auf diese Weise habe ich 15 Mitarbeiter allein im klinischen Bereich habilitieren können.

Otto Wieland

Wichtigstes Mitglied der Forschergruppe Diabetes war für mich zweifellos Otto Wieland, der leider allzu früh verstarb. Zu seinem 75. Geburtstag am 21.05.1995 widmete ich ihm in den Diabetologie-Informationen eine Laudatio, in der ich auf seine hervorragende Ausbildung an der II. Medizinischen Universitätsklinik unter Feodor Lynen und auf die zahlreichen Ehrungen hinwies, die er im Laufe seines wissenschaftlichen Lebens erhielt. Einen Ruf auf das Ordinariat für Physiologische Chemie der Universität Göttingen lehnte er 1967 ab, um die Arbeit innerhalb der Forschergruppe Diabetes durch seinen Weggang nicht zu gefährden. Ich habe später in ähnlicher Weise reagiert, als ich zur Bewerbung um einen auswärtigen Lehrstuhl aufgefordert wurde. Otto Wieland war in vielfacher Weise als Herausgeber und Fachgutachter tätig und erhielt 1973 den Wilhelm-Feldberg-Preis in Brüssel. 1982 wurde er mit der Paul-Langerhans-Medaille der Deutschen Diabetes-Gesellschaft ausgezeichnet und wurde 1987 Ehrenmitglied der American Society of Biological Chemists. In annähernd 300 Veröffentlichungen im deutschen und internationalen biochemischen und klinischen Schrifttum hat sich Otto Wieland vornehmlich mit der Biochemie und Pathobiochemie der Regulation des Fett- und Kohlenhydratstoffwechsels (Gluconeogenese, Lipogenese und Lipolyse, Ketogenese), natürlich in erster Linie mit dem Diabetes mellitus und dem Wirkungsmechanismus der hierbei so wichtigen Hormone Insulin, Glucagon, aber auch Schilddrüsenhormon und Glucokortikoiden beschäftigt. Ein besonderes Arbeitsgebiet galt der Erforschung verschiedener Enzyme, so vor allem der Pyruvatdehydrogenase, die lange Zeit die am meisten gebrauchte Vokabel im Forschungsinstitut war. Ein wichtiges Anliegen war Otto Wieland die Erforschung der Spätkomplikationen des Diabetes mellitus mit seinen maßgebenden Arbeiten über die nichtenzymatische Glykierung von Proteinen. Von ihm stammt der so treffende Ausdruck vom „Schädling" Glucose, der ja für die Läsion der kleinen und großen Gefäße sowie der Nerven beim Diabetiker verantwortlich ist. Otto Wieland ist während all seiner beruflichen Jahre ein Arzt und Wissenschaftler gewesen, der sich hohes Ansehen erwarb. Dies galt nicht nur wegen seiner zum Teil bahnbrechenden biochemischen und klinisch-chemischen Arbeiten, sondern auch wegen seiner persönlichen und menschlichen Qualitäten, die seine Mitarbeiter und Freunde über viele Jahre zu schätzen wussten. Als altem Freund und Mitstreiter in Diabetesfragen war es mir erlaubt, am Ende einer Laudatio für Otto Wieland ein persönliches Wort anzubringen: „Ich habe die langen Jahre der Zusammenarbeit mit Otto Wieland als ein besonderes Glück empfunden. Man mag es glauben oder nicht: Wir haben uns während unserer gemeinsamen Tätigkeit am Krankenhaus Schwabing und in der Forschergruppe Diabetes niemals ernsthaft gestritten, obwohl das System der dualen Führung der Forschergruppe ja Streitigkeiten geradezu implizierte. Bemerkenswert für die Begründung der fehlenden Streitigkeiten ist die gleichlautende Feststellung von Otto Wieland und mir: „Kein Wunder, dass es zu keinem Streit kam, wo ich doch immer nachgegeben habe!" Im Ernst gesprochen: Ich kann allen in unserem Fach und in anderen Fächern tätigen Wissenschaftlern nur wünschen, dass sie bei der Bewältigung ihrer Aufgabe auf eine solche berufliche und menschliche Persönlichkeit treffen, wie ich sie über Jahrzehnte in Otto Wieland finden durfte."

Weitere Schwabinger Aktivitäten

Meine Schwabinger Jahre wurden also am Anfang entscheidend bestimmt durch die zusätzliche Tätigkeit am Forschungsinstitut und durch die Folgen der Münchner Krankenhausreform. So wurde ich 1971 als Leiter des Konservativen Zentrums gewählt, der ich vier Jahre lang blieb. 1975 erfolgte dann meine Wahl zum Ärztlichen Direktor, worin ich den von mir in menschlicher Hinsicht sehr geschätzten Hämatologen Herbert Begemann ablöste. Mein Verhältnis zu Begemann war kompliziert: Ich habe kaum einen Menschen erlebt, der sich als gütiger Arzt und ausgezeichneter Spezialist so profilierte wie Begemann. Auf der anderen Seite gab es aber im Gefolge des 68er Jahres politische Verwerfungen in der gesellschaftlichen und auch medizinischen Szene, die ich so wie Begemann nicht mittragen konnte. Er war mit einem Wort sehr weit links orientiert und empfahl als das wichtigste Buch, das er je gelesen hatte, das „Kapital" von Karl Marx. Ich muss zugeben, dass ich meinerseits von wenigen Büchern so gelangweilt worden bin wie gerade von diesem Buch von Karl Marx, dessen von Raddatz geschriebene Biographie ich allerdings mit Begeisterung gelesen habe. In diesem Zusammenhang fällt mir der Witz eines Leipziger Taxichauffeurs ein, den mir dieser bei meinem ersten Besuch der DDR kurz vor der Wiedervereinigung erzählte: „Zwei Leipziger treffen sich. Der eine fragt den anderen „Was hast du denn in letzter Zeit so gemacht?" Der andere antwortet „Ich habe viel gelesen". Frage: „Was hast du denn gelesen?" „Ach, ich habe ein sehr langweiliges Buch gelesen, und zwar von Karl May". Frage: „Karl May schreibt aber doch sehr spannend. Wie hieß denn das Buch?" „Das Buch hieß das „Kapital". Der andere: Das „Kapital" ist aber doch nicht von Karl May, sondern von Karl Marx". Antwort: „Und ich habe mich gewundert, dass bis Seite 27 keine Indianer vorgekommen sind!" Damals war es übrigens nicht ganz ungefährlich, solche Witze zu erzählen und anzuhören …

Doch zurück zu Herbert Begemann. Unsere politischen Differenzen haben erfreulicherweise niemals dazu geführt, dass wir uns persönlich gestritten haben. Das hat damals viel bedeutet, und ich weiß heute noch die Erinnerung an diesen großartigen Arzt und Menschen zu schätzen.

Meine Wahl zum Ärztlichen Direktor im Jahre 1975 war auch deswegen sinnvoll, weil die 68er Lehren sich allgemein und im Krankenhaus nicht durchgesetzt hatten. Ich will damit überhaupt nicht bestreiten, dass bestimmte neue Anschauungen über die Gesellschaftsordnung in der Luft lagen und auch nötig waren. Aber wenn ich mich an die Auswirkungen der 68er Zeit in der Fakultät und an der Universität erinnere, komme ich doch zu einer Ablehnung der damaligen revolutionären Bestrebungen. So werde ich es nie vergessen, unter welchen Bedingungen in diesen Jahren eine Rektorwahl stattfand: Die Zugänge zum Wahllokal waren mit Barrikaden geschützt, vor denen eine johlende Studentenmenge mit roten Fahnen stand und die Wähler behindern wollte. Unter dem

Die Schwabinger Jahre (1966–1993)

Schutz der Polizei fand dann die Rektorwahl doch statt. Deswegen war ich aber wirklich nicht aus der sowjetischen Besatzungszone geflohen, um hier im Westen vom roten Mob unter Druck gesetzt zu werden.

Die 70er Jahre waren gekennzeichnet durch zwei wichtige Kongresse, denen ich 1973 für Deutschland und 1975 für Europa jeweils in München als Präsident vorstand. Hierüber, also über die Kongresse der Deutschen Diabetes-Gesellschaft und der Europäischen Diabetes-Gesellschaft, wird in einem eigenen Kapitel „Wichtige Kongresse" ausführlicher berichtet werden. Im Jahre 1975 wurde ich neben meinen neuen Schwabinger Funktionen zusammen mit Alexander Marble zum ersten Vizepräsidenten der Internationalen Diabetesvereinigung gewählt. Es war für mich schon eine besondere Fügung, dass ausgerechnet mein großer diabetologischer Lehrer Alexander Marble mit mir zusammen die ersten Vizepräsidentenpositionen in der Internationalen Diabetesvereinigung bekleidete. Ich muss zugeben, dass die dabei anfallende Arbeit gemessen an dem, was Vizepräsidenten heute leisten müssen, relativ gering war. Dafür gab es aber auch nur zwei Funktionsträger im Gegensatz zu einem Dutzend wie heutzutage. Ich blieb sieben Jahre lang in dieser Position und hatte darüber hinaus noch die Funktion des Vertreters der Bundesrepublik Deutschland im Diabetesexperten-Komitee der Weltgesundheitsorganisation inne. Eine kleine, aber schlagkräftige Gruppe von Diabetologen war in diesem Komitee versammelt und gab damals nach einwöchiger Arbeit in Genf eine auch noch heute lesenswerte Broschüre über den Diabetes heraus. Bei der Arbeit in Genf lernte ich manchen ausländischen Kollegen kennen, den ich vorher nicht treffen durfte, da ich ja nicht in den Ostblock reisen konnte. Mein ungarischer Freund Magyar versicherte mir immer wieder, dass ich ohne Schwierigkeiten nach Ungarn reisen könnte, da ich dort bestimmt keine politischen Schwierigkeiten haben würde. Schweren Herzens habe ich aber doch seine Einladungen immer wieder abgelehnt, bis ich im Jahre 1987 – also kurz vor dem politischen Umbruch, aber schon unter dem Eindruck von bestimmten politischen Zugeständnissen seitens der DDR-Führung – dann doch noch vor der Wiedervereinigung nach Leipzig und Dresden gefahren bin. Es war damals für mich ein ganz merkwürdiges Gefühl, als meine Frau und ich mit einer deutschen Ärztegruppe im Bus nach Dresden fuhren und an der Ostberliner Grenze kontrolliert wurden. Mein Herz schlug hoch bis in den Hals, als der Volkspolizist die Pässe aller Reisemitglieder ausgab und ganz am Schluss erst verzögert mir meinen Pass aushändigte. Vorübergehend dachte ich mir: „Wie kannst du nur so töricht sein, dass du mit deiner politischen Belastung in die DDR fährst, wo man dich früher mit viel weniger Grund als heutzutage als halbes Kind für zweieinhalb Jahre eingesperrt hatte". Es ist aber, wie gesagt, gut gegangen, und ich konnte dann später zum Europäischen Diabetes-Kongress in Leipzig kurz vor der Wende meinen Besuch wiederholen. Doch zurück zu den 60er und 70er Jahren.

Meine Fakultät

Ich habe mich immer um ein gutes Verhältnis zur Fakultät bemüht und war als zunächst alleiniger habilitierter Diabetologe auch bei den Ordinarien wohlgelitten. Ende der 60er Jahre – kurz nach der Übernahme der Chefarztposition in Schwabing – wurde ich als einziger Vertreter der Privatdozenten von meinen Mit-Dozenten in die Fakultät gewählt. Hier saß ich nun als Jüngster den Größen der Medizin gegenüber, bei denen ich zum Teil noch als Student Vorlesungen gehört hatte. An meine erste Wortmeldung als Vertreter der Privatdozenten habe ich mich noch viele Jahre lang erinnert bzw. wurde darauf wiederholt angesprochen: Etwas aufgeregt meldete ich mich und leistete mir einen Freud'schen Versprecher. Ich begann mit den Worten: „Ich spreche hier als Vertreter der Privatpatienten ..." Ein homerisches Gelächter brauste durch den Raum, auch wenn die Privatpatienten den Anwesenden nicht durchweg unangenehm gewesen sind ... Ich habe mich aber im Verlauf der nächsten Zeit bemüht, wirklich für die Privatdozenten zu sprechen ...! Diese Tätigkeit währte indessen nur kurz, da ich bereits im Dezember 1968 vorzeitig zum außerplanmäßigen Professor ernannt wurde.

Die Fakultät zeigte gegenüber unserer Forschergruppe und mir persönlich viel Wohlwollen, was sich schon in der Möglichkeit der Habilitation von Mitarbeitern äußerte. Wichtig wäre es aber gewesen, wenn ich selbst das Habilitations- und Promotionsrecht erhal-

Die Schwabinger Jahre (1966–1993)

ten hätte. Zu diesem Zweck bestanden Bestrebungen, einen Lehrstuhl für Stoffwechselkrankheiten für mich zu schaffen. In der Tat ging in der Fakultät dieser Beschluss einstimmig durch, scheiterte aber dann an den finanziellen Möglichkeiten des Ministeriums. Daraufhin wurde nach einer anderen Lösung gesucht und eine für mich äußerst glückliche Situation geschaffen: Die Fakultät wählte mich neben zwei meiner Freunde – dem Dermatologen Hans-Jürgen Bandmann und dem Endokrinologen Kurt Schwarz – im Jahre 1974 zum persönlichen Extraordinarius. Diese Auszeichnung war deswegen für die Forschergruppe und für mich von großem praktischen Interesse, weil damit das angestrebte Habilitations- und Promotionsrecht für mich geschaffen worden war. Hinzu kam, dass ich meine Position als städtischer Chefarzt, Ärztlicher Direktor des Krankenhauses Schwabing und Leiter der Forschergruppe Diabetes beibehalten konnte, was mit der Schaffung eines Ordinariats für Stoffwechselkrankheiten mit einer C4-Stelle an der Fakultät natürlich nicht möglich gewesen wäre. Ich hätte meine Schwabinger Tätigkeit aufgeben und – mit sicherlich wesentlich weniger Betten als meinen inzwischen 130 Schwabinger Betten – in die Universitätsklinik umziehen müssen. So war allen geholfen: Die Fakultät hatte ihren Habilitations-berechtigten Diabetologen, und ich behielt die großen Möglichkeiten bei, die mir die Schwabinger Szene mit Forschungsinstitut, Klinik und Ambulanz ermöglichte. Auch Otto Wieland war natürlich über diese Entwicklung sehr froh, zumal er – wie oben ausgeführt – selbst einen Lehrstuhl wegen unserer gemeinsamen Arbeit am Forschungsinstitut ausgeschlagen hatte.

Die Fakultät wurde damals für 19 Jahre von einem Mann geleitet, der meine große Bewunderung hatte und dessen Freund ich werden durfte: Der Rechtsmediziner Wolfgang Spann war der richtige Mann am richtigen Platz in der richtigen Zeit und führte die Fakultät durch alle Fährnisse und Wirren der 70er und 80er Jahre. Als er später von einem weiteren guten Freund von mir abgelöst wurde, dem Anästhesiologen Klaus Peter, hatte die Fakultät zum zweiten Mal Glück: Denn auch dieser Dekan blieb der Fakultät über Jahre erhalten und leistet vorzügliche Arbeit. Es fällt mir schwer, von den damaligen Ordinarien nur einige herauszugreifen, die meine besondere Bewunderung hatten. Ein paar Namen möchte ich aber doch erwähnen.

9. Kapitel

Da war zuerst einmal der Dermatologe Braun-Falco, dessen Schüler die meisten Lehrstühle in Deutschland besetzen sollten und der in den 70er Jahren den Ruf nach München erhalten hatte. Ich hatte damals eine Patientin – die blinde Frau Charlotte Fiévet –, die als von den Folgeschäden des Diabetes schwer geschlagene Frau sich vorgenommen hatte, die Diabetesforschung mit einer Stiftung zu unterstützen. Sie wollte ihr Vermögen teilen – und schon bei Lebzeiten einiges zur Verfügung stellen – zur Hälfte für die Diabetologie und zur anderen Hälfte für die Arbeit mit Leprakranken. Ich habe damals den frisch berufenen Otto Braun-Falco angerufen und ihm offeriert, dass ich ihn wegen der geplanten Lepra-Stiftung meiner Patientin vorstellen wollte. Natürlich war er davon sehr angetan, und wir besuchten beide die etwas eigenwillige, aber gütige Frau Fiévet. Ich stellte der blinden Frau den Dermatologen vor und Braun-Falco bemühte sich – da in München keine Leprastation war – die Gelder in seinem Fachgebiet auf die Psoriasisforschung umzuleiten. Das wollte Frau Fiévet aber überhaupt nicht. Sie beschied Braun-Falco abschlägig mit den Worten: „Ach, wissen Sie Herr Professor, wenn die Leute sich richtig waschen würden, hätten sie auch keine Schuppenflechte." Wie gesagt, Frau Fiévet war etwas eigenwillig .... So kam es, wie es kommen musste. Die Gelder flossen in eine Lepraabteilung nach Würzburg und zur anderen Hälfte an die Forschergruppe Diabetes. Noch heute haben wir nicht zuletzt dank der klugen Verwaltung des Vermögens durch unsere Gerda Drescher die Möglichkeit, von Stiftungsgeldern zu zehren, die eine willkommene Ausweitung der immer knapper werdenden Drittmittel bedeuten.

Sehr geschätzt in der Fakultät habe ich auch Georg Heberer und Hardl Schweiberer, die ausnehmend tüchtige Chirurgen und besonders nette Menschen sind bzw. gewesen sind. Heberer starb leider viel zu früh von allen tief betrauert, nicht zuletzt von seinen rotarischen Freunden, zu denen ich auch zählte. Heberer war nicht nur ein großer Chirurg, sondern ein überaus kunstbeflissener und darüber hinaus freundlicher und kontaktstarker Mensch. Es war immer eine Freude, wenn man mit ihm zusammensein und diskutieren konnte. Gleiches gilt für Hanns Hippius, der als Nachfolger von Kolle über viele Jahre den psychiatrischen Lehrstuhl besetzte. Er hat die Psychiatrie auf eine vernünftige naturwissenschaftliche Basis gestellt, dabei aber die zusätzlichen Aspekte dieses Fach in psychologischer und psychosomatischer Hinsicht nicht vernachlässigt.

Die Schwabinger Jahre (1966–1993)

Die Innere Medizin wurde durch eine Reihe hervorragender Ordinarien beherrscht: In der Innenstadt Buchborn, Seitz und später Zöllner sowie Schlöndorff und Scriba und im Klinikum Großhadern Riecker, Paumgartner und unser guter Freund Wolfgang Wilmanns. Erwähnen möchte noch die Ophthalmologen Lund und Lich Kampik, den Pädiater Betke, die Gynäkologen Hepp und Kindermann, den Rheumatologen Schattenkirchner, den Medizinhistoriker Unschuld, den Otologen Naumann, den klinischen Chemiker „Didi" Seidel und den Herzchirurgen Reichart – neben vielen anderen. Aber auch zu den Vorklinikern bestanden gute Verbindungen, so zu dem zwar kritischen, aber überaus klugen und seriösen Physiologen Gerlach, zu dem Biochemiker Neupert und zu dem ausgezeichneten Anatomen Frick. Letzterer war wie ich ein Anhänger des „FC Bayern", wie überhaupt die Fakultätssitzungen mittwochs gegen 18 Uhr schon deswegen zu Ende zu gehen pflegten, da die Fußballfreunde nicht selten zum Fernseher eilen mussten. Natürlich war bei wichtigen Themen die Arbeit bedeutsamer als der Fußball, aber eine gewisse Rolle spielte er doch.

Krankheit, Ärztliche Direktion, Klinische Forschung

Ich hatte mit meinen 15 Habilitanden im Laufe der Jahre bis 1992 (die letzten Habilitierten waren Lotz, Walter, Rett und Anette Ziegler) viel Glück und die Unterstützung der Fakultät. Ich habe damals meinen Mitarbeiterinnen und Mitarbeitern immer vor Augen gehalten, dass die Habilitation aus dem extrauniversitären Bereich hinaus etwas Besonderes bedeutete und auch etwas besonders Gutes im Hinblick auf die abzugebende Arbeit darstellen musste. Die Qualität dieser Arbeiten war bis zu einem Grade dadurch gegeben, dass wir immer die enge Zusammenarbeit mit dem Forschungsinstitut pflegten und dass die Mitarbeiterinnen und Mitarbeiter eine bestimmte Zeit für Arbeiten in der Forschergruppe beurlaubt wurden. Die Stadt München hat damals sehr bald erkannt, dass die Kombination zwischen einem städtischen Haus und dem Forschungsinstitut für beide Seiten wichtig und befruchtend war. Natürlich wäre die Habilitation ohne entsprechende Patienten und klinisch-experimentelle Arbeiten nicht möglich gewesen. Anderer-

9. Kapitel

seits habe ich aber durch die Habilitierung von städtischen Mitarbeitern erreichen können, dass diese entweder bei mir in Oberarztpositionen blieben oder aber woanders eine Chefarztposition oder einen Lehrstuhl erhielten. Hinzu kam, dass wir über die Forschergruppe Gerätschaften zur Verfügung stellten, die durchaus auch von praktisch-klinischer Bedeutung waren und in der Stoffwechselabteilung genutzt wurden. Vernünftige Verwaltungsleiter in Schwabing haben dies stets erkannt und anerkannt. Auch mit dem Stadtrat hatte ich im Hinblick auf unsere Forschungsaktivitäten keine Probleme, da ich stets bewiesen habe, dass ich für städtische Belange zur Verfügung stand. Dies zeigte sich, wie berichtet vor allem daran, dass ich während meiner 28 Jahre Chefarzttätigkeit vier Jahre als Zentrumsleiter und 16 Jahre als Ärztlicher Direktor in Schwabing tätig war. Dabei kam es Ende der 70er Jahre zu einer für mich sehr unguten gesundheitlichen Entwicklung, die beinahe meine ärztliche und akademische Laufbahn vorzeitig beendet hätte. Ich musste mich im Laufe der Jahre 1977 bis 1983 insgesamt fünf urologischen Operationen unterziehen, die nicht nur keinen Erfolg brachten, sondern meinen Gesundheitszustand weiter verschlechterten. Erst nach Jahren bin ich dann relativ beschwerdefrei geworden, habe aber die vorangegangene Zeit in böser Erinnerung. Wenn nicht meine Familie und wenn nicht meine Mitarbeiter so zu mir gestanden hätten, hätte ich diese lange Krankheitsphase, in der ich oft wochenlang von der Klinik fern bleiben musste, nicht ohne Schaden überstanden. Mitten in diese Krankheitsphase hinein fiel im Jahr 1979 nach den ersten vier Jahren Tätigkeit als Ärztlicher Direktor die Neuwahl zu dieser Position. Ich wollte mich aus gesundheitlichen Gründen eigentlich nicht noch einmal bewerben, wurde aber von meinen Mitarbeitern in energischer Weise bedrängt, dies doch auf alle Fälle zu tun. Vor allem meine großartige Assistenzärztin Barbara Kraus sagte mir, dass ich unbedingt antreten müsse, weil viele nachgeordnete Ärzte im Krankenhaus dies von mir erwarteten. Nach einigem Zögern habe ich dann zugestimmt, und Barbara Kraus hat für mich die Trommel gerührt. Natürlich wusste man in Schwabing, dass ich schwer erkrankt war, und so mancher hatte Zweifel, ob ich die Position als Ärztlicher Direktor noch ausfüllen könnte. Deshalb war das Wahlergebnis – Gegenkandidat war der von mir sehr geschätzte Pädiater Schweier –

Die Schwabinger Jahre (1966–1993)

denkbar knapp. Mit 117 zu 114 Stimmen wurde ich zum zweiten Mal zum Ärztlichen Direktor gewählt. Die nächsten beiden Wahlen, zu denen ich mich nach jeweils vier Jahren wieder stellte, waren dann bei entsprechender gesundheitlicher Besserung meines Zustandes kein Problem. Ich wurde jeweils mit Vier-Fünftel-Mehrheiten gewählt, bis ich im Jahre 1991 für die verbleibenden eineinhalb Jahre meiner Tätigkeit in Schwabing endgültig auf eine Wiederwahl verzichtete.

Die Schwabinger Zeit war auch dadurch gekennzeichnet, dass ich verschiedene Bücher schrieb, fast 100 Buchbeiträge verfasste und vor allem auch in der Laienpresse tätig war. Von meinem Lehrer Elliott Proctor Joslin hatte ich gelernt, dass man sich letzterer Aufgabe als Diabetologe und wohl als Arzt überhaupt nicht entziehen darf. Er pflegte immer zu sagen: „Wenn du nicht selbst dich in Laienzeitschriften äußerst, tun es andere und die machen es schlechter!" Daran ist sicherlich etwas Wahres, auch wenn man natürlich die Grenze kennen muss, in welchen Zeitschriften man publizieren darf. Kritisch wird es, wenn die sogenannte Regenbogenpresse um Artikel bittet. Auch hier sollte man nicht unbedingt „nein" sagen, muss aber darauf bestehen, dass einem die fertigen Artikel vorgelegt werden und noch korrigiert werden können. Das Problem sind zumeist die Überschriften. Diese werden bekanntlich in den Zeitungen erst am Schluss eingefügt und das auch noch häufig von Redakteuren, die den Inhalt des Artikels nicht richtig verstanden haben. So manches Mal war eben dann von „der Diabetes" (statt von dem Diabetes) oder sogar von „der Diabetis" die Rede. Dass die Presse darüber hinaus grundsätzlich „der Virus" und nicht „das Virus" schreibt, ist hinreichend bekannt. Aber mit diesen Einschränkungen bei den Publikationen muss man leben, wenn man mit seiner Meinung durchdringen will. Und diese Meinung gerade als Diabetologe zu veröffentlichen, war wirklich wichtig. Galt es doch vor allem, die Schulung zu fördern und die Früherkennung und Frühbehandlung der Diabetiker in die Wege zu leiten. Hier konnten und können die Medien viel tun, um diese Anliegen zu untermauern und zu verstärken.

Mein Mitarbeiter und Freund Hans-Uwe Janka – später renommierter Chefarzt in Bremen – hatte 1970 mit der Schwabinger Studie „Makroangiopathie bei Diabetes" begonnen und dabei im

Laufe der Jahre eine große Zahl von wichtigen epidemiologischen Daten gewonnen. Insbesondere auf seine Arbeiten ist es zurückzuführen, dass bei der Hypertonie von Diabetikern der systolische Blutdruck, also der sog. erste Wert, als wichtiger Risikofaktor erkannt wurde, während man bisher vor allem dem zweiten Wert, dem diastolischen Blutdruck, die größere Bedeutung zugemessen hatte. Ähnlich war es im Hinblick auf die Triglyzeride und das Cholesterin. Letzteres ist zwar vor allem mit dem LDL-Cholesterin entscheidend für die Entwicklung der Herzkranzgefäßerkrankung, aber bei den Diabetikern scheinen die Triglyzeridwerte, also die Erhöhung der sogenannten Neutralfette, sogar von noch größerer Bedeutung zu sein.

Die erste Implantation einer Insulinpumpe mit intravenösem Katheter führten wir 1978 durch. Hierfür stellte sich die Nonne Domitilla R. zur Verfügung, der wir wegen ihrer hilfsbereiten Einstellung gegenüber der Forschung viel zu verdanken haben. Sie war mit einer äußerlich tragbaren Pumpe nicht einstellbar, konnte aber durch die Implantation des Katheters in eine große Körpervene und der kontinuierlichen Abgabe von Insulin – abrufbar über einen speziellen Sender – vorübergehend gut eingestellt werden. Allerdings haben die Versuche der Pumpe auch bei anderen Patienten – vor allem mit verstärktem Insulinabbau in dem Fettgewebe, in das normalerweise Insulin gespritzt wird, – nicht immer das gehalten, was wir uns ursprünglich davon versprochen haben. Erfreuliche Ausnahmen bestätigen hier die Regel. Die auch von uns zuerst benutzten äußerlich tragbaren Insulinpumpen haben sich bis heute durchgesetzt, auch wenn die Implantation der Pumpen verknüpft mit der Messung des Blutzuckers durch einen ständig benutzbaren Sensor ein noch unerfülltes Ziel der Diabetestherapie bleibt.

Ich bin in all den Jahren meiner ärztlichen Tätigkeit, ja sogar schon als Student nach dem Physikum immer ein treuer Besucher des Internisten-Kongresses in Wiesbaden gewesen. Nur einmal fand er in München statt, wo ich zu meiner größten Freude meinen Lebensretter, den inzwischen aus der Lagerhaft entlassenen Prof. Josef („Jupp") Keller, aus Mühlberg bzw. jetzt aus Leipzig treffen konnte. Im Jahre 2000 bin ich das 50. Mal beim Internisten-Kongress gewesen, ein gewiss relativ seltenes Jubiläum für einen Arzt. Unvergessen wird mir ein Montagmorgen im Jahr 1978 bleiben,

Die Schwabinger Jahre (1966–1993)

kurz bevor ich – diesmal etwas verspätet – zum bereits laufenden Internisten-Kongress nach Wiesbaden aufbrechen wollte. Meine Sekretärin Liesl Feltl stellte ein Telefongespräch durch, und an der Leitung war der damalige Schriftführer der Deutschen Gesellschaft für Innere Medizin Prof. Schlegel. Schlegel kam gleich zur Sache und fragte mich: „Herr Mehnert, Vorstand und Ausschuss der Deutschen Gesellschaft für Innere Medizin möchten Sie in den Vorstand wählen und Ihnen antragen, dass Sie den Internisten-Kongress 1981 in Wiesbaden ausrichten! Sind Sie damit einverstanden?" Ich war zunächst wie vor den Kopf geschlagen, da ich mit dieser Aufforderung überhaupt nicht gerechnet hatte und nicht wusste, dass diesbezügliche Bestrebungen im Gange gewesen waren. Bei der Wahl des Präsidenten, die wegen der wichtigen Vorbereitungszeit drei Jahre vor dem eigentlichen Kongress erfolgt, wird ja nur alle vier Jahre ein nichtuniversitärer Kollege berücksichtigt, sodass die Wahrscheinlichkeit, zum Präsidenten gewählt zu werden, außerordentlich gering ist. Außerdem wusste ich, dass ich mit gerade 50 Jahren sowieso zu den Jüngeren zählte, die für dieses ehrenvolle Amt in Frage kamen. Schlegel fragte noch einmal: „Haben Sie mich verstanden, Herr Mehnert?" Und dann kam meine Antwort: „Natürlich bin ich bereit, den Kongress 1981 zu gestalten." An anderer Stelle werde ich noch darüber berichten.

Schwabinger Festivitäten

Wie ich schon in einem der vorigen Kapitel erwähnte, habe ich immer einen Hang zu Festlichkeiten und gesellschaftlichen Aktivitäten gehabt, bei denen ich die Mitarbeiterinnen und Mitarbeiter einzuladen pflegte. So feierten wir am Faschingsdienstag nachmittags in den Ambulanzräumen der Klinik bei Bier, Weißwürsten, Leberkäs und Krapfen, wozu ich auch die Ehefrauen und die Kinder der Mitarbeiter einlud. Gerade die Kinder hatten an dem Faschingstreiben große Freude. Mitunter waren 50 Buben und Mädchen anwesend. Oft hatte ich einen Zauberer verpflichtet, der den staunenden Kleinen alle möglichen Kunststücke vorführte. Ich selbst habe mich – bis 1976, dem Todesjahr von Helmuth Rottenhöfer –, mit dem Freund zum Fasching verkleidet und alle möglichen „Nummern" aufgeführt. Wir begannen meist am Faschingsdienstag morgens unsere Tour in unserer alten Universitätspoliklinik, wo Walter Seitz schon begierig auf unsere neuesten Ideen wartete. Später gingen wir dann zum Ausklang des Faschings nach Schwabing und setzten unsere Runde bei anderen ahnungslosen Opfern fort. So gelang es uns, als „südafrikanische Herzverpflanzer" beim Dekan Holle vorstellig zu werden, der uns mit ausgebreiteten Armen und schlechtem Englisch begrüßte: „Welcome in our country". Wir hatten ein paar Geschenke aus Südafrika (ich war vorher beruflich dort gewesen) mitgebracht und gaben ihm ein billiges Fähnchen aus dem Krüger-Park und eine sehr schöne alte Negerpfeife. Rottenhöfer stellte aber fest, dass die Geschenke knapp wurden, und flüsterte mir zu, dass wir noch Präsente für Schwabing benötigten. Deswegen steckte er die Negerpfeife schnell wieder in den Koffer. In der Zwischenzeit lenkten Rike – als angebliche Dolmetscherin – und ich Holle ab und verabschiedeten uns nach längeren Gesprächen über Herztransplantationen. Am nächsten Tag rief ich den Dekan an. Er sagte mir: „Ich habe euch natürlich überhaupt nicht erkannt. Nur eines fand ich ungeheuerlich, dass das einzige wirklich wertvolle Geschenk – die alte Negerpfeife – von euch wieder eingepackt wurde."

So kamen wir denn auch zu einem anderen Fasching – wie schon erwähnt – als Gammler verkleidet nach Schwabing. Rike fungierte als „Krankenschwester", die mich unserem empörten Chirurgen vorführte (eine winzige Wunde an meinem Schienbein wollte er partout nicht behandeln und sagte, ich solle sofort zu dem überweisenden Prof. Mehnert zurückgeschickt werden).

Es ist nicht der Ort, über alle Faschingsaktivitäten zu berichten. Ich kann nur sagen, dass der Effekt der Verkleidung durchschlagend war, weil wir – allerdings wählten wir uns immer wieder neue Opfer – kaum jemals erkannt wurden. Jahre später kam ein echter harmloser Neger am Faschingsdienstag in die chirurgische Nothilfe, worauf zwei Pfleger auf ihn losstürzten, um dem „Mehnert" die Farbe abzuwischen. Es war aber nicht der Mehnert, sondern, wie gesagt, ein echter Neger.

Als weitere feste Veranstaltung im Jahr fand stets eine Dampferfahrt auf dem Ammersee statt, die bei gutem und schlechtem Wetter gleiche Erfolge brachte: Man konnte auch unter Deck tanzen,

Die Schwabinger Jahre (1966–1993)

und der gute „Ammerseegeist", der ausgeschenkt wurde, tat ein Übriges, um die Stimmung zu heben. Es spielte dabei über viele Jahre die Olympia-Kapelle von 1972 aus München, eine Band mit dem Namen „Blue Birds".

Eine dritte Veranstaltung war natürlich der Besuch des Oktoberfests. Hier mieteten wir uns alljährlich eine Boxe für 150 Personen, und es war erstaunlich: Längst verschollen geglaubte Doktoranden und alte Mitarbeiter tauchten auf, um sich in der alten Runde wohlzufühlen und sich am Wies'n-Hendl und Starkbier zu delektieren. Ich habe immer gern Blaskapellen dirigiert, besonders natürlich mit schmissigen Märschen, wie sie auf der Wies'n gespielt werden. Einer der Kapellmeister war mein Patient, so dass ich – allerdings nur sehr schwachen Widerstand leistend – niemals um das Dirigieren herumkam. Die Klinikmannschaft stand dabei jubelnd auf Bänken und Tischen und beobachtete kritisch die musikalischen Turnübungen ihres Chefs.

Die letzte regelmäßige Veranstaltung im Jahr war das vorweihnachtliche Weißwurstessen. Mein Vorgänger Steigerwaldt hatte früher ein weihnachtliches Kaffeetrinken mit Glühwein organisiert, was ich zunächst über einige Jahre beibehielt. Ich wechselte aber bald zu den beliebteren Weißwürsten und Leberkäs über und lud dabei auch immer die Handwerker unseres Klinikums ein. Diese tüchtigen Leute haben es mir hoch angerechnet, dass ich sie nie vergessen habe und haben – ein angenehmer Nebeneffekt – uns immer in der Abteilung bevorzugt geholfen, wenn Maler- oder Tischlerarbeiten anfielen.

Ich bin oft gefragt worden, ob diese Veranstaltungen nicht für mich ein großes Opfer bedeuten würden, ob ich sie nicht als Zeitverschwendung ansehen würde. Ich kann dazu nur sagen: Es war überhaupt kein Opfer. Ich habe diese Veranstaltungen sehr genossen und viel Freude daran gehabt. Sie gaben im Übrigen die Möglichkeit, mit den Mitarbeiterinnen und Mitarbeitern auf persönlicher Ebene zusammenzukommen und auch einmal Probleme zu besprechen, die nicht nur die Klinik, sondern private, politische oder sportliche Bereiche angingen. Natürlich hatte ich auf diese Weise auch die Gelegenheit, gezielt Kolleginnen und Kollegen anderer Abteilungen einzuladen, mit denen wir besonders befreundet waren oder mit denen ich – auch in meiner Eigenschaft als Ärztlicher Direktor – einen besseren Kontakt für nötig hielt. Ich bedauere es sehr, dass in der heutigen Situation viele Chefärzte gar nicht mehr in der Lage sind, solche Veranstaltungen durchzuführen und zu finanzieren. Ein wichtiges Stück Gemeinsamkeit ist weggebrochen dadurch, dass Gemeinschaftsveranstaltungen immer seltener werden. Erfreulicherweise tut mein Nachfolger Eberhard Standl an seiner Abteilung noch viel, um unsere alten Traditionen aufrecht zu erhalten.

Walter Seitz wird emeritiert

Anfang der 70er Jahre stand der Chefwechsel in der Poliklinik ins Haus, da Walter Seitz die Altersgrenze erreicht hatte. Ich erhielt einen Wink, dass ich mich bewerben sollte, war aber der Ansicht, dass dies keine gute Entscheidung gewesen wäre. Im Vordergrund meiner Ablehnung standen natürlich wieder die idealen Arbeitsmöglichkeiten, die ich mit der Forschergruppe Diabetes und der großen Stoffwechselklinik und Ambulanz in Schwabing gefunden hatte. Auch konnte ich Otto Wieland nicht einfach im Stich lassen und das Projekt Forschergruppe platzen lassen. Ein zweiter wichtiger Grund war aber der, dass sich als Nachfolger für Walter Seitz zweifellos in erster Linie Nepomuk Zöllner empfahl, der ein Anhänger des poliklinischen Gedankens und der vernünftigen Ausbildung der Studierenden an dieser Institution war und wissenschaftlich in den letzten Jahren enorm viel geleistet hatte. Ich habe darauf Nepomuk Zöllner mitgeteilt, dass ich mich nicht bewerben, ja seine Bewerbung unterstützen würde. In der Tat wurde er gewählt, und wir sind bis heute gute Freunde geblieben. Walter Seitz wurde emeritiert und feierte wenig später am 24.07.1975 seinen 70. Geburtstag. Nepomuk Zöllner, der nun schon amtierende Nachfolger, bat mich, dass ich die Laudatio für Walter Seitz halten sollte. Ich tat dies und führte dabei u.a. Folgendes aus:

„Es gibt wohl drei Formen der Laudatio: Eine, die man halten muss, eine andere, die man halten kann und eine dritte, die man halten darf. Die Laudatio, die einer halten muss, wollen wir schnell vergessen. Sie ist qualvoll für den Redner, eine Zumutung für das Auditorium und ist sicherlich auch für den zu Lobenden, der das

Die Schwabinger Jahre (1966–1993)

Ganze bald als Pflichtübung erkennt, nicht erfreulich. Anders verhält es sich schon mit der Laudatio, die man halten kann. Hier handelt es sich darum, die Meriten eines verdienten Mannes zum gegebenen Anlass in das rechte Licht zu rücken, nicht nur, um dem Jubilar für sein Werk und sein Wirken zu danken, sondern auch, um dem Auditorium und dabei besonders den Jüngeren im Auditorium ein Beispiel zu geben. Die dritte Form der Laudatio schließlich ist diejenige, die einer halten darf. Hier kommen zu den Kriterien der zweiten Form der Laudatio besondere freundschaftliche Bindungen zwischen dem Redner und dem zu Lobenden hinzu. Wenn ich mich in diesem Kreise umsehe, dann könnte ich viele Freunde und ehemalige Mitarbeiter von Walter Seitz benennen, die für diese dritte Form der Laudatio in Betracht kämen, wenn sie eine solche an meiner Stelle heute halten müssen, nein: halten dürfen! So will ich nur die Namen Zöllner, Stuhlfauth, Helmreich, Goosens, Hess, Nowy, Mathies als partes pro toto nennen. Glauben Sie jedoch nicht, meine Damen und Herren, dass diese dritte Form der Laudatio, die ich nun halten darf, die leichteste Art einer Glückwunschadresse darstellt. Es heißt zwar, dass dessen Mund überfließt, dessen Herz voll ist. Aber gerade so etwas möchte ja weder das Auditorium noch der bescheidene, zu lobende Walter Seitz hören. Ich habe mich deswegen entschlossen, in dieser stets außergewöhnlichen Klinik für diesen Mann Walter Seitz, der stets außergewöhnlich war und bleiben möge, eine ungewöhnliche Form der Laudatio zu wählen, die manchen von Ihnen an das moderne Theater erinnern mag. Sie wissen, dass darin die Schauspieler das Publikum gelegentlich miteinbeziehen. Haben Sie keine Sorgen, meine Damen und Herren, Sie sollen dabei weiter die Rolle des Auditoriums spielen. Haben Sie auch keine Sorge vor einer Publikumsbeschimpfung, denn weder ich noch der einzige andere Akteur, der hier von mir zur aktiven Mithilfe aufgefordert werden wird, nämlich der Jubilar Walter Seitz, werden dies tun. Als alter Vorlesungsassistent von Walter Seitz will ich Ihnen hier eine poliklinische Vorlesung halten und Ihnen zum heutigen Anlass den Patienten Walter Seitz vorstellen" (zwei Stühle werden im Hörsaal vor dem Auditorium aufgestellt). Ich fuhr dann fort:

„Ich darf Dich, lieber Walter, bitten, auf diesem rechten Stuhl Platz zu nehmen. Als Vorlesungsassistent ist mir stets aufgefallen,

9. Kapitel

dass Walter Seitz sich bei der Patientenvorstellung immer auf den anderen Stuhl gesetzt hat, auf dem ich heute sitzen werde. Ein psychosomatisch orientierter Redner hätte dieses Phänomen sicher tiefsinniger deuten können als ich. Ich denke mir jedenfalls hierbei nur, dass Walter Seitz eben stets gern auf der linken Seite saß, wo er ja auch als Abgeordneter im Bayerischen Landtag für die SPD seinen Platz eingenommen hatte. Heute sitzt er ausnahmsweise auf dem rechten Stuhl und ich auf dem linken."

Hier ist anzumerken, dass es für Walter Seitz übrigens nie eine Selbstverständlichkeit war, dass sich in diesem Hörsaal Patienten für die Lehrenden und die Lernenden zur Verfügung gestellt haben. Im Gegenteil: Er hat immer betont, dass wir den Patienten für ihre Bereitschaft zur Mitarbeit dankbar sein müssen.

Ich begann dann mit der Familienanamnese von Walter Seitz und stellte eine „erhebliche genetische Belastung" im Sinne des Lehrberufes fest (Prof. Ludwig Seitz, der Vater von Walter, war einer der führenden gynäkologischen Ordinarien in Deutschland gewesen). In einem Diapositiv zeigte ich dann das Krankenblatt von Walter Seitz und wies auf seine eigene Anamnese, die vorzügliche Ausbildung bei Volhard und Embden und auf die Tatsache hin, dass Seitz nach der Habilitation 1939 wegen „politischer Unzuverlässigkeit" von der Charité verwiesen worden war. Mehr noch: Seitz war im Krieg dann in verschiedenen ärztlichen Positionen tätig, die er zwar voll ausgeführt hat, die aber im Grunde weder seiner Vorbildung noch seiner Begabung entsprachen. Als er schließlich aufgefordert wurde, am Ende des Krieges invalide Ostarbeiter kriegsverwendungsfähig zu schreiben, hat er sich geweigert. Er musste in den Untergrund und damit in den Widerstand gehen. Er hat aber später niemals – und das ist das Besondere an Walter Seitz – jemanden in irgendeiner Weise fühlen lassen, dass er zu denen gehörte, die politisch Recht gehabt hatten und dass der andere nicht Recht gehabt hatte. Im Gegenteil: Er hat voll die Leistungen auch derer anerkannt, die beispielsweise im Wehrdienst im Krieg tätig waren und ihrerseits das Beste zu tun glaubten. Ich habe dann betont, dass neben der klinischen und wissenschaftlichen Ausbildung diese liberale Grundhaltung und Toleranz von Walter Seitz und seine Einstellung zu den Mitmenschen das wichtigste für einen jungen Arzt in der Nachkriegszeit war, was er von einem Vorbild erfahren

Die Schwabinger Jahre (1966–1993)

konnte. In den Jahren 1950 bis 1954 war Seitz Abgeordneter der Sozialdemokratischen Partei im Bayerischen Landtag, wie oben erwähnt. Seitz hat übrigens dort zwei Dinge durchgesetzt, die große nachhaltige Wirkung gehabt haben: Einmal ist der Landesgesundheitsrat in Bayern auf seine Initiative gegründet worden und zum zweiten hat er, was damals bei der noch weiten Verbreitung der Tuberkulose außerordentlich wichtig war, die Röntgenreihenuntersuchungen in Bayern durchgesetzt.

Ich wies dann auf die schulmedizinischen und psychosomatischen Interessen von Walter Seitz hin, eine Verknüpfung, die damals äußerst selten war. Bei den privaten Interessen von Walter Seitz erwähnte ich seine Freude an Kunst und Kultur und seine Reisefreudigkeit, der er nach der Emeritierung nach Herzenslust nachging.

„Stets hat er als Chef junge Mitarbeiter und Freunde gefördert. Dabei war Seitz kein aktiver „Ellenbogen-Förderer" seiner Mitarbeiter, sondern er machte seinen Einfluss auf indirekte, aber sicherlich wirksame Art geltend. Mancher mochte sich in bestimmten Situationen mehr Seitz'schen Ellenbogen gewünscht haben, aber dann hatte er eben die falsche Klinik gewählt. Wollte einer aber die Förderung durch das Gespräch mit seinem Chef, wollte er in dem Bereich, der ihn interessierte, arbeiten, ohne dass er ständig an andere Projekte, die nur den Chef interessierten, gesetzt wurde, dann hatte er sich mit der Medizinischen Universitätspoliklinik in München die richtige Arbeitsstätte ausgesucht."

Wie bei einer Krankenvorstellung üblich, wies ich dann darauf hin: „Nikotin: entfällt, Alkoholgenuss: äußerst mäßig, Sport: insbesondere Bergsteigen und Radfahren wurden von Walter Seitz geschätzt." Für Fußball hatte er, so glaube ich, nie viel übrig. Ich schließe das daraus, dass er einmal in das Dienstzimmer kam, in dem ein Kollege und ich am Radio die Übertragung eines Fußballspiels hörten und Walter Seitz mir einen waidwunden Blick zuwarf, den ich nie vergessen werde. Meine Habilitation hat dies aber nicht oder nur unwesentlich verzögert …

Anschließend konnte ich dann Dias vom Fasching zeigen, in dem Walter Seitz auch in Verkleidung immer wieder mitgewirkt hatte. Ein Dia, das über die „jetzigen Beschwerden des vorgestellten Patienten" Auskunft geben sollte, gab als Antwort: „keine", sodass ich folgende Zusammenfassung des Untersuchungsbefundes gab: „70-jähriger Patient in sehr gutem Ernährungs- und Allgemeinzustand, Idealgewicht, gut entwickelte Muskulatur, an den inneren Organen und am Zentralnervensystem grobklinisch kein pathologischer Befund, psychisch unauffällig, wenn auch nicht unkritisch gegenüber den herkömmlichen ärztlichen Untersuchungsmethoden." Und dann die Diagnose: „Kein krankhafter Befund" und Therapie: „entfällt".

Ich habe dann noch ein Dia gezeigt mit der Überschrift „Stärken des Walter Seitz". Dabei führte ich auf „Liberalität und Toleranz, politische Gesinnungstreue; als Chef: nichtautoritäre Autorität, Förderung von Wissenschaft, Kunst und Kultur, Antidot für Intrigen aller Art". Ich schloss mit den Worten: „Ich bin am Ende meiner merkwürdigen Glückwunschadresse und darf bekennen, dass ich diese Form auch deswegen gewählt habe, um meine Emotionen ein wenig zu verstecken, die am 70. Geburtstag meines verehrten alten Chefs, meines lieben Freundes Walter Seitz in mir aufkommen. Ich darf Dir, lieber Walter, im Namen der alten Freunde und Mitarbeiter herzlichst zu Deinem Ehrentag gratulieren und Dir und uns wünschen, dass Du weiter das bleibst, was Du heute bist: Ein Mensch ohne Beschwerden und demzufolge ohne Therapie" (langanhaltender Beifall für Walter Seitz, der sich von seinem Stuhl erhoben hat und jugendlich und frisch wie eh und je seinen vielen Freunden im Auditorium zuwinkt).

Ich habe für Walter Seitz übrigens auch noch zum 80. Geburtstag die Laudatio halten dürfen und mit ihm den 90. Geburtstag feiern können, bevor er Mitte der 90er Jahre tiefbetrauert von seinen Freunden und Mitarbeitern und von einer großen Zahl getreuer Patienten verstorben ist.

Der Tod der besten Freunde

Der Tod meiner beiden besten Freunde hat mich während meiner Schwabinger Jahre tief getroffen. So verstarb im Dezember 1976 im Alter von 55 Jahren viel zu früh Helmuth Rottenhöfer an einem Herzinfarkt. Ich habe ihm einen Gedächtnisartikel im Diabetes-Journal gewidmet und u.a. geschrieben:

Die Schwabinger Jahre (1966–1993)

„Der Pfarrer wählte für die bewegende und doch irgendwie befreiend wirkende Grabrede den schönsten der Mörike-Texte aus, nämlich das Gebet

„Herr, schicke, was Du willt
ein Liebes oder Leides.
Ich bin vergnügt, dass beides
aus Deinen Händen quillt.
Wollest mit Freuden
und wollest mit Leiden
mich nicht überschütten!
Doch in der Mitten
liegt holdes Bescheiden."

Beides haben wir auch mit Dir erfahren müssen, lieber Helmuth, ein Liebes und ein Leides. Ein Liebes, weil wir eine Strecke eines schönen gemeinsamen Weges mit Dir gehen durften, ein Leides, weil Du uns so früh genommen wurdest. Die Welt, für die Du so gern lebtest, ist ärmer geworden seit dem 4. Advent des Jahres 1976."

Der andere Verlust, der mich hart traf, war der Tod von Karl Schöffling, dem früheren Mitarbeiter von Ernst Friedrich Pfeiffer und späteren Ordinarius auf dem Volhard-Lehrstuhl in Frankfurt. Tragischerweise erlitt er am Tage seiner Abschiedsvorlesung einen Schlaganfall, von dem er sich nicht mehr erholte, sodass er ein halbes Jahr später im Juli 1991 an einem zweiten Schlaganfall verschied. Karl Schöffling war ein begnadeter Arzt, ein engagierter Hochschullehrer und renommierter Wissenschaftler, war ein national und international hochgeachteter, herausragender Internist, Endokrinologe und Diabetologe. Über allem aber war er ein Mensch von großer Güte und absoluter Wahrhaftigkeit, so dass die Begegnungen mit ihm immer Gewinn brachten und unvergessen bleiben. Ich formulierte bei der Rede zu seiner Totenfeier:

„Die Güte – deine Herzensgüte, lieber Karl – haben viele Menschen erfahren dürfen. Nicht nur deine Angehörigen und deine Freunde, auch unzählige Patienten und alle deine Mitarbeiter und Wegbegleiter. Wenn Hilfe gefordert war, stand Karl Schöffling zur Verfügung. Stets bereit zuzuhören (eine selten gewordene Fähigkeit), stets imstande, sich in die Sorgen und Nöte des anderen hin-

9. Kapitel

einzuversetzen und immer willens, den Leidenden zu trösten, den Verzagten aufzurichten und – auch dies sei gesagt –, den in materieller Not befindlichen finanziell zu unterstützen. Dies alles findet man kaum je so ausgeprägt, wie es bei Dir war, lieber Karl ... Karl Schöffling war, um ein Beispiel zu nennen, der ideale Gutachter in medizinischen und wissenschaftlichen Belangen, weil er nie eine vorgefasste, negativ beeinflusste Meinung hatte und bei aller Güte und Menschlichkeit doch nie zum „Gefälligkeitsgutachter" wurde. Sein Wort hatte Geltung, beruflich wie bei seinen Freunden. Du hast uns nur ein einziges Mal Kummer und Schmerz bereitet, durch Deinen Tod, lieber Freund. Aber sprechen wir nicht nur von Trauer, sondern vor allem von Dank, dass wir Dich gehabt haben. Und erinnern wir uns an die Worte Immanuel Kants: „Wer im Gedächtnis anderer lebt, der ist nicht tot – nur fern. Tot ist nur, wer vergessen wird." Du, lieber Freund bist uns nur fern; denn Du wirst uns unvergessen bleiben."

Was mich mit Karl Schöffling besonders zusammenführte, war – und das war seine Idee – die Herausgabe des erwähnten Diabeteslehrbuches, das bald zum Standardwerk in Deutschland wurde. An der „Diabetologie in Klinik und Praxis", das ausschließlich von den Mitarbeitern der Münchner und der Frankfurter Gruppe geschrieben wurde, haben wir oft tagelang gearbeitet. Das Buch erschien im Thieme-Verlag, der von meinem alten Schulfreund Dr. h. c. Günther Hauff glanzvoll und mit viel Engagement geleitet wurde. Jeder Hochschullehrer hat so in etwa „seine" Verlage. Das traf für mich einmal auf den Kirchheim-Verlag mit dem exzellenten Manuel Ickrath und zum anderen auf den Thieme-Verlag zu, bei dem ich nicht nur im „Flaggschiff" des Verlag, der „Deutschen Medizinischen Wochenschrift", im Beirat und als Autor tätig war, sondern in dem ich vor allem Buchbeiträge und mehrere Bücher herausgab. Die „Diabetologie" war sicherlich das Anspruchsvollste und Größte dabei. Ich erinnere mich gern an die Zeit, in der ich früher mit Günther Hauff noch in der Thomasschule auf einer Bank saß. Das gab mir später Gelegenheit ihm zu sagen: „Lieber Günther, es ist mein Schicksal, dass ich ein Leben lang für Dich schreibe. Erst als Dein hilfsbereiter Mitschüler in der Thomasschule und später als Dein Autor in Deinem Thieme-Verlag."

Die Schwabinger Jahre (1966–1993)

Eine Festrede

Im städtischen Bereich hatte ich nach meinen Bemühungen um die Münchner Krankenhausreform und durch die gute Zusammenarbeit mit dem Gesundheitsreferat und dem Stadtrat eine gewisse Vertrauensstellung erlangt, die es mir ermöglichte, für die Krankenhäuser in München und vor allem für ihre Mitarbeiterinnen und Mitarbeiter als eine Art Anwalt über Jahrzehnte tätig zu sein. 1973 erhielt ich von der Stadt den Auftrag, den Festvortrag zur Eröffnung des Städtischen Krankenhauses Neuperlach zu halten und dabei auf „neue Strukturen im Krankenhaus" zu sprechen zu kommen. Ich wies darauf hin, dass die Planer neuer Strukturen mit ihren Bestrebungen darauf abzielen müssten, Behandlung, Pflege und Unterbringung der Patienten zu verbessern und damit der Zukunft des Krankenhauses zu dienen. Zugleich müssten sie jenen Schwierigkeiten begegnen, die die Erreichung dieses Ziels erschweren: Mangel an Geld, Mangel an Personal, Mangel an Krankenbetten und Mangel an Verständnis für die Probleme unserer Krankenhäuser. Ich fuhr fort mit den Worten, wie sie auch heute ohne Abstriche gesagt sein könnten:

„Als Krankenhausarzt weiß ich, dass es trotz aller Bemühungen, Mittel für die Krankenhäuser zu beschaffen, überall an Geld fehlt. Diese traurige Erfahrung gilt nicht speziell für München, Bayern oder die Bundesrepublik, sie gilt im Grunde für die Krankenhäuser in aller Welt. Die unerhörten Fortschritte der modernen Medizin haben eben auch leider ihren unerhörten Preis, sei es direkt durch den Einsatz kostspieliger medizinischer Einrichtungen, Apparaturen und Medikamente oder sei es indirekt durch die damit erzielte Verlängerung des Lebens der Patienten und die dann früher oder später auftretenden Alterskrankheiten, für deren Behandlung größte finanzielle Opfer erforderlich sind. Mit Geld kann man zwar viel, aber nicht alles erreichen, um die Zukunft der Krankenhäuser zu sichern. Dies gilt ganz besonders für die Personalpolitik. Zu lange wurde der Idealismus schlecht bezahlter Krankenschwestern und unbezahlter Ärzte strapaziert, als dass man von heute auf morgen einen vollständigen Abbau des Misstrauens gegenüber dem Arbeitgeber erwarten könnte. Der chefärztliche Hinweis, man selbst habe als Assistent ohne Murren jahrelang unbezahlt gearbeitet und sei gerade deswegen etwas geworden, verwechselt Ursache und Wirkung ... Mancher

9. Kapitel

ist trotz unzureichender Bezahlung etwas geworden, hätte aber sicherlich während seines Studiums und während seiner weiteren Ausbildung sich noch mehr Wissen erwerben können, wenn er nicht ständig gezwungen gewesen wäre, durch – zum Teil berufsfremde – Nebenarbeiten Geld zu verdienen. Die Feststellung, solche Nebenarbeiten hätten noch niemals jemanden geschadet, ist nur bedingt richtig. Für die Gesellschaft und insbesondere für den späteren Patienten kann eben doch ein Schaden entstehen: Die Kranken wollen ja nicht zu einem Arzt mit möglichst bunter Berufsanamnese, sondern zu einem Arzt, der aufgrund einer langen und sorgfältigen Ausbildung die Fähigkeit erworben hat, ihnen zu helfen."

Ich wies dann auf die Bedeutung von übergeordneten Gremien hin, die die Entscheidungsträger in den Krankenhäusern bei ihrer Arbeit gut unterstützen könnten. Demokratie im Krankenhaus könne nur so verstanden werden, dass alle wesentlichen Probleme, vor allem organisatorischer Art, in freier Aussprache in dafür vorgesehenen Kollegialorganen diskutiert und zur Abstimmung gebracht werden.

„Wo fehlt es am meisten am Verständnis für die Probleme unserer Krankenhäuser? Überspitzt formuliert kann man darauf antworten: Bei all denen, die niemals als Patienten in ein Krankenhaus gehen mussten. Die unwahre Behauptung „weil du arm bist, musst du früher sterben", diffamiert nicht nur Ärzte, Pflegepersonal und Krankenhäuser, sondern letztlich unsere gesamte Gesellschaftsordnung. In diesem Staat, in diesem Land, in dieser Stadt besteht für jeden Kranken die Möglichkeit zu einer stationären Behandlung, die alle erforderlichen ärztlichen und medikamentösen Maßnahmen einschließt, gleichgültig, ob der Patient viel, wenig oder gar nichts zahlt. Die Kontrolle darüber, dass diese Möglichkeiten auch wirklich allen Patienten zur Verfügung stehen, gehört meines Erachtens zur wichtigsten Aufsichtspflicht der jeweiligen Krankenhausträger und muss Grundlage für alle Erörterungen neuer Strukturen im Krankenhaus sein."

Diese letzten Sätze – wie ich sie auch später in meiner Rede zum Internistenkongress 1981 formuliert habe (s. S. 263 ff.) – würde ich heutzutage in dieser Form nicht mehr aussprechen können, da ich überzeugt bin, dass bei den vorherrschenden Tendenzen im Gesundheitswesen eine Zweiklassen- oder Mehrklassenmedizin längst begonnen hat. Eine traurige Entwicklung! Immerhin ist zu-

Die Schwabinger Jahre (1966–1993)

zugeben, dass diese Zweiklassenmedizin an den Krankenhäusern auch heutzutage noch weniger existiert, als sie leider bereits in den Praxen Einzug genommen hat. Dazu möchte ich am Ende des Buches noch einiges ausführen.

Ich bin dann in meiner Rede auf die Münchner Krankenhausreform eingegangen und habe mich für die „Sofortlösung ab 1970" im Vergleich zur „Ideallösung in 20 Jahren" stark gemacht. Es geht und es ging bei dieser Krankenhausreform von Anfang an um die bessere Versorgung der Kranken, um die verbesserte Weiterbildung der Ärzte und um die Fortbildung des Pflegepersonals. Ich habe dann auf die Vorzüge des modifizierten Department-Systems hingewiesen sowie auf die so wichtige „Konsiliarpflicht" (und nicht nur „Konsiliarmöglichkeit"). Ferner habe ich eine Lanze für das Rouliersystem gebrochen, damit die Ausbildung der Kolleginnen und Kollegen nicht zu einseitig wird. Ein ständiges „Bäumchen-wechsle-dich-Spiel", das die Ärzte im Schnellzugtempo durch alle Abteilungen durchführt, würde aber weder im Sinne der Ausbildung noch der Krankenbetreuung oder der Zusammenarbeit mit dem Pflegepersonal Vorteile bringen. Mit welchen Einwänden musste man gegenüber den neuen Strukturen der Mitverwaltung rechnen? „Wir haben Medizin studiert und nicht Politologie!" oder: „Wir haben Krankenpflege gelernt und nicht Verwaltungslehre!" oder: „Wir haben uns mit Kranken zu beschäftigen und nicht stundenlang in Konferenzen zu sitzen!". Diese Einwände kamen vor der Reform und werden auch in Zukunft nicht fehlen. In der Tat ist es z.B. für einen Arzt schwieriger, sich mit den Statuten einer Geschäftsordnung auseinanderzusetzen als mit den für sein Fachgebiet typischen Labordaten. Welche Schwester wäre nicht lieber auf ihrer Station als in dem Konferenzraum, in dem sich manche gerne reden hören und viele nicht zuhören können. Und dennoch: Die Möglichkeit, die Probleme des Krankenhauses mit den Vertretern aller Gruppen zu erörtern und einer Entscheidung zuzuführen, hat sich als überaus wertvoll herausgestellt und wurde uns in diesen Jahren unentbehrlich. Ausführungen zu den exzellent funktionierenden Gutachterausschüssen für die Wahl neuer Chefärzte und zum Krankenhauspool leiteten dann zum Ende des Vortrags über. Halb im Scherz gab ich den Neuperlacher Kolleginnen und Kollegen noch fünf goldene Regeln mit, die für ihre künftige Arbeit nützlich sein könnten:

9. Kapitel

„1. An alle. Man hat Ihnen ein „Krankenhaus der kurzen Wege" gebaut. Dies war insbesondere erforderlich, weil ein anderer Weg, nämlich der Dienstweg, so lang und beschwerlich ist, dass dieser Ausgleich dringend benötigt wurde.
2. An die Schwestern und Pfleger: Seien Sie auf der Hut, wenn Ihr Berufsethos und Ihre Arbeitsmoral ins Gespräch gebracht werden. Einsparungen und Einschränkungen stehen dann unmittelbar vor der Tür.
3. An die Verwaltung: Verzweifeln Sie nicht im Umgang mit den Ärzten, sondern bedenken Sie, dass diese weltfremden Menschen Medizin und nicht Verwaltungsrecht studiert haben und dass sie die Beschäftigung mit einem Leitz-Mikroskop dem Umgang mit einem Leitz-Ordner vorziehen.
4. An die Ärzte: Wenn Sie eine Eingabe gemacht haben, so rufen Sie den zuständigen Sachbearbeiter an und lassen Sie sich das Eintreffen Ihres Schreibens bestätigen. Seien Sie nicht überrascht, wenn der gleiche Mann in einem zweiten Telefongespräch zunächst bestreitet, jemals ein Schreiben von Ihnen erhalten zu haben. Vorwürfe wären völlig unangebracht. Denn womöglich täten Sie einem Mann unrecht, der sich an dem bekannten städtischen Wettbewerb zur Verbesserung der Arbeitsbedingungen beteiligt und soeben die Idee einer Superrationalisierung – Vernichtung aller Eingaben und Anträge – in praxi durchspielen möchte.
5. An alle Mitarbeiter von Neuperlacher Chefärzten: Im Jahre 1818 beschrieb Heinroth das Urbild des Chefarztes wie folgt: „Seine Rede sei kurz, bündig und lichtvoll. Die Gestalt des Körpers komme der Seele zuhilfe und flöße Furcht und Ehrfurcht ein; er sei groß, stark und muskulös; die Miene fest, die Stimme donnernd". Sicherlich sind Sie, liebe Kolleginnen und Kollegen, nicht der Ansicht, dass diese Chefarztbeschreibung schon damals nur auf einen Chirurgen zugetroffen haben kann. Wenn Sie aber Ihre Chefs in Neuperlach betrachten, werden Sie erfreulicherweise diejenigen der aufgezählten Eigenschaften, die wir heutzutage als nicht unbedingt positiv empfinden, wohl missen. Sollte aber die Stimme Ihres Chefs wirklich einmal – oder gar zu oft – „donnernd" werden, und sollte seine Gestalt „Furcht einzuflößen beginnen", dann erinnern Sie spätestens beim nächsten Betriebsausflug den Chefarzt aus dem Jahre 1973 an Heinroths Zitat aus dem Jahre 1818."

Die Schwabinger Jahre (1966–1993)

Meine Tätigkeit in Schwabing in Klinik und am Forschungsinstitut wäre nicht oder nicht in dieser Weise möglich und erfolgreich gewesen, wenn ich nicht das Glück gehabt hätte, über hervorragende Mitarbeiterinnen und Mitarbeiter zu verfügen. Verschiedene habe ich schon erwähnt, andere wieder werde ich in einem eigenen Kapitel noch einmal würdigen. Dennoch sind auch hier einige wenige zu nennen, die eine besondere Stütze für die Abteilung bedeuteten. Hierzu gehörten natürlich vor allem die Oberärzte, von denen ich die Namen Kuhlmann, Dietze, Haslbeck und Standl schon genannt habe und die über die ersten Jahre oder über meine gesamte Zeit das Gesicht der Abteilung prägen halfen. Mit Klaus Brauch hatte ich einen Privatassistenten, der zu den besten ärztlichen Kräften zählte, mit denen ich je zusammengearbeitet habe. Gleiches gilt für meine Privatassistentin Christa Häser. Meiner Sekretärin Liesl Feltl schrieb ich am Ende meiner Dienstzeit folgende Sätze eines langen Zeugnisses in ihre Beurteilung: „Dies ist das beste Zeugnis, das ich je für eine Mitarbeiterin oder einen Mitarbeiter schreibe. Ich begutachte die Leistung von Frau Elisabeth Feltl, die während meiner gesamten Dienstzeit vom 01.01.1966 bis 28.02.1993 Chefsekretärin an der III. Medizinischen Abteilung des Krankenhauses München-Schwabing gewesen ist … Ich habe nie eine bessere Mitarbeiterin oder einen besseren Mitarbeiter besessen als Frau F. Ich bin für meinen Nachfolger, Herrn Prof. Dr. E. Standl, glücklich, dass Frau F. auch weiterhin Chefsekretärin bleibt und damit die Kontinuität in der Abteilungsführung entscheidend gewährleistet. Mein besonderer und herzlicher Dank gilt Frau F. für ihre einmaligen Leistungen während unserer gemeinsamen über so viele Jahre sich erstreckenden Dienstzeit."

Weitere diabetologische Entwicklungen

Was hat sich nun in der Geschichte der Diabetologie während meiner Schwabinger Jahre getan? So manches ergibt sich bereits aus meinen Ausführungen zu unserer eigenen Klinik- und Forschungstätigkeit. Die oralen Antidiabetika bestimmten weiter maßgebend das Gesicht der Diabetologie. Mit dem Alpha-Glucosidasehemmer Acarbose, der durch eine Verzögerung der Kohlenhydratresorption den Blutzucker glättet und senkt, und durch die Weiterentwicklung der Sulfonylharnstoffe mit Einführung des Präparates der zweiten Generation

9. Kapitel

Glibenclamid und des wesentlich besser verträglichen, mit einer einmaligen Gabe wirksamen Glimepirid, des einzigen Sulfonylharnstoffs der dritten Generation, kamen weitere Stoffe hinzu. Glimepirid zeichnet sich aus durch die zweifache (nämlich die pankreatische sowie die Insulin-unabhängige) blutzuckersenkende Wirkung und bringt deswegen ein wesentliches geringeres Hypoglykämie-Risiko mit sich. Repaglinide und Nateglinide sind ebenfalls insulinotrope Substanzen, die nach dem Motto „eine Tablette, eine Hauptmahlzeit" kurz und schnell wirksam sind. Die Glitazone – Substanzen, die sich gegen die Insulinresistenz wenden – sind (zunächst als Rosiglitazon) jetzt auch in Deutschland zugelassen worden, nachdem sie in Amerika und Japan bereits gute Erfolge gezeigt haben. Zwei große Studien wurden in den USA bzw. in England durchgeführt, nämlich die DCCT-Studie für Typ-1-Diabetiker und die UKPDS-Studie mit Typ-2-Diabetikern. Beide Studien zeigten eindeutig – und das war der große späte Triumph von Joslin, Constam und anderen Autoren –, dass sich die gute Diabeteseinstellung mit normnahen Blutzuckerwerten im Hinblick auf die Entwicklung von Folgeschäden bei allen Diabetikern lohnt. Ich freue mich, dass ich noch vor diesen Studien immer diesen Standpunkt vertreten habe. So schrieb ich 1969 in einem Kommentar „Diabetische Mikroangiopathie und Stoffwechselkontrolle" in der „Deutschen Medizinischen Wochenschrift":

„Die wichtigste prophylaktische Maßnahme zur Beeinflussung der Mikroangiopathie wäre zweifellos, den Manifestationszeitpunkt der Zuckerkrankheit hinauszuschieben. Solange Biochemiker und Genetiker keinen Weg aufzeigen können, eine zuverlässige Prädiabetesdiagnose zu stellen, wird hierfür nur eine andere Möglichkeit bleiben: Die Beseitigung der Hauptmanifestationsursache des Diabetes mellitus (Typ-2-Diabetes), nämlich der Fettsucht. Die Fehlernährung im Sinne einer Überernährung birgt zu viele Gefahren für die Bevölkerung – nicht nur im Hinblick auf die Manifestierung der Zuckerkrankheit – in sich, als dass nicht in diesem Punkte durch eine Schulung der Bevölkerung Vorsorgemaßnahmen ergriffen werden sollten. Damit gelänge es bei der überwiegenden Zahl der jetzt noch nicht manifest zuckerkranken Personen, die Manifestation des Diabetes hinauszuzögern oder sogar zu verhindern, wodurch das Ausmaß der Mikroangiopathie – und wohl auch der Makroangiopathie – entscheidend reduziert werden könnte. Die zweite Maßnahme, die ergriffen werden könnte, ist

Die Schwabinger Jahre (1966–1993)

erst nach Manifestation des Diabetes möglich: Die gute Einstellung der Zuckerkrankheit ... Die bei vielen Ärzten und manchen Patienten anzutreffende therapeutische Resignation ist keinesfalls berechtigt. Bei logischer Interpretation moderner Forschungsergebnisse ist die alte Forderung nach einer strengen Diabeteskontrolle von hohem aktuellem Interesse."
1967 erforschte Steiner die Biosynthese des Insulins und entdeckte dessen Vorläufer, das Proinsulin. Zytoplasmatische Inselzellantikörper (ICA) wurden 1974 von Bottazzo beschrieben und damit in die Autoimmundiagnostik des Typ-1-Diabetes eingeführt. Obermeier und Geiger gelang 1976 die erste chemische Semisynthese des Humaninsulins aus Schweineinsulin, während die genetische Vollsynthese des Humaninsulins 1979 durch Goeddel et al. erfolgte. Die Beschreibung der Insulinrezeptorkinase durch Kasuka leitete 1982 die Erforschung der Insulinresistenz ein. Im gleichen Jahr wurde das Humaninsulin in die Diabetestherapie eingeführt. Insulinautoantikörper wurden 1983 durch Palmer als weitere Autoimmunmarker entdeckt. Schließlich klonierten Ullrich und Rutter 1985 den Insulinrezeptor. 1988 wurde von Reaven das Insulinresistenzsyndrom (auch Syndrom X oder besser: Metabolisches Syndrom genannt) als pathophysiologisches Bindeglied zwischen Glucoseintoleranz, Hypertonie, Übergewicht, Dyslipoproteinämie und Atherosklerose beschrieben. Aufgrund der zunehmenden Standardisierung der Antikörpertestung kam es nun zur sichereren Frühdiagnostik des Typ-1-Diabetes im Jahre 1989. Erste Immuninterventionsstudien zur möglichen Prävention des Typ-1-Diabetes konnten begonnen werden. Lacy, Federlin und Bretzel berichteten zusammenfassend über Untersuchungen zur erfolgreichen Inseltransplantation am Menschen im Jahre 1993, während Sutherland 1995 die Ergebnisse der fünf Jahre währenden Pankreasorgantransplantation zusammenfasste. Immer wieder klingt auch bei diesen historischen Daten zur Geschichte des Diabetes durch, dass sich letztlich in der Diabetologie alles mehr oder weniger um das Insulin drehte. Aufgrund der besonderen Bedeutung dieses Hormons für Praxis und Klinik soll in leicht verständlicher Form im nächsten Kapitel zur Insulinbehandlung Stellung genommen werden. Dabei sollen bewusst vorwiegend Fehler aufgezeigt werden, um daraus zu lernen, wie man es besser, wie man es richtig machen soll mit der Therapie von Diabetikern mit dem wichtigsten Antidiabetikum, dem Insulin.

10. Kapitel
Insulintherapie: Forderungen und Fehler[1]

Seit der ersten klinischen Anwendung von Insulinen im Jahr 1922 und der ersten Zulassung von Insulin Hoechst in Deutschland im Oktober 1923 ist die Insulinbehandlung ein klassisches Behandlungsverfahren geworden, das jedoch stetig weiterentwickelt werden musste. Seit 15 Jahren steht auch das Humaninsulin zur Verfügung und ergänzt das breite Spektrum von ultrakurz bis hin zu den sehr lang wirkenden Depotinsulinen. Wieweit sich die Insulintherapie praktisch etabliert hat, soll hier durch das Aufzeigen von Fehlern – 15 an der Zahl – demonstriert werden. Dies sind die Grenzen, die es zu überwinden gilt, wenn man die Insulintherapie für den Patienten spürbar weiter optimieren will.

1. Zu lange Verabreichung von oralen Antidiabetika

Der erste vermeidbare Fehler, der bei der Insulinbehandlung häufig gemacht wird, liegt in der zu lange währenden Verabreichung von oralen Antidiabetika. Schöffling hat zu Recht die „Therapie der Bequemlichkeit" angeklagt, die in Form einer nicht oder nicht mehr indizierten Behandlung mit Tabletten besteht. Sie bewirkt subjektive und objektive Nachteile für den Patienten: Einerseits wissen wir, dass unter dem Einfluss des wirklichen „Wundermittels" Insulin gerade ältere Menschen mit vorher schlechter Tabletteneinstellung nach der Substitution mit dem Hormon Insulin gleichsam aufleben. Darüber hinaus müssen wir auch bedenken, dass unsere älteren Patienten bei der immer größer werdenden Lebenserwartung durchaus ihre Mikro- und Makroangiopathie sowie Neuropathie noch erleben können. Dies fordert dazu heraus, dass auch ältere Menschen rechtzeitig auf Insulin umgestellt werden.

---

[1] Erschienen in: Fortschritte der Medizin 116. Jg. (1998), Nr. 31

2. Zu späte Insulinbehandlung des Typ-2-Diabetikers mit Normalgewicht

Bei dem zweiten Fehler geht es ebenfalls um eine ungünstige Verzögerung der Insulinbehandlung. Diese betrifft normal- oder untergewichtige Typ-2-Patienten, die am besten von vornherein auf Insulin eingestellt werden. Man muss bedenken, dass orale Antidiabetika hier nur befristet wirken, wie sie ja überhaupt bei eher mageren, jüngeren Patienten weniger indiziert sind. Im übrigen verbirgt sich hinter der Fehldiagnose dieses Typ-2-Diabetes nicht selten ein LADA-Diabetes (Late onset autoimmunity diabetes in the adult), das heißt ein verkappter Typ-1-Diabetiker, der als Autoimmunkranker der womöglich immunmodulatorischen Behandlung mit Fremdinsulin frühzeitig, das heißt rechtzeitig bedarf.

3. Zu frühe Insulinbehandlung des Typ-2-Diabetikers mit Übergewicht

Anders ist die Situation beim dritten Fehler, bei der zu frühen Insulinbehandlung des Typ-2-Diabetikers mit Übergewicht. Natürlich kann man zur Durchbrechung einer Insulinresistenz bei hohen Blutzuckerspiegeln auch den Typ-2-Diabetiker einige Tage mit Insulin behandeln, um dann auf Tabletten überzugehen. Selbstverständlich sollte die Erkenntnis sein, dass – in Übereinstimmung mit den Betrachtungen zum ersten Fehler (siehe oben) – eine Tablettenbehandlung nur dann sinnvoll ist, wenn die damit erzielte Stoffwechsellage voll befriedigend ist. Schlecht mit oralen Antidiabetika eingestellte Patienten müssen sofort mit Insulin behandelt werden. Und schließlich gibt es auch noch Bestrebungen, mit kleinen Insulindosen vor den Mahlzeiten eine komplementäre Insulintherapie zusätzlich zur Tablettengabe zu betreiben, die in der Tat oft zu guten Resultaten führt. Trotzdem sollte als Regelfall gelten, dass dicke, insulinresistente, hypertriglyzerid ämische Patienten dann kein Insulin erhalten sollten, wenn sie mit den gemäß der Pathogenese des metabolischen Syndroms „physiologischeren" nichtinsulinotropen (z.B. Acarbose, Miglitol, Metformin, Glitazone) und später mit den insulinotropen Antidiabetika (z.B. Glimepirid, Repaglinide, Nateglinide) behandelt werden können. Man soll also die Insulinresistenz und die Hyperinsulinämie nicht durch eine exogene Überinsulinierung verstärken, die zwangsläufig die Entstehung einer Mastfettsucht fördern würde.

4. Orale Therapie statt Insulinbehandlung beim frühen Typ-1-Diabetes

Wiederum anders ist der vierte Fehler zu sehen, wenn nämlich Typ-1-Diabetiker mit milderem Beginn oder während der anfänglichen Remission, der sogenannten Honeymoon-Phase, mit Tabletten behandelt werden. Gerade der frisch manifestierte Typ-1-Diabetiker bedarf – wie schon Joslin betonte – unter allen Umständen einer sofortigen Behandlung mit Insulin, um durch diese aggressive Therapie die Pankreasinseln zu schonen und einen milden Diabetesverlauf zu garantieren. Es gibt keine Indikation für Tabletten beim Typ-1-Diabetes!

5. Monotherapie mit Insulin statt Kombinationstherapie (Insulin plus Tabletten) beim Typ-2-Diabetes mit Spätversagen der oralen Antidiabetika

Wenn beim Typ-2-Diabetes eine Insulinbehandlung erforderlich wird, stellt sich die Frage, ob man eine Monotherapie mit Insulin oder eine Kombinationstherapie „Insulin plus Tabletten" anwenden sollte. Zumindest für eine bestimmte längere Übergangsphase ist die Kombinationstherapie sehr zu empfehlen. So bieten sich z.B. für die Kombination „Insulin plus Glimepirid" sechs Vorteile an, die mit dieser Therapieform der Insulinmonotherapie oder aber einer zu lange ausgeübten alleinigen Tablettenbehandlung überlegen sind:

- Die Optimierung der Stoffwechsellage durch Kausaltherapie des endogenen Insulinmangels (Mobilisierung der restlichen körpereigenen Insulinsekretion durch den Sulfonylharnstoff und Ausgleich des Insulindefizits durch zusätzliche kleinere Insulingaben).

Insulintherapie: Forderungen und Fehler

- Im Vergleich zur Insulinmonotherapie sind deutlich geringere Insulindosen (ca. 15 Einheiten täglich im Vergleich zu 60 Einheiten bei der Monotherapie) und damit eine geringere Gewichtszunahme zu beobachten.

- Es besteht eine verbesserte Compliance, da in der Regel nur ein Therapieschritt erforderlich ist: „Insulin plus Glimepirid" zum gleichen Zeitpunkt („One pill, one shot"). Insulin glargin ist hierbei besonders geeignet.

- Die Patienten erlernen frühzeitig die früher oder später sowieso erforderliche Insulinbehandlung und die Blutzuckerselbstkontrollen („Was Hänschen nicht lernt, lernt Hans nimmermehr").

- Die Kombinationstherapie mit niedrigen Insulindosen ist wesentlich preiswerter als die Insulinmonotherapie mit sehr hohen Insulindosen.

- Die Einleitung und Durchführung der Kombinationsbehandlung ist in der Praxis eher möglich und durchführbar (geringe Hypoglykämiegefahr!) als die Insulinmonotherapie.

Der wichtigste Punkt ist sicherlich, dass die Monotherapie wegen der vergleichsweise hohen Insulindosen bevorzugt zur Mastfettsucht führt (Punkt 2). Dies wurde in zahlreichen in- und ausländischen Publikationen bestätigt. Im Übrigen hat sich auch die Kombination „Insulin plus nichtinsulinotrope Antidiabetika" gut bewährt.

6. Tierisches Insulin statt Humaninsulin

Die gelegentlich noch erhobene Forderung, tierisches statt Humaninsulin zu geben, lässt sich nicht ausreichend begründen. Die – wenn überhaupt vorhandenen – äußerst selten auftretenden atypischen Hypoglykämien nach Humaninsulin wurden von vielen Autoren niemals gesehen bzw. von wenigen Autoren überbetont.

7. Falsche Spritzstellen

Zum ABC der Insulinbehandlung gehört die Kenntnis über die richtigen Spritzstellen. Falsche Spritzstellen sind untertags z.B. die Injektionsbereiche am Oberschenkel, wenn sich die Patienten bewegen und wenn durch die körperliche Tätigkeit eine Beeinflussung der Insulinresorption in vorher nicht zu bestimmendem Ausmaß eintritt. Deshalb gilt die Regel, dass man tagsüber in die Bauchhaut und am Abend in die Subkutis des Oberschenkels spritzen soll, um nachteilige Einflüsse der körperlichen Bewegung auf die Konstanz der Insulinwirkung zu vermeiden.

8. Zu später Einsatz von Pens

Als achten Fehler sehen wir den zu späten Einsatz von Pens an. Diese Injektionshilfen sind gerade für die älteren Typ-1- und Typ-2- Diabetiker, die unter Tremor und schlechtem Sehvermögen leiden, von erheblichem Vorteil. Man sollte keinesfalls darauf verzichten.

9. Ungenügende Beachtung des Spritz-Ess-Abstands

Gar nicht oft genug kann betont werden, dass für eine annähernd ausgeglichene Stoffwechsellage mit nivelliertem Blutzucker und Vermeidung der postprandialen Blutzuckerspitzen ein ausreichender Spritz-Ess-Abstand unbedingt erforderlich ist. Postprandiale Blutzuckerspitzen sind oft nur durch die Beachtung dieses Abstands zu beseitigen. Lediglich bei bestimmten kurzwirkenden Insulinanaloga kann auf den Spritz-Ess-Abstand verzichtet werden. Neuere Untersuchungen haben gezeigt, dass die postprandialen Hyperglykämien oft zwar nicht unmittelbar in die Bestimmung des glykierten Hämoglobins eingehen, wohl aber zu unerwünschten Stoffwechselschwankungen sowie zu rheologischen Nachteilen führen und das Ausmaß der kardiovaskulären Mortalität erhöhen.

10. Selbstkontrollen mit Harnzucker statt Blutzucker

Aus falschem Sparwillen heraus werden mitunter auch bei instabilen insulinbehandelten Diabetikern Selbstkontrollen von Harnzucker anstelle von Selbstkontrollen durch Blutzuckertests empfohlen. Sicherlich ist die Harnzuckerbestimmung einfacher zu handhaben und im

Übrigen schmerzlos. Es darf aber nicht verkannt werden, dass einer der wichtigsten Gründe für die Blutzuckerbestimmung in der Vermeidung der Hypoglykämie liegt. Diese kann definitionsgemäß nur mit Hilfe von Blutzuckerbestimmungen (wegen der relativ hohen Nierenschwelle für Glucose) nicht aber am Harnzucker erkannt werden.

11. Keine geregelte Ernährung bei insulinspritzenden Diabetikern

Eine weniger bekannte Subanalyse der allgemein anerkannten DCCT-Studie hat erkennen lassen, dass auch insulinspritzende Patienten, also alle Typ-1-Diabetiker, eine geregelte Ernährung im Sinne einer gewissen diätetischen Therapie einhalten müssen. Bekanntlich schnitten bei der DCCT-Studie die intensiviert behandelten Patienten im Hinblick auf HbA1c sowie auf die Rate von Retinopathie, Nephropathie und Neuropathie hochsignifikant besser ab als die Patienten, die lediglich mit ein oder zwei Spritzen behandelt wurden. Wenig bekannt ist aber, dass innerhalb der intensiviert behandelten Patienten jene Diabetiker noch einmal besser abschnitten (weitere HbA1c-Besserungen bis zu 1%), die eine geregelte, nach bestimmten Richtlinien reglementierte Ernährungstherapie beachtet hatten. Es ist „schlechte Diabetologie", wenn man Typ-1-Diabetiker auffordert, überhaupt keine Diät mehr einzuhalten und ihre Diätfehler gleichsam wegzuspritzen. Dabei werden die Nährstoffe ins Fettgewebe getrieben, und die Patienten werden übergewichtig. Dick gewordene Typ-1-Diabetiker (vor allem junge Mädchen nach der Pubertät) haben eine besonders schlechte Prognose im Hinblick auf die Entstehung von Angiopathien und Neuropathie.

12. Einsatz zu lang wirkender Insuline bei instabilem Diabetes

Der Einsatz zu lang wirkender Insuline bei instabilem Diabetes ist ein häufig gemachter Kardinalfehler der Diabetologie. Schon 1928 hat Joslin darauf hingewiesen, dass bei einem besonders instabilen, insulinbedürftigen Diabetes die häufige Verabreichung kurz wirksamer Insuline die Therapie der Wahl ist. Dies war die Geburtsstunde der intensivierten Insulintherapie, die also von einem großen Arzt bereits sechs Jahre nach Einführung des Hormons in die Therapie beschrieben wurde.

13. Falsche Behandlung des Dawn-Phänomens

Unter dem „Dawn-Phänomen" versteht man den Anstieg bzw. Wiederanstieg des Blutzuckers in den frühen Morgenstunden (in der „Dämmerung"), eine Situation, die auch mit herkömmlichen Basalinsulinen oft schlecht gemeistert werden kann. Deswegen bieten sich sehr lang wirkende Spezialinsuline (Insulin glargin) oder aber eine adjustierte Therapie mit Insulinpumpen an. Letzteres stellt natürlich die ideale Behandlungsmethode des Dawn-Phänomens dar, da man für die „Dämmerung" und den Wiederanstieg des Blutzuckers dann eine höhere Basalrate des Pumpeninsulins vorprogrammiert.

Die Pumpentherapie hat in den letzten Jahren ständig an Bedeutung gewonnen, indem jetzt beinahe jeder 10. Typ-1-Diabetiker sich dieser Behandlung – in 85% mit der H-Tron-Pumpe – bedient.

14. Zu lasche bzw. zu späte Insulinbehandlung bei Typ-1-Diabetikerinnen bzw. Gestationsdiabetikerinnen während der Schwangerschaft

Die dramatischen Besserungen bei der perinatalen Mortalität der Neugeborenen diabetischer Mütter (früher starben 25%–30% der Kinder, jetzt nur noch 1% vor, während oder nach der Entbindung) sind in erster Linie auf die Folgen der intensivierten Therapie mit scharfer Diabeteseinstellung und unter der Kontrolle durch häufige Blutzuckerselbstmessungen zurückzuführen. Weder bei Typ-1-Diabetikerinnen, die schwanger werden, noch bei Gestationsdiabetikerinnen darf eine lasche bzw. zu späte Insulinbehandlung Platz greifen. Der optimale Schutz des Fetus ist nur bei normoglykämischer Einstellung möglich.

15. Aggressive Insulintherapie zur Unzeit

Eine aggressive Insulintherapie kann aber auch zur Unzeit betrieben werden. Während die aggressive Therapie zwingend geboten ist bei frischer Manifestation des Typ-1-Diabetes, bei diabetischen Schwangeren (siehe oben) und bei diabetischer Neuropathie, ist sie kontraindiziert bei proliferativer Retinopathie (Förderung der Blutungsneigung), bei sehr alten zerebralsklerotischen Patienten (cave Hypoglykämien) sowie bei Coma diabeticum. Bei letzterem Zustand geht es nicht darum, einen „Weltrekord in rascher Blutzuckersenkung" zu erzielen, sondern darum, über 24 bis 48 Stunden den Blutzucker allmählich so zu senken, dass keine Probleme mit dem Elektrolyt- und Wasserhaushalt auftreten können (cave Hypokaliämie).

Die aktuelle Betrachtung – hier charakterisiert durch 15 vermeidbare Fehler – zeigt, dass die Insulintherapie eine ständig neue Herausforderung darstellt, um den Diabetikern das alles in allem „beste Antidiabetikum" angedeihen zu lassen.

11. Kapitel
Wichtige Kongresse

Jeder, der im akademischen Beruf in Lehre und Forschung sowie als Kliniker bei der Krankenbetreuung tätig ist, hat zahllose Vorträge gehalten und viele Kongresse besucht. Kongresse und Symposien sind nicht nur für die Fort- und Weiterbildung von Bedeutung, nicht nur für den Austausch wissenschaftlicher Daten unerlässlich, sondern sie sind auch ein Ort der Begegnung mit in- und ausländischen Kollegen, wie sie im Alltag niemals möglich ist. Aus der Fülle der Kongresse, die ich miterlebt oder gestaltet habe, möchte ich insgesamt sieben herausheben und einzeln besprechen.

1973 Tagung der Deutschen Diabetes-Gesellschaft in München

Im Jahre 1972 wurde ich zum Präsidenten der Deutschen Diabetes-Gesellschaft gewählt mit dem Auftrag, die Jahrestagung 1973 in München auszurichten. Wir tagten damals im alten Messegelände, was bei den wenigen Hundert Teilnehmern noch möglich war. Ich betonte bei der Eröffnung, dass nicht zufällig am Vorabend der Tagung im Deutschen Museum eine von Tausend Zuckerkranken besuchte Veranstaltung des Deutschen Diabetiker-Bundes stattgefunden hatte, die von uns unterstützt worden war. Unser Interesse an der Laienarbeit sollte durch diese Verknüpfung der Veranstaltungen des Deutschen Diabetiker-Bundes und der Deutschen Diabetes-Gesellschaft sichtbar dokumentiert werden. Leider hat diese Verbindung – obwohl in der Deutschen Diabetes-Union eine Dachorganisation gefunden wurde – später nicht mehr fortgedauert, da mit der Zunahme an Ärzten einerseits und Diabetikern andererseits beide Veranstaltungen in einer Stadt nicht mehr unter ein gemeinsames Dach zu bringen waren. Ich hatte 1973 unser traditionelles Schwabinger Symposion, das von der Forschergruppe alljährlich ausgerichtet wurde, mit dem Kongress kombiniert, um Zeit für Vorträge zu gewinnen und den Vorstandsbeschluss zu erfüllen, dass nur zwei Parallelsitzungen stattfinden sollten. Wenn ich mir überlege, dass heute fünf und sechs Vortragsveranstaltungen parallel laufen, weiß ich, wie schwierig es gewesen war, trotz der noch geringeren Teilnehmerzahlen sich auf zwei Parallelsitzungen zu beschränken. Damals konnte ich noch sagen:

„So groß ist übrigens unsere Gesellschaft nun auch wieder nicht, dass wir es uns leisten sollten, die Besucher auf drei oder vier Vortragssäle zu zersplittern, ganz zu schweigen von der natürlichen Schwundrate bedingt durch die Attraktivität der Industrieausstellung, die Nähe des gutgeführten Kongressrestaurants und die Verlockung des mehr oder weniger frühsommerlichen Münchens".

Themen wie „Leber und Diabetes", „Gluconeogenese der Leber", „Der sekundäre Diabetes" und bereits ein Podiumsgespräch zur „Immunologie des Diabetes" beherrschten die Thematik. Neu war die Einrichtung von sogenannten Informationsstunden, mit der ich zugegebenermaßen ein bisschen die beschlusswidrige dritte Parallelsitzung einbrachte, sie aber aus optischen Gründen zum größten Teil in die Kongresspausen legte. Diese Informationsstunden waren für die an praktischen Fragen interessierten Kollegen gedacht und waren von Anfang an überfüllt und hatten sich gut bewährt. Ähnliche Veranstaltungen finden auch bei unseren Kongressen der Neuzeit statt.

Bei den Preisträgern konnte ich den Bertram-Preis für Nachwuchsforscher bis zum 40. Lebensjahr an meinen späteren Freund Sotos Raptis und zu meiner besonderen Freude die Langerhans-Vorlesung – als die höchste Ehrung der Deutschen Diabetes-Gesellschaft – an Ernst Friedrich Pfeiffer vergeben. Dem Ehepaar Pfeiffer überreichte ich beim Gesellschaftsabend übrigens auch noch einen Strauß von 25 Rosen, da Pfeiffers gleichzeitig silberne Hochzeit feierten. Unsere Klinik und unsere Forschergruppe waren – wie schon oben einmal erwähnt – damals u.a. auch sehr am Theaterspielen interessiert. Helmuth Rottenhöfer hatte ein blitzgescheites Drehbuch geschrieben für das Theaterstück „Gerettet" oder „Der wunderbare Sieg des Dr. Rempremmerding". In diesem Theaterstück, das wir in den Pschorr-Festhallen oberhalb der Oktoberfestwiese aufführten, ging es um einen „Patienten" am Hofe von König Ludwig II., einen Patienten, der sich später dann als der kleine diabetische Schoßhund herausstellte. Unvergesslich ist mir, wie hervorragend Rottenhöfer, Renner, Kemmler, Standl, Dieter und Renate Hepp Theater spielten. Ich selbst hatte eine „tragende" Rolle als König Ludwig II., brauchte aber liebenswürdigerweise nur wenige Sätze zu sagen, da ich ja durch meinen Kongress mit der Vorbereitung voll in Anspruch genommen war. U.a. wurden aus einer angeblichen Tageszeitung während des Stückes von „Prof. Deutschmeier" (= Rolf Renner) dem „Assistenten Unterwurf" (= Wolfgang Kemmler) „Werbesprüche" vorgelesen, die da z.B. hießen „Bewusstsein schwindet wie ein Ton, nimmst du reichlich Euglucon". Dies bezog sich auf die sich häufenden Hypoglykämien unter diesem Glibenclamid-Präparat. Oder „Nur der allergrößte Max gibt den Dicken Ponderax", was wiederum einen inzwischen nicht mehr im Handel befindlichen Appetitzügler anging, dessen Einsatz umstritten war. Unter großem Gelächter des Auditoriums verulkte Renner dann auch Wieland, der gerade nach amerikanischem Vorbild die Abkürzung seines Vornamens von „O." in „O.H." geändert hatte: Renner sprach süffisant von einer „späten Hydroxylierung"! Das Theaterstück war zweifellos einer der Höhepunkte des Kongresses. Ich habe dann am nächsten Tag für die Schauspieler und für die Referenten – fast durchwegs junge Leute und Familienväter mit ihren Frauen – ein kaltes Buffet gestiftet, das ebenfalls in den Pschorr-Räumen stattfand. Die, wie gesagt, jungen und mit ewig hungrigen Kindern versehenen Väter und Mütter aßen sich an dem Buffet satt und stellten wie ich fest, dass noch enorm viel übrig blieb. Deshalb ließen wir uns – was zunächst gar keine Schwierigkeiten machte – von der Bedienung einige Plastiktüten geben, in denen für die Familien Lebensmittel nach Hause getragen werden konnten. Mitten in den Aufbruch mit den Plastiktüten hinein platzte aber der Geschäftsführer, der entrüstet zu Helmuth Rottenhöfer sagte „Ich bin schon viel herumgekommen, aber so etwas habe ich noch nie erlebt", worauf Rottenhöfer mit Valentin'schen Humor antwortete „Das ist ja merkwürdig, ich bin ebenfalls schon viel herumgekommen, ich habe Sie aber noch nirgendwo getroffen". Dem Geschäftsführer fiel die Kinnlade herunter, er schwieg, und wir verließen beschwingt das Restaurant.

1975 Kongress der Europäischen Diabetes-Gesellschaft in München

Schon zwei Jahre nach meinem Deutschen Diabetes-Kongress musste ich einem weiteren Kongress in München vorstehen, dem Kongress der EASD (European Association of the Study of Diabetes). Dabei ist mir Dieter Hepp als Sekretär eine unentbehrliche Hilfe gewesen. Dieser Kongress führte auch unsere alten Freunde aus Amerika als Gastredner nach München und war für damalige Verhältnisse hervorragend besucht. Wir konnten mehr als 1000 Besucher zählen – wesentlich mehr als sich angemeldet hatten. So kam es, dass nicht einmal mehr die Namensschilder für die Teilnehmer ausreichten und nachgedruckt werden mussten. Auch dieser Kongress fand in der alten Messe statt, die aber nun an die Grenzen ihrer Kapazität gekommen war. Zu meiner ganz großen Freude waren meine amerikanischen Freunde wie Marble, Krall und der Schweizer Albert Renold vertreten. Auch hier konnten wir unsere Theaterleidenschaft nicht zügeln und führten – wie oben schon einmal erwähnt – ein deutsch-englisches Theaterstück auf mit dem reizvollen Titel „Better than insulin". Besser als das Hormon war – so stellte sich während der Handlung heraus – das bayerische Bier, mit dessen Hilfe eine enorme Blutzuckersenkung erzielt werden konnte. Wenigstens die Personen der Handlung seien in ihrer deutschen und englischen Bezeichnung hier wiedergegeben, um dem Leser einen Eindruck über Handlung und Witz des Stückes zu geben.

Personen der Handlung – *The Actors*		
Zenzi Holzmoser	Hauptperson im Gasthaus „Unterwirt", Daxlwang	*Central figure, chief-hostess in the Gasthaus „Unterwirt", Daxlwang*
Loisl Krachledrer	Schenkkellner und Mann-für-Alles im Gasthaus „Unterwirt"	*Beer-service, Allroundman, Emergency-homeworker in the Gasthaus „Unterwirt"*

11. Kapitel

Martl Schießgruber	Bayerischer Bursch und freier Jäger (amtl. Bezeichnung: Wilderer)	*Bavarian Boy, candid huntsman (official term: Poacher)*
Dr. med. Josef Irxenstetter	Arzt für allgemeine Landmedizin in Daxlwang, Geburtshilfe und Kleine Chirurgie	*General Land-Practitioner Obstetrician and Small Surgery in Daxlwang*
Chico Chicago, gen. Coco die Nelke	Der Mann mit dem Koffer, Fürstentum Liechtenstein	*The Man with the suitcase, called Coco the Carnation*
Iwishi Nippontoya	Reisender Japaner	*Japanese Tourist*
Prof. Dr. Dr. Kurt-Egon Deutschmeier	Deutscher Kliniker auf (Kongress-)Urlaub, Radevormwald	*German Clinical Capacity on Congress-Tour*
Prof. Dr. Ermanno Erotico Italucci	Spezialarzt für Zucker und Seele, Universitá di Mare Nostro, Bella Italia	*Professore Belacanto, Italy*
Prof. Dr. Armand Mellier-sur-le-Sucre	Diabetologe der freien Kost, Universität Sorbitobonbonne, Paris	*Speaker of boundless dietary regimen*
„Bavariphanias"	weißblaue Himmelserscheinung	*Vision on the blue- and-white heaven of Bavaria*

Wieder war die ganze Theatermannschaft vertreten, die schon 1973 tätig war. Für den Besuch des Hofbräuhauses mit Theaterstück und mit bayerischem Essen wurde von uns ein Kostenersatz von DM 25,– zur Mitfinanzierung des Kongresses verlangt. Wir hatten der Restaurantsleitung für den Hofbräuhaussaal ungefähr 600 bis 700 Teilnehmer angekündigt. Als wir am Vormittag vor dem Festabend eine Generalprobe durchführten, ließen wir uns vom Kongressbüro durchtelefonieren, wie viele Tickets für den Festabend verkauft waren. Es waren zunächst nur 200, weswegen der Geschäftsführer der Gaststätte in helle Aufregung geriet und sagte, wir müssten die Differenz bis zu 600 Teilnehmern auf alle Fälle dem Hofbräuhaus ersetzen. In regelmäßigen Abständen ließen wir uns über den weiteren, nun anlaufenden Ticketverkauf informieren und siehe da – nicht zuletzt wegen einiger während der Vorträge eingeblendeter „Werbedias" – telefonierte man uns durch, dass 300, 500, 700 Tickets verkauft waren. Jetzt war der Geschäftsführer beruhigt, das aber nur kurze Zeit. Denn inzwischen ging es weiter: 800, 900, knapp 1000 Tickets. Der Geschäftsführer geriet in helle Verzweiflung, da so viele Menschen in dem Festsaal nicht Platz hatten. Wir haben es aber dann doch irgendwie noch geschafft, und ich erinnere mich an eine trinkfeste irische Gruppe, die sogar auf den Treppenstufen Platz genommen hatte. Der Europäische Diabetes-Kongress war ein wichtiger Markstein für die europäische Diabetologie, da die Vorträge ausgezeichnet und die Besucherzahlen erstmals besonders groß gewesen waren. Wegen des gut besuchten Festabends schnitten wir – zur Freude des EASD-Generalsekretärs Jim Jackson – sogar mit einem „Surplus" von DM 50.000,– ab.

1976 Kongress der Internationalen Diabetes-Vereinigung in New Delhi

Zu diesem Kongress war ich als Vizepräsident der IDF geladen und gleichzeitig als Hauptreferent zu einem Diättthema aufgefordert. Ich wurde dabei der damaligen indischen Ministerpräsidentin Indira Gandhi vorgestellt und hatte das Gefühl, dass ich bei der Begrüßung noch nie eine so kleine Hand gedrückt hatte, wie die Hand dieser bemerkenswerten Frau. Über mein Hauptreferat zur Diabetesdiät, das ich mir übrigens mit meinem anderen Vizepräsidenten Alexander Marble teilte, hat, glaube ich, nie wieder jemand

11. Kapitel

gesprochen. So bedeutend war es nicht. Auf der anderen Seite werde ich aber noch heute angesprochen auf einen Verkleidungscoup, den ich damals landete und an dem ich viel Freude gehabt habe. Der Grund hierfür lag in meinem dringenden Bedürfnis, meinem guten Bostoner Freund Leo Krall, dem späteren IDF-Präsidenten, einen Streich zu spielen, nachdem er andere und mich wiederholt mit seinen Streichen hinters Licht geführt hatte.

Im Jahre 1976 wollte ich mich endlich einmal rächen, wozu mir eben jener IDF-Kongress im indischen New Delhi besonders gut zu passen schien. Ein halbes Jahr vor dem Kongress schrieb ich an einen indischen Freund und bat ihn, für mich gemäß meinen mitgeschickten Körpermaßen ein Maharadscha-Kostüm zu besorgen. Als ich nach New Delhi kam, lag dieses vor, es passte hervorragend, und ich konnte mich mit einem entsprechenden Gewand, mit Turban und Krummschwert und einem echt aussehenden Bart schmücken. In dieser Verkleidung wartete ich im Haus meines indischen Freundes im ehelichen Schlafzimmer auf den Besuch von Leo Krall. Denn inzwischen war mein Freund an Krall herangetreten und hatte ihn gebeten, dass er seinen Onkel, den Mahardscha von Eschnapur, wegen seines Diabetes behandeln sollte. Mein Freund fügte hinzu, dass der „Onkel" insulinspritzender Zuckerkranker sein, der bei Beaser in Boston – einem Rivalen von Krall – offenbar falsch behandelt wurde. Der Onkel spritze täglich 100 Einheiten Insulin und habe immer wieder so merkwürdige „zittrige Zustände", die er sich nicht erklären könnte. Krall nahm den Auftrag zur Behandlung des Maharadschas begeistert an und sagte seiner Frau – wie wir später erfuhren –, dass nunmehr die Finanzierung der Indien-Reise gesichert sei. Am ausgemachten Besuchstag fuhr mein Freund Krall zu dem indischen Wohnhaus, um die Behandlung des Maharadschas durchzuführen. Ich hatte meinem indischen Freund zu dessen Verblüffung erklärt, dass ich Hindi sprechen wolle, eine Sprache, die ich nicht beherrsche, die Krall allerdings auch nicht beherrscht. Auf diese Weise konnte mein Hindi-ähnliches Geschwätz durchaus als echt angesehen werden. Überdies forderte ich, dass Krall sich – wenn er das Schlafzimmer betritt – mit gefalteten Händen verbeugend mir nähern sollte. An dieser Forderung wäre das Unternehmen beinahe gescheitert, da der republikanische Amerikaner sich keinesfalls verbeugen wollte. Mein indischer Freund pokerte hoch und sagte: „Der alte Herr ist so eigen, Sie müssen auf alle Fälle seinem Wunsche entsprechen, sonst wird es nichts mit der Behandlung". Höchste Freude und höchstes Glück für mich: Krall überwand sich und betrat das Schlafzimmer unter fortwährenden Verbeugungen und näherte sich meinem Bett. Ich selbst lag – wie gesagt – in voller Maharadscha-Montur auf dem Ehebett und sprach nun zu meinem indischen Freund in „Hindi", was dieser auf Englisch übersetzte. Das heißt, er erzählte nun noch einmal die Geschichte von Beaser und den offensichtlichen Hypoglykämien, die es zu behandeln galt. Krall betonte, dass ich sicher viel zu viel Insulin spritzen würde und gab mir alle möglichen weiteren Ratschläge. Als ich merkte, dass er mich in der Tat nicht erkannte, ging ich auf Englisch über und zog aus meinem Gewand einen Umschlag heraus und gab ihn Krall mit den Worten „Please open it". Krall war etwas verlegen, weil er natürlich das Honorar in diesem Umschlag witterte und öffnete erst auf eindringliches Zureden meines Freundes das Kuvert. In dem Kuvert befanden sich Schnipsel von Zeitungspapier und meine Visitenkarte, auf der ich mit einigen Bemerkungen Krall klarmachte, dass er einem Streich aufgesessen sei. Jetzt herrschte eine „Funkstille" von ungefähr 10 Sekunden, was wirklich eine lange Zeit ist. In dieser Zeit arbeiteten die kleinen grauen Zellen im Gehirn von Krall – er verstand nun den Zusammenhang. Mit einem Sprung stürzte er sich auf mich und drohte mir als Rache alle möglichen grausamen Untersuchungen an, zu denen es aber nicht mehr kam.

Diese Geschichte machte auf dem Kongress in New Delhi die Runde und Krall musste sich viele Kommentare anhören, die ihn und seinen angeblichen Patienten, den Maharadscha von Eschnapur, angingen.

1981 Kongress der Deutschen Gesellschaft für Innere Medizin in Wiesbaden

Als einen der Höhepunkte meiner beruflichen und akademischen Laufbahn habe ich die hohe Ehre und große Verpflichtung empfunden, als Präsident den Kongress der Deutschen Gesellschaft für In-

11. Kapitel

nere Medizin 1981 in Wiesbaden ausrichten zu dürfen. Beinahe wäre es dazu nicht gekommen, da ich acht Wochen vorher an einer tiefen Beinvenenthrombose erkrankte und zur Behandlung mit der gerinnungshemmenden Urokinase auf die Intensivstation der Angiologischen Abteilung in Gauting zu meinem alten Freund Heinz Böhme verlegt wurde. Ich habe damals meinen Vorgänger im Präsidentenamt, Eberhard Buchborn, angerufen und ihm mitgeteilt, dass möglicherweise die Statuten der Deutschen Gesellschaft für Innere Medizin in Kraft zu treten hätten, wonach bei Erkrankung des Präsidenten der Vorgänger ein zweites Mal den Kongress ausrichten müsse. Buchborn sagte mir damals „Lieber Herr Mehnert, ich glaube, ich habe noch nie jemandem so überzeugt gute Besserung gewünscht wie Ihnen". Er und ich hatten aber Glück, der Kelch ging an Buchborn vorüber, und ich konnte meinen Kongress mit Gummistrumpf und unter Marcumar stehend abhalten.

Was rein physisch dem Kongresspräsidenten zugemutet wird, ist in der Tat allerhand. Er muss die Vorstands- und Ausschusssitzungen leiten, eine Pressekonferenz durchziehen, eine Rede für die Presse halten, eine mehrstündige Eröffnungszeremonie gestalten mit Eröffnungsrede, Festrede und Preisverleihungen, muss für die Presse ständig während der Tage des Kongresses präsent sein und sich natürlich auch um die Durchführung des von ihm entworfenen Kongressprogrammes kümmern. Ich habe damals als Themen natürlich den Diabetes, aber auch Arteriosklerose, Schilddrüsenerkrankungen und neue bildgebende Verfahren gewählt, neben zahlreichen wissenschaftlichen Symposien und freien Vorträgen. Postersitzungen kamen erst einige Jahre später beim Deutschen Internisten-Kongress in Mode und haben sich dann sehr bewährt. Ich habe an diesen Kongress viele gute Erinnerungen und habe manchen Zuspruch erfahren. Mit meiner Festrede „Vom Leben und Leiden unserer Patienten" wollte ich bewusst einmal etwas ganz anderes machen als meine Vorgänger. Ich habe es weniger darauf abgelegt, etwa die auf höchstem Niveau stehenden Reden von Buchborn und Gerok mit philosophisch-medizinischen Betrachtungen zu imitieren, sondern wollte mich bewusst einmal ganz den Patienten widmen, denen ja unsere Arbeit letztlich gilt. Da die Rede geeignet ist, die damalige Situation der Medizin kritisch zu beleuchten, sei sie im Folgenden in Auszügen wiedergegeben:

Wichtige Kongresse

Es entspricht einer alten und – wie ich meine – guten Tradition dieser Gesellschaft und ihres Kongresses, dass sich der Vorsitzende in seiner Eröffnungsansprache nicht nur zu medizinischen Tagesaktualitäten, sondern auch zu anderen fachlichen sowie zu gesundheits- und gesellschaftspolitischen Problemen äußert. Wenn man die bisher gehaltenen Reden kritisch analysiert, dann wird man voller Hochachtung anerkennen müssen, dass durch die Präsidenten Ansprachen von hohem Niveau gehalten worden sind. Das Auditorium wird mir seine Zustimmung gerade unter dem noch frischen Eindruck der hervorragenden Reden der letzten Jahre nicht versagen. Die vergleichende Lektüre der Vorträge erweist, dass sie unter anderem dem Ziel einer Standortbestimmung dienten. Man könnte auch von der kunstvollen Anfertigung eines Bildes der jeweiligen Zeit sprechen, wobei je nach Neigung der Präsidenten der eine mit dem Stift eine präzise Zeichnung, der andere mit hellen Farben ein Aquarell gestaltete. In jedem Falle ist es für den Betrachter auch noch nach Jahren interessant und nützlich zu erkennen, welches Bild sich die Vorsitzenden unserer Gesellschaft über die Situation zu ihrer Amtszeit gemacht haben.

„Vom Leben und Leiden unserer Patienten" lautet das Thema meines Vortrags. Hierzu bedarf es zweier Vorbemerkungen:

Zunächst sei dem möglichen Irrtum begegnet, dass man sich heute und hier, endlich und erstmals Gedanken über den Patienten macht. Auch wenn es vom Thema her für den Außenstehenden nicht immer erkennbar ist, wurden doch schon bisher an dieser Stelle stets auch Probleme der Patienten angesprochen. Wer wollte im Übrigen leugnen, dass z.B. Erörterungen über die ärztliche Ausbildung oder über den medizinischen Fortschritt nicht direkt oder indirekt dem Patienten dienen?

Die zweite Vorbemerkung knüpft unmittelbar an das eben Gesagte an: Gerade weil das Schicksal unserer Patienten entscheidend von den Umweltbedingungen, und damit auch von der „medizinischen Umwelt", geprägt wird, dürfen in diesem dem Kranken gewidmeten Vortrag die sich ergebenden aktuellen Zeitfragen nicht ausgespart werden. Im Gegenteil: Das anspruchsvolle Thema fordert zur Auseinandersetzung über Probleme verschiedener Gebiete und Grenzgebiete der Medizin geradezu heraus, da es ja nicht nur gilt, hier Leben und Leiden der Patienten zu beschreiben, sondern

11. Kapitel

den Versuch zu machen, Lebensbedingungen zu analysieren und zur Linderung von Leiden aufzufordern.

Soziologische und psychologische Bezüge vieler Störungen der Gesundheit sind den Ärzten seit jeher geläufig. Der Versuch, auch auf dieser Basis Krankheitsbilder systematisch zu erforschen, ist nicht nur begrüßenswert, sondern ganz gewiss auch notwendig. Es wird später noch darauf eingegangen werden, warum derartige Versuche für Patienten und Ärzte bislang nur von relativ geringem Nutzen gewesen sind. Nur eines sollte als Prämisse für die folgenden Ausführungen unbestritten bleiben: Das Leiden unserer Patienten ist nicht zu trennen davon, wie die Patienten leben und was sie erlebt haben.

„Unsere Patienten" Anfang der 80er Jahre

Was verstehen wir nun eigentlich unter „unseren Patienten", unter jenen Kranken also, die Anfang der 80er Jahre dieses Jahrhunderts die Internisten in Praxis und Klinik aufsuchen? Ein Blick auf das wissenschaftliche Programm dieses Kongresses erweist die Vielfalt der Möglichkeiten, allein innerhalb des Fachgebietes „Innere Medizin" an einer oder an mehreren Krankheiten zu leiden. Deshalb wird mein Versuch, Ihnen gleichsam exemplarisch zwei Krankengeschichten zu schildern und diese als typisch für unsere Zeit darzustellen, wegen seiner Unvollkommenheit nicht nur Zustimmung, sondern auch Widerspruch auslösen. Dennoch glaube ich, dass die nachfolgenden kurzen Kasuistiken, die wir gleichsam als „roten Faden" für die weiteren Betrachtungen benötigen und immer wieder aufgreifen werden, dem Praktiker und Kliniker ermöglichen, das Schicksal mancher seiner Patienten und die damit verbundenen derzeit aktuellen Probleme wiederzuerkennen.

Da gelte zunächst als Beispiel eine jetzt 70-jährige Rentnerin, die zwei Weltkriege erleben musste und dabei engste Familienangehörige verloren hat. Sie hat durch Inflation, Weltwirtschaftskrise und Währungsreform die sowieso beschiedenen Ersparnisse der Familie schwinden sehen. Als Kind im Kaiserreich, als junge Frau in der Weimarer Republik und in der folgenden Diktatur aufgewachsen, hat sie danach immerhin die Hälfte ihres Lebens in einer freiheitlichen Demokratie verbringen können. Eine kleine Witwenrente, aufgebessert durch Hilfen der Kinder, garantiert ihr einen – wie es scheint – gesicherten Lebensabend. Die alte Frau hat in ihrer ersten Lebenshälfte oft hungern müssen, was sie nie vergessen und innerlich nicht verarbeiten konnte. Sie hat es später umso mehr genossen, sich wieder satt essen zu dürfen und – noch mehr – vom lang Entbehrten des Guten zuviel essen zu können. Natürlich wurde sie erheblich übergewichtig. Das Wohlstandssyndrom – selbst das eines relativ bescheidenen Wohlstands – wurde vervollständigt durch einen Hochdruck, einen Diabetes und eine ausgeprägte Hyperlipidämie. Pektangionöse Beschwerden sind warnende Vorzeichen für die Bedeutung dieser Risikofaktoren. Die Patientin hat zwar nie geraucht („so etwas tut eine Frau meiner Generation doch nicht", meint sie); präventivmedizinische Überlegungen haben aber bei dieser Abstinenz gewiss keine Rolle gespielt. Auf Süßigkeiten hat sie nie verzichtet, sie waren ihr lieber als Alkohol, den sie nicht völlig ablehnt, aber nur in geringem Maße zu sich nimmt.

Als zweites Beispiel soll uns ein jetzt 45-jähriger Patient dienen, dessen private, berufliche und gesundheitliche Entwicklung durch die Jahre nach dem Zweiten Weltkrieg geprägt wurde. Vor die Alternative gestellt, zu studieren oder rasch Geld zu verdienen, nutzte der damals junge Mann die Chancen des wirtschaftlichen Aufschwungs, übernahm die Vertretung neuer Industrieprodukte und avancierte rasch dank seines enormen beruflichen Einsatzes. Den echten oder scheinbaren Positiva in seinem Leben – wie z.B. das eigene Haus oder die totale Motorisierung der Familie – stehen als Negativa Krankheiten gegenüber, die durch Alkoholabusus und durch Kettenrauchen verursacht bzw. gefördert wurden: Ein beginnendes Leberleiden, eine chronische Bronchitis sowie Durchblutungsstörungen an den Beinen. Ärztliche Warnungen vor den Folgen dieser Leiden werden in den Wind geschlagen; der Hinweis auf die zusätzliche Gefahr eines Bronchialcarcinoms zählt noch weniger. „Ich will lieber zehn Jahre kürzer, aber dafür besser leben" lautet der unselige Leitspruch solcher Patienten, die nicht davon zu überzeugen sind, dass dieses gewiss kürzere Leben ebenso gewiss nicht besser ist und schon gar nicht abrupt und ohne Beschwerden, sondern in der Regel mit einem längeren und qualvollen Siechtum zu enden pflegt.

Mit diesen beiden kurz skizzierten Krankengeschichten wird bevorzugt jener Teil des Spektrums der Inneren Medizin angespro-

11. Kapitel

chen, der sich in verschiedenen Hauptthemen dieses Kongresses wiederfindet. Trotzdem darf man auch verallgemeinernd sagen, dass sich unter den derzeitigen Patienten der Internisten gewiss viele befinden, deren Leben und Leiden sich in ähnlicher Weise darstellt. Schon ein Jahrzehnt später können die gewählten Beispiele womöglich nicht mehr als repräsentativ gelten, wie ja auch vor dem großen Krankheitswandel zu Beginn der 50er Jahre völlig andere Leiden in unserem Lande dominierten. Gerade diese Erfahrungen scheinen mir aber die Notwendigkeit aktueller Standortbestimmungen zu rechtfertigen.

Über die Bereitschaft und die Fähigkeit zu leiden

Wie ist das Verhältnis unserer heutigen Patienten zu ihren Krankheiten? Ist es vergleichbar mit der Lebens- und Leidensphilosophie früherer Generationen?

Unserer 70-jährigen Patientin etwa ist das Auf und Ab, das Glück und Leid im Leben als etwas Selbstverständliches geläufig. Nur meint sie, dass sie sich nach allen Schicksalsschlägen, die sie erleben musste, einen friedlichen Lebensabend verdient hat. Dabei hat gerade ihre Generation von jeher keine überzogenen Ansprüche gestellt. Ein gutes Familienleben, eine gesicherte Rente, einen Gesundheitszustand, dessen Störungen sich in Grenzen halten sollen, und vor allem nicht noch einen Krieg, das ist es, was man sich wünscht.

Für unseren 45-jährigen, stressgeplagten Manager ist die Situation eher noch eindeutiger. Vorwiegend im Wohlstand aufgewachsen, sieht er keine Veranlassung, philosophische Betrachtungen über eine Änderung seiner Lebensbedingungen anzustellen. Die Bereitschaft, Leiden als Ausgleich zu erlebten Freuden auf sich zu nehmen, steht für ihn nicht zur Debatte. Auch die Fähigkeit, Leiden zu ertragen, ist ihm weitgehend versagt. In seinem grenzenlosen Glauben an den Fortschritt und damit auch an die Vorzüge der modernen Medizin erwartet er für jedes Leiden die adäquate medikamentöse, apparative oder auch operative Behandlung. Er ist indessen nicht gewillt, zur Förderung eines Heilungsprozesses ihm lieb gewordene Lebensgewohnheiten aufzugeben. Er vertraut dem Arzt etwa so wie einem Kraftfahrzeugmechaniker, der ihm sein Automobil noch jedesmal erfolgreich reparieren konnte. Er erwartet für jedes Leiden umgehende und erfolgreiche Hilfe. Er vergisst dabei nur, dass er mit seinem Körper nicht ein einziges Mal jenes Vorgehen praktizieren kann, das ihm in dem erwähnten Umgang mit seinem Kraftfahrzeug zur Selbstverständlichkeit geworden ist: Die Neuanschaffung eines Wagens alle zwei bis drei Jahre oder zumindest das rechtzeitige Auswechseln von Ersatzteilen. Enttäuschungen in medizinischer Hinsicht können deswegen nicht ausbleiben. Bei dem unbequemen Arzt, der ihm erklären will, dass Leiden auch aus falscher Lebensweise erwachsen können, bleibt er nicht lange. Der sich ausschließlich auf die Tablettenverschreibung beschränkende Mediziner wird gesucht, gefunden und im Übrigen früher oder später auch wieder verlassen.

Ärzte und Mediziner

Die Begriffe „Arzt" und „Mediziner" werden von mir hier bewusst nicht als Synonyma, sondern als Bezeichnungen für Berufskollegen eingeführt, die vielleicht die gleiche Ausbildung, sicherlich aber nicht die gleiche Berufsauffassung haben. Niemand kann leugnen, dass es – wie ich es am obigen Beispiel zeigte – Kollegen gibt, die eher „Mediziner" als „Ärzte" sind, die – mit anderen Worten – das Leid der Patienten isoliert betrachten und quasi symptomatisch behandeln, ohne die Lebenssituation und die krankheitsauslösenden Faktoren in ihre diagnostischen und therapeutischen Überlegungen im erforderlichen Maße einzubeziehen. Da diese Angehörigen unseres Berufsstandes aber die Ausnahme bilden, legen wir Wert darauf, als „Ärzte" bezeichnet und nicht als „Mediziner" abqualifiziert zu werden. Die Macht des Wortes und die erfolgreiche Verwendung irreführender Bezeichnungen, die nur in der erforderlichen Penetranz wiederholt werden müssen, kennen die Menschen dieses Jahrhunderts leider allzu gut. In unserem Beruf gilt dies durchaus für die bedenkenlose Verwendung des Wortes „Mediziner", das negative Erwartungen beim Patienten weckt. Ich glaube nicht, dass wir als überempfindlich gelten müssen, wenn wir auf diese Unterscheidung zwischen Arzt und Mediziner Wert legen.

Man erinnere sich bitte an die Wandlung, ja an die Deformierung des Arztbildes in der veröffentlichten Meinung mancher Medien in den letzten zwei bis drei Jahrzehnten. Erst konnte man sich nicht genug tun, Leistungen und Idealismus von Ärzten zu beschreiben,

11. Kapitel

ihren goldenen Händen und Herzen Reportagen und Filme zu widmen und ihren Kampf zu Gunsten der Patienten gegen den angeblichen Moloch „Krankenkasse" zu glorifizieren. Jetzt hingegen ist nur allzu oft von erzkonservativen, gewinnsüchtigen Medizinern die Rede, die erst über ein Kostendämpfungsgesetz auf den Boden der Tatsachen zurückgeholt werden mussten. Wie so oft liegt die Wahrheit wohl in der Mitte. Wir wollen weder weltfremde „Halbgötter in Weiß" sein, noch beabsichtigen wir, die Realitäten zu verkennen, wenn es um die richtige Relation von Einnahmen und Ausgaben im Gesundheitswesen geht. Allerdings – und ich betone dies erneut – wollen wir „Ärzte" und nicht „Mediziner" sein und wollen auch als Ärzte bezeichnet werden.

Der Kostenanstieg und der Wunsch nach Humanisierung im Krankenhaus

Man macht es sich zu leicht, wenn man eine zugleich optimale und billige Medizin verlangt. Hierzu ist von kompetenterer Seite in den letzten Jahren genügend gesagt worden. Nur folgende Überlegungen lassen Sie mich dennoch zur Diskussion stellen:

Es sind bekanntlich weniger die ärztlichen Praxen als vielmehr die Krankenhäuser, in denen die Kosten enorm gestiegen sind. Nicht die Entwicklung auf dem vielbeschworenen Pharmasektor, sondern vorwiegend die Personalleistungen haben dabei zu dem vorausehbaren Kostenanstieg im Gesundheitswesen geführt, der – wiederum mit einem irreführenden Wort – als „Kostenexplosion" bezeichnet worden ist. Als Krankenhausarzt habe ich von jeher für die Bestrebungen der Verbände und Gewerkschaften Verständnis gehabt, Arbeitsbedingungen und Entlohnung der im Krankenhaus tätigen Mitarbeiterinnen und Mitarbeiter vergleichbaren Berufen im öffentlichen Dienst anzupassen. Nonnen, die um Gottes Lohn als Krankenschwestern 16 Stunden täglich auf den Stationen tätig sind, gibt es kaum mehr. Der unbezahlte Arzt gehört der Vergangenheit an. Inwieweit es bei der zunehmenden Bürokratisierung notwendig war, in bestimmten Verwaltungsbereichen nicht nur mehr Personal einzustellen, sondern diesem auch wesentlich höhere Positionen mit wiederum zusätzlichen nachgeordneten Mitarbeitern einzuräumen, entzieht sich meinem Beurteilungsvermögen. Eines sollte aber für jedermann erkennbar sein: Alle diese Maßnahmen auf dem Personalsektor haben Geld, viel Geld gekostet und bildeten den entscheidenden Faktor für jene Kostensteigerung im Gesundheitswesen, deren Berechtigung man auch unter diesen Aspekten beurteilen sollte.

Vom Organisatorischen her war die Einführung der 40-Stunden-Woche im Krankenhaus natürlich problematisch; nach dem Gleichheitsgrundsatz ist sie sozial gerechtfertigt. Dass die Krankenversorgung aber unter anderem durch den daraus resultierenden vermehrten Schichtdienst unpersönlicher und deswegen schlechter geworden ist, kann niemand ernsthaft bezweifeln. Diejenigen, die die Einführung einer 35-Stunden-Woche im Krankenhausbereich und damit die Ausweitung des Schichtdienstes anstreben, sollten bedenken, dass die Patienten unter solchen Bedingungen mit Sicherheit schlechter leben und mehr leiden werden.

Ist eine „Humanisierung des Krankenhauses" erforderlich? Selbstverständlich ist diese Frage zu bejahen. Man sollte aber angesichts der aufopferungsvollen Arbeit der im Krankenhaus Tätigen daraus nicht pauschal ableiten, dass es bisher in den deutschen Kliniken vorwiegend inhuman zugegangen sei. Doch wie stellt man sich eigentlich die Erfüllung der Forderung nach mehr Humanität vor, wenn zur Dämpfung des Kostenanstiegs die Personalstellen nicht vermehrt werden, wenn die Arbeitszeit des Personals verkürzt wird und wenn die Verweildauer der Patienten im Krankenhaus ständig verringert werden soll? Letzteres wird – um es einmal drastisch auszudrücken – bewirken, dass die Patienten wie Werkstücke auf die immer schneller laufenden Fließbänder einer Fabrik (nämlich der „Gesundheitsfabrik") geworfen und in hektischem Tempo „bearbeitet" werden. Klingt unter diesen Aspekten die Forderung nach mehr menschlicher Zuwendung des Personals zum Patienten nicht wie purer Hohn? Natürlich sind Engagement und Nächstenliebe als Grundlage für die Betreuung leidender Menschen keine Eigenschaften, die man durch die Erhöhung des Personaletats erkaufen kann. Ebenso gewiss können diese Eigenschaften sich aber auch nicht entfalten, wenn ständiger Zeitdruck den Ärzten und dem Pflegepersonal die Möglichkeit zur vermehrten Zuwendung zum Patienten nimmt und wenn der Wildwuchs berufsfremder Aufgaben – insbesondere auf dem Verwaltungssektor – die humanitären Aufgaben zu überwuchern droht.

11. Kapitel

Einen weiteren und besonders wichtigen Faktor bildet bei diesen Überlegungen der Fortschritt der Medizin, der trotz der – im Übrigen zum Teil bereits überspitzten – allgemeinen Rationalisierung und Zentralisierung eine ständig wachsende Mehrarbeit seitens des ärztlichen, hilfsärztlichen und Pflegepersonals erfordert. Selbstverständlich sind diese Probleme auch der Verwaltung und den Kostenträgern bekannt. Diese Institutionen müssen sich damit ebenso beschäftigen wie wir, wenn sie auch nicht in dem gleichen Maße darunter zu leiden haben, wie die von den Spar- und Rationalisierungsmaßnahmen betroffenen Ärzte, Schwestern, Pfleger und insbesondere Patienten.

Lassen Sie mich in diesem Zusammenhang noch kurz das Problem der Überstundenbezahlung und des sogenannten Freizeitausgleichs ansprechen, weil es geradezu exemplarisch ist und ein Schlaglicht auf die der Öffentlichkeit z.t. völlig unbekannte Situation wirft. Die einzige praktikable Möglichkeit, den Patienten angesichts der geschilderten Lage die erforderliche verbesserte ärztliche und pflegerische Betreuung zukommen zu lassen, liegt in der Zuschaltung weiterer Stellen oder in der finanziellen Abgeltung von Überstunden. Wie sieht es aber in der Wirklichkeit aus? Die „Enthumanisierung des Krankenhauses" wird durch den unlauteren Taschenspielertrick des überall praktizierten „Freizeitausgleichs" ständig vorangetrieben. Diese Behauptung ist auf Grund folgender Überlegungen beweisbar: Ein Arzt oder eine Schwester oder ein Pfleger oder eine medizinisch-technische Assistentin, die mehr als vierzig Stunden pro Woche gearbeitet haben, sollen nach den Wünschen bestimmter Krankenhausträger nun die zusätzlich geleistete Arbeit zumindest teilweise durch eine zu einem anderen Zeitpunkt zu nehmende Freizeit ausgleichen. Damit wird aber ein Circulus vitiosus in Gang gesetzt, der sich vorwiegend zu Lasten der Patienten auswirkt. Die Stunden des sog. Freizeitausgleichs addieren sich zu Tagen und zu Wochen, in denen die Stationen dann erneut und erst recht unterversorgt sind. Dadurch ergibt sich die abermalige Notwendigkeit zur Leistung von Überstunden bei anderen Mitarbeitern, die dann wiederum Freizeitausgleich erhalten müssen, – mit denselben geschilderten Konsequenzen. Wie kann man sich in dieser Situation als an sich williger Arzt oder als hilfsbereite Schwester vermehrt dem Patienten zuwenden? Wie will man das Krankenhaus humanisieren, wenn in den meisten Kliniken – noch einmal sei es gesagt – die verbleibenden Arbeitskräfte kaum in der Lage sind, den Routinebetrieb und die stetig wachsenden Anforderungen der Bürokratie zu bewältigen?

Auch die Zuschaltung von Personal stellt übrigens – zumindest im ärztlichen Bereich – kein Allheilmittel dar. In der Regel sind zwei 60 Stunden arbeitende Ärzte mit entsprechender Überstundenbezahlung drei „40-Stunden-Ärzten" sowohl hinsichtlich der Kontinuität bei der Betreuung der Patienten als auch im Hinblick auf ihre ärztliche Ausbildung und die später in der Praxis zu erbringenden Leistungen überlegen. Nur ein Böswilliger könnte mir unterstellen, ich würde damit einer offiziellen 60-Stunden-Woche im ärztlichen Dienst das Wort reden. Im Augenblick gilt aber für die Mehrzahl der Krankenhausärzte – von den niedergelassenen Kollegen ganz zu schweigen – sowieso keine 40-Stunden-Woche, ohne dass dabei die Mehrarbeit gerecht ausgeglichen würde. Eine für die Zukunft nicht uninteressante Frage stellt sich im Zusammenhang mit der Weiterbildungsordnung: Würden die Ärztekammern zwischen Kollegen, die stets auf der Einhaltung ihrer 40- oder später vielleicht 35-Stunden-Woche bestehen bzw. einen entsprechenden Freizeitausgleich in Anspruch nehmen, und solchen Ärzten, die 60 und mehr Stunden pro Woche in der Klinik tätig sind, unterscheiden, wie es ja doch wohl im Interesse der später in der Praxis zu betreuenden Patienten erforderlich wäre?

Schulmedizin und Außenseitermethoden

Zurück nun zum Leben und Leiden unserer beiden Patienten. Der siebzigjährigen Rentnerin sind einige merkwürdige Dinge passiert. Sie hat stets viel auf ihren Hausarzt gehalten und nun doch eine Vertrauenskrise erlebt. Dies geschah übrigens nicht, wie es nahegelegen hätte, wegen des völligen Dissens in Fragen der Diätetik. Hier kam es zu einer Art Stillhalteabkommen zwischen der adipösen Patientin und ihrem Arzt. Die elementare, aber so unbequeme Grundregel, dass man zur Gewichtsabnahme weniger essen muss, als man verbraucht, ließ die Patientin für sich nicht gelten. Resignierend nahm der Hausarzt ihre Erklärung zur Kenntnis, dass sie schwere Knochen, gestörte Drüsen und eine familiäre Veranlagung zur Fettsucht habe und im Übrigen leider ein besonders guter Futterverwer-

11. Kapitel

ter sei. Nach vielen vergeblichen Versuchen glaubte er, sich weiteren frustrierenden Dialogen versagen zu müssen, und beschränkte sich auf gelegentliche Hinweise, welche zusätzliche Gesundheitsschäden bzw. welche nun notwendigen, zusätzlich einzunehmenden Medikamente sich die Patientin bei diätetischer Kooperation eigentlich ersparen könnte. Der Hausarzt riet, wenigstens den Zucker durch Süßstoffe zu ersetzen und die stark erhöhten Blutzucker- und Blutfettwerte durch Einnahme oraler Antidiabetika und Lipidsenker zu vermindern. Auf Grund eben dieser Empfehlungen und Verordnungen kam es zu der erwähnten Vertrauenskrise zwischen der Patientin und ihrem Arzt. Bestimmten Zeitschriften musste die Siebzigjährige nämlich entnehmen, dass sie ihren Krankenschein seit Jahren offenbar zu einem ahnungs- oder gewissenlosen Giftmischer getragen habe; denn – so wurde in einigen Medien verbreitet – Süßstoffe verursachen Blasenkarzinome, orale Antidiabetika begünstigen den Herzinfarkt und bestimmte Lipidsenker führen zu Krebs. Über letztere im Fernsehen gebrachte Meldung, die zugleich das – allerdings nur vorübergehende – Verbot einer blutfettsenkenden Substanz in der Bundesrepublik Deutschland ankündigte, berichtete die Patientin ihrem Hausarzt am nächsten Tag in der Sprechstunde. Dieser wusste von nichts. Man muss ihm zugute halten, dass er am Vorabend die Tagesschau versäumte und nicht erwartet hatte, ausgerechnet über das Fernsehen erstmals über eine so wichtige Entscheidung informiert zu werden.

Es ist hier nicht der Ort, um die Hintergründe zu den in der Tat nicht unproblematischen Komplexen „Süßstoffe", „orale Antidiabetika" und „Lipidsenker" genauer zu analysieren. Es ist aber nicht zu bezweifeln, dass die maßlosen Übertreibungen und Fehlinterpretationen bei der publizistischen Darstellung dieser und anderer Vorgänge dazu beigetragen haben, das Vertrauensverhältnis zwischen Arzt und Patient, Pharmaindustrie und Verbraucher, Wissenschaftler und Behörden vorübergehend empfindlich zu stören. Dabei ist es nicht „die Presse", die hier angeschuldigt wird, sondern nur jener Teil der Publizistik, dem alle Mittel recht sind, wenn es gilt, Aufsehen zu erregen, Unruhe zu stiften und Menschen zu verunglimpfen. Bestimmt aber treiben solche Aktivitäten die verunsicherten Patienten in die Arme von Scharlatanen, die mit viel Geschick, ausgeprägtem Geschäftssinn und maximaler Skrupellosigkeit ihren parmamedizinischen Unsinn verbreiten. Wohl kaum jemand würde sich sein Haus durch einen Hobbybastler bauen lassen oder sich vor Gericht dem Rat eines Nichtjuristen anvertrauen. Wieviele Menschen – auch unter den sogenannten Intellektuellen – sind aber heutzutage durchaus bereit, ihre Gesundheit den von der „Regenbogenpresse" und den Boulevardzeitungen empfohlenen Augendiagnostikern, Erdstrahlspezialisten und Astrologen anzuvertrauen, Blütenpollen und Eierschalen zu verzehren und Tees zu trinken, deren Indikationsliste mit dem Inhaltsverzeichnis eines Lehrbuchs über die gesamte Medizin identisch zu sein scheint.

Seien wir gerecht: Nicht wenige Patienten gehen solche Irrwege auch deswegen, weil sie von ihren überlasteten Ärzten enttäuscht sind, mit denen sie nicht ins Gespräch kommen oder deren Verordnungen sie nicht für genügend attraktiv halten. Die konsequente Einnahme der durch eine rasche Rezeptur verordneten Antihypertensiva wirkt zwar beim Hochdruckkranken mit Sicherheit lebensverlängernd, bringt aber mitunter zunächst unangenehme Nebenwirkungen und nicht unbedingt das Gefühl mit sich, dass sich der Arzt besonders um den Patienten gekümmert hat. Auch dies ist eben für viele Kranke ein Grund, sich nach anderen „angenehmeren" Behandlungsmethoden und nach gesprächigeren Therapeuten umzusehen.

Die sogenannte „Schulmedizin" ist für viele Menschen zu einem negativen Begriff geworden. Doch was kann letztlich sicherer und besser für den Patienten sein als die Befolgung jener Maßnahmen, die auf ärztlicher Erfahrung und medizinischer Wissenschaft basieren, die in Kliniken und Forschungslaboratorien kontrolliert und verbessert werden und die dann von lehrenden Ärzten auf den Schulen der Medizin als „Schulmedizin" an die Studierenden weitergegeben werden? Auch sogenannte Außenseitermethoden werden von der Schulmedizin unverzüglich adaptiert, wenn ihr Nutzen für den Kranken bewiesen werden kann. Ohne diesen Beweis kann und darf aber der Arzt gesicherte Wege bei der Behandlung seiner Patienten nicht verlassen. Schulmedizin betreiben heißt Anwendung von Bewährtem, Vervollkommnung des Bestehenden und Übernahme des sorgfältig geprüften Neuen.

In einem geistreichen amerikanischen Artikel war vor einiger Zeit darauf hingewiesen worden, dass das 1922 eingeführte Insulin, eines der wenigen wirklichen Wundermittel unserer Zeit, in den USA im Augenblick nicht die Spur einer Chance hätte, die Bedingungen der Food and Drug Administration für die Zulassung als Arzneimittel zu erfüllen. Hersteller von Diabetikertees brauchen sich keine diesbezüglichen Sorgen zu machen, weder in Amerika noch bei uns. Dies gilt auch für den Vertrieb unzähliger anderer Pseudomedikamente. Die Diskrepanz zwischen den zu Recht strengen Zulassungsbestimmungen für neue wirksame Pharmaka einerseits und der Duldung von pharmamedizinischen Scharlatanerien andererseits ist erschütternd. Der Aspekt der vielzitierten Kostendämpfung sollte bei künftigen Überlegungen auch in diesem Bereich eine größere Rollen spielen. Medizinische Versäumnisse – und das heißt doch auch längeres Herumprobieren mit untauglichen Methoden – kommen der Allgemeinheit und besonders dem einzelnen Patienten teuer zu stehen, und zwar sowohl in gesundheitlicher als auch in finanzieller Hinsicht. Auch unsere siebzigjährige Patientin hat im Alter noch Lehrgeld zahlen müssen. Den selbst finanzierten Besuch eines zwielichtigen Sanatoriums, in dem durch Flüssigkeitsentzug sowie durch Einläufe kurz vor der Entlassung das Körpergewicht vorübergehend, die Ersparnisse jedoch für längere Zeit drastisch verringert wurden, wird sie nicht mehr wiederholen.

SI-System: Fehlleistungen und Fehlinterpretationen

Da hier – wie angekündigt – eine Art Standortbestimmung vorgenommen wird, soll ohne Bedenken ein weiteres heißes Eisen angefasst werden, das vielleicht schon in wenigen Jahren – so oder so – als abgekühlt angesehen werden kann. Das Problem der sogenannten „SI-Einheiten" soll dabei, dem Thema des Vortrages gemäß, allein unter Berücksichtigung der Patienteninteressen abgehandelt werden.

Die Vorgeschichte ist bekannt. Seit vielen Jahren bemühen sich internationale Gremien in verdienstvoller Arbeit um die Normierung von Einheiten und Messgrößen in allen Bereichen der Technik und der Wissenschaften. Auch in der Medizin galt es, eine Überarbeitung vorzunehmen und Verbesserungen anzustreben. Leider wurde dabei aber verschiedentlich weit über das Ziel hinausgeschossen. Wenn das Eichgesetz ausdrücklich freistellt, ob im medizinischen Bereich weiterhin die sogenannten Massenkonzentrationen (also z.B. mg/dl) oder aber Stoffmengenkonzentrationen (also z.B. mmol/l) verwendet werden dürfen, dann sind Tendenzen, sich vom bisherigen Vorgehen so schnell wie möglich zu distanzieren, unverständlich und wohl auch dem bekannten teutonischen Übereifer zuzuschreiben, der keine Gelegenheit zur Progressivität um jeden Preis auslässt. Die Annahme, dass etwa der zur Kooperation erzogene und in seinen Blutzuckerwerten mitdenkende Diabetiker in absehbarer Zeit über einen Wert von 5,55 mmol/l ähnlich glücklich sein wird wie über den ihm geläufigen identischen Wert von 100 mg/dl ist eine Illusion. Natürlich kann man fordern, jedermann müsse umdenken können, das Ganze sei doch erlernbar. Gegenfrage: Warum soll eigentlich der Patient – und nur von unseren Kranken spreche ich hier – etwas erlernen, was ihm auch angesichts der unglücklichen Größenordnung dieser und anderer nach molaren Dimensionen berechneten Parameter nur Verständisschwierigkeiten und damit Nachteile bringt? Im Übrigen gibt es auch in medizinischer und wissenschaftlicher Hinsicht gute Gründe, sich gegen die generelle Einführung der Stoffmengenkonzentrationen zu wenden, wie es z.B. wiederholt auch in sehr vernünftigen Stellungnahmen wissenschaftlicher Gremien in den USA zum Ausdruck kam. Und müssen denn erst Todesfälle aufzeigen, dass die Übernahme einer neuen Labornomenklatur durch das sowieso überlastete Krankenhauspersonal erhebliche und in diesem Falle völlig unnötige Gefahrenquellen in sich birgt? Auf die mit solchen Umstellungen verbundenen, unvermeidbaren hohen Kosten sei nur am Rande verwiesen. Mit einem gewissen Stolz kann die Deutsche Gesellschaft für innere Medizin für sich in Anspruch nehmen, vor zwei Jahren eine Resolution formuliert zu haben, deren Inhalt – Forderung nach Beibehaltung der Massenkonzentrationen im Laborbereich – vom Deutschen Ärztetag übernommen wurde.

Ein trübes Kapitel bildet auch die Einführung neuer Blutdruckmesswerte, die von fast allen kompetenten Klinikern abgelehnt wird. Wieder habe ich in erster Linie die mitdenkenden, ja ihren Blutdruck selbst messenden hochdruckkranken Patienten im Auge, die durch neue Messwerte unnötig verwirrt werden. Wiederholt wurde darauf hingewiesen, dass im Eichgesetz in anderen Bereichen viele Ausnahmen durchgesetzt wurden, z.B. bei der Beibehaltung des Karat. Mit Ironie, aber völlig zurecht wurde in den Diskussionen bemerkt, dass also die Diamantenhändler die bessere Lobby zu besitzen scheinen als die Ärzte.

Was sagen im übrigen die nach langjähriger Beratung und Schulung wenigstens zum Teil „kalorienbewusst" gewordenen Patienten zur offiziellen Abschaffung der Kalorie und zu ihrem Ersatz durch das „Joule" oder richtiger „Kilojoule"? Ein schwacher Trost für den Gesetzgeber: Diese Patienten sagen gar nichts. Kein Mensch diskutiert nämlich gern über einen Begriff, von dem er nicht weiß, wie er ihn aussprechen soll. Unsere Patienten befinden sich dabei in bester Gesellschaft mit Ärzten, Physikern und Anglisten, die sich bis heute nicht recht darüber einig sind, ob man nun „Dschuhl" oder „Dschaul" sagt. Wahrlich ein Musterbeispiel dafür, wie man am grünen Tisch der von uns allen gewünschten und so dringend erforderlichen Kooperation mit den Patienten entgegenwirken kann!

Anmerkungen zur psychosomatischen Medizin

Wenn wir jetzt noch einmal zu den Problemen unseres 45-jährigen alkohol- und nikotinabhängigen Patienten zurückkehren, müssen wir mehr noch als bei der adipösen Frau die Frage stellen, warum alle ärztliche Bemühungen, seinen Lebenswandel zu ändern, kläglich gescheitert sind. Als pars pro toto hat dieses Beispiel leider für die Mehrzahl aller durch solche Risikofaktoren bedrohten Patienten zu gelten.

Ein Heer von Soziologen und Psychologen, von Psychotherapeuten und Verhaltenstherapeuten war und ist aufgerufen, die Krankheiten im Umfeld des Lebens wissenschaftlich zu analysieren und den Patienten praktische Hilfe zu bringen. Selbst auf die Gefahr hin, missverstanden zu werden, muss ich feststellen, dass der Aufwand bisher groß, der Nutzen jedoch gering war. Gewiss weigern sich manche rein somatisch orientierten Ärzte nach wie vor, engere Zusammenhänge zwischen Leben und Leiden anzuerkennen, gewiss weisen auch Patienten – wie gerade unser 45-jähriger Manager – alle Behandlungsversuche, die mit „Seele" oder „Umwelt" zusammenhängen, als Zeit- und Geldvergeudung zurück. Aber dies sind gewiss nicht die einzigen Gründe für die alles in allem ungenügende Kooperation zwischen den genannten Fächern einerseits und den eher naturwissenschaftlich orientierten Ärzten andererseits. Es gibt hier Sprach- und Verständnisbarrieren, die – das ist meine feste

Überzeugung – sicherlich weniger zu Lasten der erwähnten Ärzte gehen. Sie wurden vielmehr von jenen Soziologen und Psychologen errichtet, die sich in Ausbildung und Artikulationsvermögen von den Bedürfnissen der Praxis und Klinik weit entfernt haben. Die Ausnahmen bestätigen auch hier die Regel.

Zu Beginn meines Vortrags bekannte ich mich ausdrücklich zu der Notwendigkeit einer systematischen soziologischen und psychologischen Wissenschaft, insbesondere um die krankmachenden Lebensbedingungen unserer Patienten zu ergründen und zu ändern. Leider ist aber die Umsetzung der bereits vorliegenden Forschungsergebnisse weitgehend daran gescheitert, dass man sich, wie gesagt, gegenseitig nicht mehr verständigen kann. Schlicht formuliert: Die meisten Ärzte können heutzutage das neu geschaffene Vokabular der soziologischen und psychologischen Fachrichtungen nicht verstehen. Sie haben diese Sprache nicht gelernt. Sie fühlen sich wie Eingeborene, die sich für die Heilslehre eines Missionars zwar interessieren, aber dessen fremde Sprache nicht beherrschen. Sollte aber nicht der Missionar erst eine Weile bei den Eingeborenen leben, ihre Sprache und Gebräuche erlernen und dann Verständnis für sein Anliegen wecken? Wie wichtig wäre die Aufgabe von Psycho- oder Verhaltenstherapeuten bei der Bekämpfung des ungezügelten Esstriebs, des Alkoholismus und des Nikotinabusus, die auch bei den Krankheiten unserer beiden Patienten eine so große Rolle spielten; denn wir Ärzte haben dabei doch bisher insgesamt nur selten befriedigende Ergebnisse vorweisen können. Auch wenn wesentliche Erfolge der in viele Gruppen und Sekten zersplitterten Psychologen und Psychotherapeuten ebenfalls noch nicht erkennbar sind, hoffen wir noch immer zuversichtlich auf eine bessere Zusammenarbeit und insbesondere auf klarere und praktikable Therapiekonzepte. Am Ende der Entwicklung möge der in der somatischen Medizin optimal ausgebildete Arzt stehen, der gleichzeitig befähigt ist, die Grundlagen und Fortschritte der psychologischen Medizin zu verstehen, zu adaptieren und anzuwenden.

Was sollen übrigens die Ärzte davon halten, wenn man sie jetzt auffordert, endlich „patientenorientiert" zu arbeiten oder eine „patientenzentrierte" Medizin zu betreiben? Wer solche Forderungen erhebt, muss sich die Gegenfrage gefallen lassen, was ein Arzt wohl bisher als sein Berufsziel angesehen haben mag, wenn er nicht von

11. Kapitel

vornherein den Patienten in den Mittelpunkt seiner Überlegungen stellte. Dass sich natürlich in manchen Bereichen Verbesserungen ermöglichen lassen, die dem Patienten unmittelbar zugute kommen, ist eine wichtige, aber in diesem Zusammenhang eher sekundäre Frage, wenn man bedenkt, welch negativen Einfluss das Schlagwort von der angeblich nun erst „patientenorientiert" werdenden Medizin auf voreingenommene Gemüter haben muss.

Aber auch vom Patienten wird mitunter Unbilliges und Unsinniges behauptet und verlangt. So sind absurde hie und da in der Öffentlichkeit erhobene Forderungen, dass Fettsüchtige, Alkoholiker und Nikotinabhängige für ihre Behandlung selbst aufkommen sollen oder höher besteuert werden müssten, als unärztlich, ja als inhuman abzulehnen. Überdies sind sie scheinheilig, solange für Nahrungs- und Genussmittel Unsummen an Werbung ausgegeben und an Steuern eingenommen werden. Diese Menschen sind krank; es gilt, sie zu behandeln und nicht zu bestrafen.

Vom Töten und Sterben

Wenn wir hier vom Leben und Leiden unserer Patienten gesprochen haben, können wir dennoch am Sterben, also am Tode, der nach kurzem oder langem Leiden am Ende jedes Lebens steht, nicht vorbeigehen. Ich will nicht zur Problematik der Todesstrafe oder des Schwangerschaftsabbruchs Stellung nehmen, auch wenn ein gewisser Zusammenhang mit der in der Öffentlichkeit so viel diskutierten Sterbehilfe für todkranke Patienten nicht zu verkennen ist. Es sei mir lediglich eine allgemeine Feststellung erlaubt: Das Töten jedes Lebewesens – des Schwerstkranken, des Kindes im Mutterleib und auch des Verbrechers – kann aus ärztlicher Sicht im Prinzip deswegen keine Billigung finden, weil es mit unserem Auftrag, Leben zu erhalten, in Widerspruch steht. Man sollte verstehen, dass das Infragestellen dieses Prinzips – selbst bei der ärztlich gerechtfertigten Ausnahme des medizinisch indizierten Schwangerschaftsabbruchs – zu Konfliktsituationen führt, deren ethische und moralische Probleme für den Einzelnen unlösbar sein können.

Die exakte Grenzziehung zwischen aktiver und passiver Sterbehilfe gehört zu unseren verantwortungsvollsten Aufgaben. Ich habe nirgendwo eine bessere Definition und klarere Antworten auf die hiermit zusammenhängenden heiklen Fragen gefunden als in der von Wachsmuth, Bock und anderen medizinischen und juristischen Kapazitäten verfassten Resolution zur Behandlung Todkranker und Sterbender. Die Grundessenz der Verlautbarung ist eindeutig: Auch trotz des menschlich verständlichen Wunsches vieler Gesunder, vieler noch nicht unmittelbar vom Tode betroffener Patienten und mancher Todkranker kann und darf es eine aktive Sterbehilfe nicht geben. Ich zitiere aus dem erwähnten Dokument wörtlich: „Im Grenzbereich von Leben und Tod hat der Arzt nicht selten zwischen verschiedenen Handlungsmöglichkeiten abzuwägen. Ärztliches Wirken soll menschliches Leben erhalten und Leiden lindern. Angesichts des unausweichlichen und kurz bevorstehenden Todes kann Lebensverlängerung nicht unter allen Umständen Ziel ärztlichen Handelns sein."

Eindeutig heißt es dann weiter: „Direkte Eingriffe zur Lebensbeendigung sind ärztlich und rechtlich unzulässig, auch wenn sie vom Kranken verlangt werden. Dem ärztlichen Auftrag widerspricht auch die aktive Mitwirkung bei der Selbsttötung, z.B. durch Überlassung von Tötungsmitteln. Eine grundsätzliche sittliche Wertung der Selbsttötung soll damit nicht verbunden sein." Und schließlich wird im letzten und vielleicht wichtigsten Abschnitt dieser Resolution die Betreuung der Kranken in den Mittelpunkt gestellt: „Todkranke und Sterbende bedürfen bis zu ihrem Ende der besonderen Zuwendung und persönlichen Betreuung. Sie verlangen nach menschlicher Nähe und Fürsorge. Ihnen sollte die Vereinsamung durch räumliche und seelische Isolierung erspart bleiben. Im Grenzbereich zwischen Leben und Tod stellt sich die Aufklärungsproblematik anders als sonst vor ärztlichen Maßnahmen. Der wahre Zustand soll dem Kranken insoweit eröffnet werden, als es nach den persönlichen Umständen erforderlich und menschlich tragbar erscheint. Die volle Wahrheit kann inhuman sein. Der Arzt muss insbesondere abwägen, ob die Mitteilung der Wahrheit im Einzelfall erforderlich ist, um dem Kranken notwendige Entscheidungen zu ermöglichen. Nahestehende Personen sollen unterrichtet werden, soweit es geboten und tunlich erscheint."

Diesen Ausführungen kann ich nichts hinzufügen. Sie stellen für mich die optimale Beschreibung jener Situation dar, vor die wir immer wieder gestellt werden und in der wir ständig unsere Grenzen und Schwächen neu erkennen müssen.

11. Kapitel

Vom Recht des Patienten

Im letzten Teil meines Vortrages will ich von den Rechten und vom „Recht haben" des Patienten sprechen. Kann z.B. ein Patient „Recht haben", der sich entgegen ärztlichem Rat falsch ernährt, Medikamente verweigert oder sich durch Genussgifte ruiniert? Meines Erachtens kann man diesem Kranken so lange keinen Vorwurf machen, wie er nicht seine Verhaltensstörung selbst erkennt, jene Störung, die dem Patienten vom Arzt offenbar nicht eindeutig genug dargestellt wurde und die von uns schon gar nicht beseitigt werden konnte. Der Abbau dieser Verhaltensstörung wird umso erfolgreicher sein, je eher es uns Ärzten gelingt, den Patienten als gleichberechtigten Partner für die Behandlung seiner Krankheit zu gewinnen. Auch sollte als sicherlich nicht immer leicht zu beherzigender, aber unabdingbarer Grundsatz gelten, jede Klage eines Patienten primär als berechtigt zu akzeptieren, ja der Beschwerde mit einer gewissen Demut und Beschämung zu begegnen.

Gleichgültig, ob man den Protest eines Patienten letztlich als substantiell erachtet oder nicht: Ein kranker Mensch hat sich jedenfalls veranlasst gefühlt, sich über irgendetwas zu beschweren; also müssen wir ihm diese zusätzliche Last abnehmen. Allein die Existenz des Leidens verbietet den Eintritt in Diskussionen mit dem Patienten, aus denen der Arzt (oder sollte man jetzt besser „der Mediziner" sagen) als „Sieger", als Gewinner einer Debatte hervorgeht. Im Übrigen sind die Verhältnisse in manchen Praxen und in vielen Krankenhäusern oft genug dazu angetan, auch den gutmütigsten Patienten zum Protest herauszufordern, und die Beschwerde nicht nur mit einer womöglich von der Krankheit geprägten Geisteshaltung des Patienten zu erklären. Überfüllte Wartezimmer infolge mangelhafter Organisation, fehlende Gesprächsbereitschaft des Arztes bei zugegebenermaßen großen Terminnöten, Erleben des Krankenhauses als seelenlose Gesundheitsfabrik, all das bringt Vorwürfe, um die es nicht zu streiten gilt, sondern denen allein durch Erläuterung und Entschuldigung sowie durch Änderung der Verhältnisse begegnet werden muss.

Zum Unerfreulichsten im Krankenhausalltag gehören Gespräche mit Kranken und insbesondere mit ihren Angehörigen, wenn es um die Entlassung eines – vorsichtig formuliert – nun einigermaßen genesenen Patienten geht. Gern würde man dem oft alten Menschen noch ein paar Tage Ruhe im Krankenhaus gönnen. Diesem Wunsch steht neben den tatsächlichen Gefahren des Hospitalismus insbesondere der schon erwähnte „Verweildauerfetischismus" der Kostenträger entgegen: Beweist doch angeblich ein schneller Durchgang der Kranken durch die Klinik die Effizienz – wenn auch nicht immer die Humanität –, die das Krankenhaus heutzutage auszeichnen soll. Ärzte und Pflegepersonal neigen eher dazu, Härtefälle zu akzeptieren und – wenn es zu verantworten ist – die Entlassung eines alten Menschen nicht allzu sehr zu forcieren. Wie beschämend sind aber dann oft die Diskussionen mit Angehörigen, für die der Zeitpunkt der Entlassung noch immer zu früh angesetzt wird: Zugegeben, die berufstätigen Verwandten können oft nicht so disponieren, wie sie wollen. Dennoch fällt auf, dass es eines offenbar noch weniger gibt als die dringend benötigten Pflegeheime, nämlich Familien, die bereit sind, ihre Alten auch unter vorübergehenden Opfern rechtzeitig und freudig aufzunehmen. Wo bleibt das Recht solcher Patienten auf eine adäquate Versorgung, auf eine menschliche Behandlung?

Standortbestimmung 1981: Das dümmliche Schlagwort „Wenn du arm bist, musst du früher sterben", das in dem Gesundheitswesen unseres Staates sowieso nie eine Berechtigung hatte, wird inzwischen auch von den letzten indokrinierten Ignoranten kaum mehr verwendet. Auch am noch so teuren Medikament wird nicht gespart, wenn es den gewünschten Nutzen zu bringen verspricht. Dem steht die Forderung nach einem maßvollen Einsatz von Arzneimitteln durchaus nicht entgegen. Der alte Patient, gezeichnet von der Multimorbidität, fällt allzu oft einer Überschwemmung mit Pharmaka anheim, die teilweise sogar zur Bekämpfung von Nebenwirkungen eines anderen Medikaments eingesetzt werden müssen und deren Interferenzprobleme zu den wichtigsten zu lösenden Aufgaben der Arzneimittelforschung zählen. Wir Ärzte müssen uns die böse Frage gefallen lassen, wie viele Patienten die verordneten Medikamente tatsächlich einnehmen oder – noch schlimmer gefragt – wie viele Patienten in einer Art Selbsterhaltungstrieb bestimmte Arzneien bewusst weglassen, ohne ihrem Arzt, den sie nicht kränken wollen, davon etwas zu sagen. Auch hier hat der Patient – subjektiv gesehen – nicht Unrecht. Dies gilt vor allem dann, wenn es der Arzt versäumt hat, auf die Notwendigkeit zur Einnahme lebenswichtiger Medikamente einerseits und auf die manchmal nicht zu vermeidenden Nebenwirkungen andererseits mit der gebührenden Eindringlichkeit und Überzeugungskraft hinzuweisen. Schlafmittel und

11. Kapitel

Schmerzmittel sind gerade in den Krankenhäusern unentbehrliche symptomatisch wirksame Medikamente, die aber gezielt verabreicht werden müssen. Die Nachtschwester mit dem auf einem Tablett breit gefächerten Arzneimittelsortiment und den freundlich auffordernden Worten „was brauchen wir denn heute Nacht" sollte endgültig der Vergangenheit angehören. Sie setzt sich im Übrigen – ebenso wie der dieses Vorgehen duldende Arzt – dem Verdacht aus, dass die ständige Sedierung der Patienten auch der Nachtruhe des Krankenhauspersonals förderlich sein soll.

Unsere kranken und unsere gesunden Mitmenschen haben das Recht, alle Möglichkeiten auszuschöpfen, um sich über ihre eigenen oder über andere Krankheiten informieren zu lassen. Hier können Fernsehen, Hörfunk und Presseberichte durchaus von Nutzen sein. Wir Ärzte sind dabei aufgerufen zu helfen, Spreu vom Weizen zu sondern. Über die Spreu habe ich schon gesprochen. Wenn wir aber prinzipiell die Zusammenarbeit mit den Medien ablehnen und wenn wir uns aus falsch verstandenem Standesbewusstsein weigern, unser Fachwissen in allgemein verständlicher Form der Öffentlichkeit zu unterbreiten, dann verschenken wir viele, insbesonders präventivmedizinische Möglichkeiten und begeben uns im Übrigen jeglichen Rechts auf Kritik an den genannten Medien. Eine moderne Medizin sollte frei sein von Mysterien aller Art. Wir haben nichts zu verbergen, aber vieles mitzuteilen, auch in der Öffentlichkeit.

Jeder Patient hat das Recht, so sachverständig wie möglich behandelt werden. Dies ist eine Binsenwahrheit, die medizinische und leider gelegentlich auch juristische Konsequenzen nach sich zieht. Das wichtigste und nicht einklagbare Recht des Leidenden ist aber das Recht auf Barmherzigkeit. Ohne das Mitleid des Arztes sind viele Leiden des Patienten nicht zu lindern. Eberhard Buchborn wies vor einem Jahr an dieser Stelle darauf hin, dass der Kranke den Arzt als Therapeuten nicht nur deswegen aufsucht, um Erkenntnisse zu gewinnen, sondern vor allem auch um Hilfe und Beistand zu erhalten; denn – so Buchborn wörtlich – „‚therapieren' heißt nicht nur pflegen und sorgen, sondern zuerst zu Diensten sein". Im Dienst am Kranken können Mitleid und Barmherzigkeit dem Arzt die notwendigen therapeutischen Entschlüsse mitunter außerordentlich erschweren. Und dennoch sind es gerade diese Eigenschaften, die den Therapeuten zum Arzt machen.

Am meisten hat mich das Lob des Seniors der Deutschen Gesellschaft für Innere Medizin, des großartigen Prof. H. E. Bock aus Tübingen gefreut, der mir als erster nach meiner Rede gratulierte.
Im Frühjahr 2000 habe ich – wie schon erwähnt – zum 50. Mal den Internisten-Kongress in Wiesbaden besucht. Diese hohe Besuchsfrequenz konnte ich nur deshalb erreichen, weil ich bereits als Student alljährlich zum Kongress fuhr. Das kleine Jubiläum war für mich Anlass, über die Leipziger Fakultät fünf Studentinnen und Studenten aus meiner Heimatstadt zum Kongress nach Wiesbaden einzuladen. Es war beglückend, die hochbegabten jungen Leute zu treffen und ihr begeistertes Urteil über die wissenschaftlichen Veranstaltungen zu erfahren. Sächselnd versicherten fünf Studiker und ein alter Professor einander, dass sie den Wiesbadener Kongress noch möglichst oft besuchen wollen.

1982 Jahrestagung der Deutschen Forschungsgemeinschaft in Bonn

1982 wurde mir die Ehre zuteil, in der jährlichen Festversammlung der Deutschen Forschungsgemeinschaft die Festrede in Anwesenheit des Bundespräsidenten Prof. Carstens und zahlreicher anderer hochgestellter Persönlichkeiten zu halten. Ich habe damals die Geschichte der Diabetologie mit dem gegenwärtigen Stand der Forschung in Bezug zu bringen versucht und auf die Bedeutung der Deutschen Forschungsgemeinschaft für die Förderung der Diabetologie hingewiesen. Unsere Forschergruppe hatte ja einige wichtige Erfolge zu verzeichnen, wobei nur an das Problem der Insulinpumpen, der „verzuckerten Eiweißkörper", der Insulinwirkung, der Epidemiologie der Gefäßkrankheiten und der Verbesserung und Evaluierung unserer Schulungsbemühungen erinnert sei. Ich habe versucht – und dies war wohl richtig – mit diesem Vortrag in verständlichem Deutsch die Nichtmediziner unter den Zuhörern anzusprechen, um für unsere gute Sache zu werben. Wenn man jahrelang Diabetikerschulung gemacht hat, fällt es einem erfahrungsgemäß leichter, die Kernprobleme der Diabetologie verständlich „herüberzubringen". Ihr Verständnis für unser Anliegen bestätigten mir der Bundespräsident mit seiner Frau, die ebenfalls Ärztin war, ebenso wie der Präsident der Deutschen Forschungsgemeinschaft Prof. Meier-Leibnitz, mit dem und seiner Frau Noelle-Neumann wir noch einen besonders netten Abend verbringen konnten. Meier-Leibnitz war immer ein Förderer unserer Forschergruppe gewesen. Wir hatten dem großen Physiker seinerzeit die erste Insulinpumpe vorstellen können, woran er sehr interessiert war.

1990 Kongress „Jugend forscht" in München

Zu dem alljährlichen Kongress „Jugend forscht", bei dem bundesweit forschende weibliche und männliche Jugendliche zusammengeführt werden, sollte ich auf Veranlassung der Bayerischen Staatsregierung und speziell des Kultusministeriums die Festrede halten. Natürlich suchte ich mir dafür Beispiele heraus, die speziell mit meinem Fachgebiet in Zusammenhang standen und die junge Leute für ihre eigene Arbeit ermuntern konnten. Ich gab der Festrede den Titel „Medizinische Forschung am Beispiel der Zuckerkrankheit" und führte dabei u.a. Folgendes aus:

„Die Zuckerkrankheit, auch Diabetes mellitus genannt, ist eine erbliche, chronische Stoffwechselkrankheit, die auf einem absoluten oder relativen Mangel an dem in der Bauchspeicheldrüse gebildeten Hormon Insulin beruht. Insulin nimmt im Stoffwechsel von Mensch und Tier eine Schlüsselstellung ein, indem es die Zuckerverwertung durch Blutzuckersenkung steuert, den Fettaufbau fördert und den Abbau wichtigen körpereigenen Eiweißes verhindert. Gerade in einem Vortrag für die Veranstaltung „Jugend forscht" ist der Diabetes als besonders ermunterndes Beispiel dafür anzusehen, wie sehr junge Forscherinnen und Forscher die Geschichte der Zuckerkrankheit beeinflusst haben. So war es der junge deutsche Medizinstudent Paul Langerhans, der die nach ihm benannten Langerhansschen Inseln in der Bauchspeicheldrüse beschrieb, in denen – wie man später feststelle – das Insulin gebildet wird. Aber auch bei einem der größten medizinischen Fortschritte – der Einführung injizierbaren Insulins in die Klinik (die entscheidende Lebensrettung von Millionen Diabetikern) – waren junge Forscher, so der kanadische Medizinstudent Best, maßgeblich beteiligt. Auch bei der späteren Entwicklung von blutzuckersenkenden Tabletten spielten junge Forscher eine entscheidende Rolle.

Patienten mit absolutem Insulinmangel sind sogenannte Typ-1-Diabetiker, die von Beginn ihrer Erkrankung an Insulin injizieren sollen und dadurch am Leben bleiben. Für die sogenannten Typ-2-Diabetiker – mit einem relativen Insulinmangel bei angeborener Unterempfindlichkeit gegenüber der Insulinwirkung – genügt häufig eine Ernährungstherapie, um die zumeist übergewichtigen Patienten zur Gewichtsabnahme und damit zur Besserung ihrer diabetischen Stoffwechselsituation zu bringen. Wenn dies nicht ausreicht, kommen orale Antidiabetika, also Tabletten, zu ihrem Recht, wobei wir drei Gruppen – Sulfonylharnstoffe, Biguanide und Alphaglucosidasehemmer – mit jeweils verschiedenen Wirkungsmechanismen unterscheiden.

Die Diabetestherapie heute ist ganz entscheidend beeinflusst von der Mitarbeit der Patienten, die ausreichend geschult sein müssen und sich durch Blut- bzw. Harnzuckerselbstkontrollen an der Therapieüberwachung zu beteiligen haben. Je günstiger sich die Blut- und Harnzucker- sowie Fett- und Blutdruckwerte darstellen, um so geringer ist das Ausmaß der sonst für den Diabetes typischen Folgeschäden an den kleinen und großen Gefäßen sowie an den Nerven des Organismus. Immerhin kann man z.B. bei der gefürchteten Erkrankung der kleinen Blutgefäße der Netzhaut durch eine Lasertherapie des Augenhintergrunds noch gute Erfolge im Sinne einer Reparation und Vorbeugung für weitere Blutgefäßschäden erreichen. Dies ist eine Entdeckung, die von deutschen Augenärzten – maßgebend war Meyer-Schwickerath – vorgenommen wurde.

Für die „Diabetestherapie morgen" bieten sich verschiedene Wege an: So ist zu denken an die Transplantation von insulinproduzierenden tierischen Zellen, die durch eine Mikroverkapsulung gegen Abstoßungsreaktionen des Organismus geschützt sind, aber dennoch auf erhöhte Blutzuckerwerte mit einer vermehrten Insulinabsonderung antworten können. Auch an das künstliche Pankreas in Form einer Insulinpumpe, die mit Hilfe von Blutzuckerfühlern in die Lage versetzt wird, zum richtigen Moment die richtige Menge Insulin abzugeben, ist zu denken. Für die Blutzuckermessung stehen wahrscheinlich bald unblutige Methoden zur Verfügung, die die Selbstkontrolle durch den Patienten sehr erleichtern. Schließlich ist

11. Kapitel

zu denken an modifizierte Insuline mit kürzerer und längerer Wirkung (durch Abbau oder Umbau verschiedener Aminosäuren des Moleküls) und an weitere blutzuckersenkende Tabletten, die sich anderer Wirkungsmechanismen bedienen als dies bei den bisherigen oralen Antidiabetika der Fall war.

Den jungen Forscherinnen und Forschern, die bei dem Programm „Jugend forscht" ausgezeichnet wurden, seien zwei Aussprüche großer Männer der Geschichte mitgegeben. So schrieb der französische Dichter Voltaire im Jahre 1741 an einen jungen Wissenschaftler: „Untersuchen, wägen, berechnen und messen, aber niemals raten! Newton hat nie ein System errichtet: Er sah und machte auch andere sehend, doch er setzte nicht seine Vermutungen an die Stelle der Wahrheit. Wir müssen das für Wahrheit halten, was durch unsere Augen und durch die Mathematik bewiesen wird. Was alles übrige angeht, sollten wir bekennen: Ich weiß es nicht." Und der große Soziologe Max Weber äußert sich zum Sinn der Forschung wie folgt: „Wissenschaftlich überholt zu werden, ist nicht unser aller Schicksal, sondern unser aller Zweck."

Anschließend war es mir vergönnt, mit vielen jungen Forschern zu sprechen, die mir begeistert ihre eigenen Forschungsergebnisse auf den unterschiedlichsten Gebieten vorstellten. Die besten der jungen Leute wurden wie alljährlich ausgezeichnet und sind vielleicht inzwischen schon auf Forschungsstellen an deutschen Universitäten tätig.

1993 65. Geburtstag und Abschiedsvorlesung von Hellmut Mehnert am 27. Februar in München

Im Februar 1993 war es soweit: Meine klinische Tätigkeit wurde mit Erreichen des 65. Lebensjahres beendet und mit einigen Festtagen – wie ich wohl sagen muss – feierlich begangen. Nachdem wir schon in der Klinik in üblicher Weise mit lustigen Szenen den Abschied inszeniert hatten, und nachdem mir zu meiner großen Freude Studenten und Mitarbeiter in Krailling einen Fackelzug dargebracht hatten, wurde das ganze gekrönt durch ein Symposion zur aktuellen Diabetestherapie, von dem ich das Programm hier noch einmal vorstellen möchte.

Teil I

Symposion
Aktuelle Diabetestherapie

Moderation: G. Schernthaner

9.00-11.00 Uhr

H. Mehnert
Begrüßung

F. A. Gries
Therapie des Typ-II-Diabetes: Was lehren die Erkenntnisse zum „Metabolischen Syndrom"?

W. Krone
Diabetes und Störungen des Fettstoffwechsels: Diätetische und medikamentöse Behandlung

R. Petzoldt
Das diabetische Herz: Ursache, Prävention, Therapie

K.-H. Usadel
Therapie des Typ-I-Diabetes: Berechtigung zur immunsuppressiven Intervention?

K. Federlin
Bioartifizielles Pankreas: Therapie der Zukunft?

E. Standl
Diabetikerschulung zur Verhinderung von Folgeschäden: Eine Herausforderung für Praxis und Klinik

11.00 – 11.30 Uhr Kaffeepause

Teil II

Verabschiedung von Hellmut Mehnert

Moderation: E. Standl

11.30 – 13.00 Uhr

Grußworte

G. Kronawitter
Oberbürgermeister der Landeshauptstadt München

K. Peter
Dekan der Medizinischen Fakultät
der Ludwig-Maximilians-Universität

H. Mehnert
„Diabetologische und andere Aktivitäten im Rückblick"

oder

„Was einem Sachsen in Bayern widerfuhr"

E. Standl

Schlusswort

Anschließend wird zu einem Stehempfang
in den Vorräumen des Cherubin-Saals gebeten.

Wichtige Kongresse

Ich hatte die Gäste in das Hotel "Vier Jahreszeiten" geladen und konnte zu meiner großen Freude viele Freunde und Mentoren meiner Laufbahn begrüßen. So kamen der von mir sehr geschätzte Oberbürgermeister der Landeshauptstadt Georg Kronawitter, verschiedene Stadträte, hohe Beamte des Kultusministeriums, der Rektor der Universität, der Dekan unserer Fakultät und von den Prominenten vor allem die hochbetagten Professoren Butenandt und Bock sowie der Altpräsident der DFG, Prof. Meier-Leibnitz und der Generalsekretär Burkhard Müller. Auch die Präsidenten der Deutschen Gesellschaft für Innere Medizin, der Deutschen Diabetes-Union, des Deutschen Diabetiker-Bundes, der Deutschen Diabetes-Gesellschaft, der Bayerischen Internisten und der Landesärztekammer waren vertreten. Meine drei Verleger, die Herren Hauff, Ickrath und Piper, waren ebenfalls da, wie drei weitere Freunde, die ich besonders hervorgehoben habe: Der erste frei gewählte Präsident der ehemaligen DDR-Internisten, mein Freund Prof. Lohmann, ferner der große Sportler Franz Beckenbauer und schließlich Dr. Josef Heinzler, medizinischer Repetitor seit über 100 Semestern in München, bei dem inzwischen auch meine Tochter Stephanie Vorlesungen gehört hatte.

Das Programm, von Eberhard Standl und mir zusammengestellt, war hochaktuell und leitete im zweiten Teil über in die verschiedenen Festreden. Von Kronawitter erhielt ich zu meiner Freude die Medaille "München leuchtet" in Gold überreicht, eine Auszeichnung, die – ebenso wie der mir vor Jahren von Franz-Joseph Strauß überreichte Bayerische Verdienstorden – gerade für den "Zugereisten" etwas Besonderes bedeutet: Ich liebe dieses Bayern als meine zweite Heimat und weiß seine mir zugedachten Auszeichnungen sehr zu schätzen! Nach einer liebenswürdigen Laudatio durch den Dekan der Medizinischen Fakultät, meinen Freund Klaus Peter, habe ich dann gesprochen zu dem Reizthema "Diabetologische und andere Aktivitäten im Rückblick" oder "Was einem Sachsen in Bayern widerfuhr".

Ich begann mit den Worten "Vor die Frage gestellt, als Abschiedsvorlesung einen bitterernsten Fachvortrag zu halten oder einen eher aufgelockerten Lebensbericht zu geben, habe ich mich entschlossen, letzterem weitgehend – wenn auch nicht ausschließlich – den Vorzug zu geben. Die mich kennen, wissen, dass mir ein

11. Kapitel

solches Vorgehen mehr liegt und mehr Spaß bereitet. Ich stamme ja, wie Sie wissen, aus Sachsen. Wer es bisher nicht wusste, weiß es spätestens nach den ersten drei Sätzen meiner Rede, da ich mich – bei aller Liebe für Bayern – nie bemüht habe, auch nur andeutungsweise den bayerischen Dialekt zu benutzen. Das hätte im übrigen zu Recht das Entsetzen aller gestandenen Bayern hervorgerufen".

Ich bin dann auf meine alte Schule, die Leipziger Thomasschule, zu sprechen gekommen, habe aber betont, dass ich nur Externer und nicht Alumne im Chor gewesen bin. Ein musikbegeisterter neuseeländischer Gastarzt, der mich vor Jahren in München besuchte, hatte damals meine Auslassungen zum Thema „Thomanerchor" offenbar völlig missverstanden und hielt mich für einen begnadeten Sänger. Dieser Irrtum mag an meinen in bescheidenem Englisch gemachten Ausführungen zum Thomanerchor gelegen haben. Jedenfalls versicherte er mir vor dem Abflug auf dem alten Flughafen München-Riem, dass er für mich – falls ich einmal nach Neuseeland kommen würde – unbedingt einen Liederabend mit mir als Hauptakteur veranstalten werde. Ich habe Neuseeland bis heute nie betreten und werde es bestenfalls mit einem Hals-Nasen-Ohren-ärztlichen Zeugnis besuchen, das mir sicherhaltshalber eine vorübergehende Heiserkeit bescheinigt ...

Die Beziehungen zwischen Sachsen und Bayern, die auch schon Kronawitter und Peter hervorgehoben hatten, habe ich anschließend beleuchtet. Dabei sagte ich: „Um mich bei bayerischen Mitbürgern beliebter zu machen, habe ich gelegentlich darauf hingewiesen, dass meine Frau und ich vier Münchner Töchter haben. Ein Bayer antwortete mir mit Karl Valentin „Wenn eine Katze im Fischladen Junge kriegt, sind es noch lange keine Karpfen". Ein guter Gott gab mir die richtige Antwort ein. Ich wies den erschrockenen Mann darauf hin, dass jener Karl Valentin zur Hälfte Sachse war, da er eine sächsische Mutter hatte! „Mein Verhältnis zu Bayern ist im Übrigen ungetrübt. Ich bin, wie die Einheimischen empört, wenn ein Zugereister die Nationalfarben mit „blau-weiß" anstelle von „weiß-blau" angibt und „Walentin" statt „Valentin" sagt. Helles Entsetzen packt mich, wenn preußische Gäste von Weißwürstchen reden und diese mit Kartoffelsalat, scharfem Senf und Coca-Cola serviert wissen wollen".

„Ich habe es immer als ein Geschenk des Himmels betrachtet, in dem herrlichen München leben und arbeiten zu dürfen. Es war und ist das München der „Arabella", mit Lisa de la Casa und Fischer-Dieskau, mit der Alten und Neuen Pinakothek und der Akademie der Schönen Künste, mit Feodor Lynen und Adolf Butenandt und Romano Guardini. Es ist aber auch das München der Lach- und Schießgesellschaft, der Olympischen Spiele, des FC Bayern, des Oktoberfests, des Sigi Sommer. In keiner anderen Stadt wird so über das Wetter – hier über den Föhn – diskutiert, und nirgendwo stellt bis heute der Bierpreis ein solches Politikum dar. Seine ständigen Erhöhungen – vor allem zur Oktoberfestzeit – werden von einem entrüsteten Aufschrei der gequälten Bevölkerung begleitet".

Ich bin dann auf die mir so lieben Münchner Patientinnen und Patienten eingegangen. „Was sind das doch für liebenswerte Menschen, die sich an einen schmerzenden Oberschenkel fassen und sagen, „ihnen täte der Fuß (!) weh" und die mit unwiderstehlichem Euphemismus einen ernsthaften Herzanfall als „Herzkasperl" bezeichnen."

Natürlich habe ich meine akademischen Lehrer Seitz, Stuhlfauth, Joslin, Marble – um nur einige zu nennen – hinreichend gewürdigt und bin dann auf die Grundsätze der Klinikführung in Schwabing eingegangen, wie ich sie von Walter Seitz, den ich als Gast persönlich ansprechen konnte, eingegangen. Ich betonte, dass man sich nach drei Grundsätzen zu richten habe. 1. Der Patient muss gut versorgt sein, 2. die Ausbildung der Mitarbeiterinnen und Mitarbeiter muss stimmen und 3. das ist etwas, was ich eigentlich in dieser Form nur an der Seitz'schen Klinik erfahren habe und versucht habe, nachzuahmen: Die Mitarbeiterinnen und Mitarbeiter sollen sich bei aller Arbeitsbelastung an ihrer Klinik wohlfühlen und sich später mit Freude an ihre Ausbildungszeit erinnern. Sie sollen also nicht sagen „Die Zeit war wichtig für mich trotz der äußeren Umstände", sondern sie sollen sagen „Die Ausbildung war gut und das Umfeld hat gestimmt".

Ich habe schließlich die Geschichte der Diabetologie zur Sprache gebracht und unsere Beiträge, vor allem auch die Münchner Diabetesfrüherfassungsaktion noch einmal ins Gedächtnis zurückgerufen. Die verschiedenen oben besprochenen Kongresse habe ich ebenso gewürdigt, wie die Leistungen meiner Mitarbeiter bei der

11. Kapitel

Errichtung des Forschungsinstituts und bei dem Betreiben der Klinik. Auch auf die Münchner Krankenhausreform, die mir so sehr am Herzen gelegen hat, kam ich noch einmal zu sprechen. Ich wies darauf hin, dass die Empfehlungen des Arbeitskreises zur Fortschreibung der Münchner Krankenhausreform in letzter Zeit weniger gehört wurden, und dass die Chefarztverträge in einer Weise verschlechtert worden sind, dass bereits erste qualifizierte gewählte Bewerber der Stadt eine Absage erteilt haben. Tendenzen, ein Teamarztsystem einzuführen, bei dem de facto eine Chefarztstelle auf drei quasi im Stationsarztdienst arbeitenden Ärzte verteilt wird, würden der Qualität und der koordinierten Arbeit in den jeweiligen Abteilungen in der Regel abträglich sein. Dies habe man übrigens vor vielen Jahren sogar im alten Ostblock erkannt und deshalb derartige Planungen aus Praktikabilitätsgründen rückgängig gemacht. Ich bin dann ganz bewusst auf einige Fehler in meiner beruflichen Tätigkeit eingegangen, wie ich sie im letzten Kapitel noch einmal erwähnen werde. Ich habe das getan, um den so zahlreich anwesenden jungen Kollegen Mut zu machen für ihre Tätigkeit, und betonte, dass man also trotz so gravierender Fehler immer noch einen schönen Abschied zugeeignet bekommt. Schließlich habe ich mich dann noch meiner Kliniknachfolge zugewandt und meiner Freude darüber Ausdruck gegeben, dass mein Wunschnachfolger Eberhard Standl, einer der brillantesten Vertreter seiner Diabetologengeneration, gewählt worden ist.

Das letzte Diapositiv hat – natürlich – die Familie gezeigt. Ich sagte dazu „Wenn ich auf dem letzten Dia die Familie erwähne, dann deswegen, weil hier nun sicherlich ein enormer Nachholbedarf besteht. Durch eine wundersame Mehrung haben meine Frau und ich zu unseren vier Töchtern vier Schwiegersöhne oder Schwiegerfreunde oder Freunde hinzubekommen, die heute hier anwesend sind und mit denen ich – nicht zuletzt im sportlichen Bereich – in hervorragender Weise übereinstimme. Wenn ich nun mit meiner Frau und meinen Töchtern, weit mehr als es bisher der Fall war, zusammensein möchte, dann auch deswegen, weil es höchste Zeit ist, den Dank abzustatten, den sie verdienen. Denn sie haben es mir ja letztlich ermöglicht, sehr aktiv beruflich tätig zu sein. Sie haben mir den Rücken freigehalten. Mit diesem Dank und dem letzten Diapositiv möchte ich schließen. Wenn Sie, meine Damen und Herren, nun das Bedürfnis haben, ein wenig Beifall zu spenden, dann tun Sie es jetzt für die fünf Frauen, die mich auf meiner letzten Abbildung umgeben."

Der Abschied von der Klinik ist mir nur zum Teil schwergefallen. Natürlich war es ein Entschluss, nun die Patientenbetreuung aufgeben zu müssen und sich anderen – wie später noch zu zeigen sein wird – wichtigen Aufgaben zu widmen. Andererseits ist aber die Altersgrenze doch eine gute Einrichtung, da man angehalten, ja gezwungen wird, in einem Alter seine Haupttätigkeit einzustellen, in dem man im Allgemeinen noch leistungsfähig ist. Ich habe jedenfalls meine Pensionierung, die ab jetzt begann, nie bereut.

1998 Wissenschaftliches Symposion anlässlich der ersten Verleihung des Hellmut-Mehnert-Preises

Nur mit wenigen Worten sei erwähnt, dass unter der Oberhoheit von UNESCO und Deutscher Diabetes-Union 1998 erstmals ein von der Firma ASTA Medica AWD gestifteter Preis für die Bekämpfung des Diabetes und seiner Komplikationen in Höhe von DM 100.000,- vergeben worden ist. Der Preisträger war einer der besten, wenn nicht der beste Diabetologe der Welt, Prof. Harry Keen aus London. Wir haben zu diesem Anlass ein großes Symposion abgehalten und dabei die Preisverleihung vorgenommen. Es war ein schöner Kongress, der auch deswegen so erfreulich war, weil er sich – wie vorgesehen – alle zwei Jahre in ähnlicher Form wiederholt. Im Jahr 2000 wurde der Preis geteilt und an zwei Forscher verliehen, nämlich an Prof. Panzram aus Erfurt und an Prof. Mogensen aus Dänemark. Die Preisverleihung fand im Rahmen des Kongresses der Deutschen Diabetes-Gesellschaft unter ihrem Präsidenten, meinem guten Freund Rolf Renner, statt.

Diese wichtigen Kongresse sind gewiss nicht die einzigen, die mir etwas bedeutet haben. Sie sind aber diejenigen, die es meiner Ansicht nach am ehesten verdient haben, in meiner Lebensgeschichte hervorgehoben zu werden.

12. Kapitel
Späte Präsidentschaft und andere Aktivitäten

Nach Ende meiner Dienstzeit als Chefarzt und langjähriger Ärztlicher Direktor im Schwabinger Krankenhaus ergab sich für mich – wie für jeden „Pensionär" – die Frage, wie das weitere Leben zu gestalten ist. An Beispielen anderer Kollegen hatte ich alle Varianten kennengelernt. Es gab und gibt manche, die sich total von ihrem Beruf, von Wissenschaft und Klinik zurückziehen und nur noch ihren Hobbys und ihrem Garten leben. Andere wieder machen – zumeist in Form einer Praxisgemeinschaft – eine Praxis auf, in der sie vorwiegend ihre früheren Patienten – aus rechtlichen Gründen kommen nur noch Privatpatienten in Frage – betreuen. Wieder andere beschränken die Beratung der Patienten ohne eigene Praxis auf ein Minimum, werden aber in anderen Belangen als Berater, Gutachter oder in ähnlichen Funktionen in ihrem Fach tätig. Ich hatte mich für meinen Fall für das letztere entschieden und habe es bis heute nicht bereut. Hinzu kam, dass mir seitens der Deutschen Diabetes-Gesellschaft, des Bundes diabetischer Kinder und Jugendlicher und des Deutschen Diabetiker-Bundes – also von seiten der ärztlichen Fachgesellschaft und der Laienorganisationen – angetragen wurde, Präsident der Deutschen Diabetes-Union zu werden. Natürlich wusste ich, dass damit eine Menge Arbeit auf mich zukommen würde, so dass ich zunächst zögerte. Es waren aber vor allem die mit mir befreundeten Präsidenten der genannten Organisationen, nämlich Waldemar Bruns für die Deutsche Diabetes-Gesellschaft, Dr. Dr. h.c. Heinz Bürger-Büsing für den Bund diabetischer Kinder und Jugendlicher und Heinz Jäger für den Deutschen Diabetiker-Bund, die mich überzeugten, die Präsidentschaft anzunehmen und die mir zusagten, dass sie mich stets unterstützen würden. Diese Zusage wurde – um es vorweg zu nehmen – in vorbildlicher Weise eingehalten.

Ziele der Deutschen Diabetes-Union

Was ist die Deutsche Diabetes-Union? Diese Vereinigung der drei genannten Organisationen wurde Anfang der 90er Jahre gegründet, um gegenüber dem Gesundheitsministerium – wie es von diesem gewollt war – und gegenüber den internationalen Organisationen, wie EASD (Europäische Diabetes-Gesellschaft) und IDF (Internationale Weltdiabetesorganisation) gleichsam mit einer Sprache zu sprechen. Die Aufgaben der Deutschen Diabetes-Union gehen am besten aus einer Tafel hervor, die hier abgebildet wird (Abb. 18). Das überragende Ziel ist die Verbesserung der Lebenssituation der Diabetiker, was durch die Erfüllung verschiedener Aufgaben ermöglicht werden soll. Zunächst ist stets eine Aufklärungsarbeit gegenüber der Öffentlichkeit zu leisten, sei es in Form von Pressekonferenzen oder sei es mindestens mit Veröffentlichungen anlässlich des alljährlichen Weltdiabetestages am 14. November. Sofern die finanziellen Mittel reichen, war auch an eine Förderung der Diabetesforschung gedacht, die wir in der Tat mit einigen wichtigen Projekten während meiner Präsidentschaft in die Wege leiten konnten. Die Förderung der Selbsthilfebewegung und die Förderung und Schulung der Diabetiker sind vielleicht das überragende Ziel der Deutschen Diabetes-Union und der sie tragenden Verbände. Natürlich ging es darum, die organisierten Diabetiker zu ermutigen, weitere Mitglieder für ihre Organisationen zu finden, da immer noch viel zu wenige Diabetiker in Deutschland in diesen Selbsthilfegruppen vereinigt sind und viel zu wenige Patienten damit ihre Wünsche und Forderungen nach außen artikulieren können. Die Schulung – und da wurden bei mir offene Türen eingerannt – habe ich ja zeit meines diabetologischen Lebens immer gefördert. So konnten wir auch hier durch Fort- und Weiterbildungsveranstaltungen für Ärzte und Patienten einiges tun.

Die Unterstützung des öffentlichen Gesundheitswesens sollte wohl in erster Linie dadurch erfolgen, dass wir mit dem Ministerium – also den zuständigen Ministern und ihren Beamten – bzw. mit den Kassen und Kassenärztlichen Vereinigungen Kontakt aufnehmen und wichtige Ziele bei der Betreuung der Patienten durchsetzen würden. Dies diente natürlich alles der Verbesserung der medizinischen und sozial-medizinischen Betreuung unserer Patienten ebenso wie der Förderung der Diabetesprophylaxe und der Früherkennung des Diabetes. Die Verbesserung in der Vertretung der Belange und Interessen der angeschlossenen Verbände zielte sowohl

12. Kapitel

auf Deutschland als auch auf das Ausland. Hierüber und über andere Aspekte unserer Arbeit will ich im Folgenden berichten.

Während meiner Präsidentschaft, die die Maximalzeit von sechs Jahren dauerte (eine längere Dienstzeit ist satzungsgemäß nicht möglich), waren mit großem Erfolg bei der Unterstützung meiner Arbeit die leider beide unlängst verstorbenen Vizepräsidenten Jäger und der einmalig aktive Dr. Bürger-Büsing sowie dessen Tochter Frau Jutta Bürger-Büsing und Dr. Fehrmann als späterer Präsident des Deutschen Diabetiker-Bundes, ferner Frau Schmidt-Schmiedebach als Schatzmeisterin und Frau Claußen als Schriftführerin tätig. Die beiden letzteren haben großartige Arbeit geleistet. Aber auch andere Mitglieder des Vorstandes, wie vor allem mein Nachfolger im Amt des DDU-Präsidenten Prof. Henrichs, Privatdozent Dr. Frank und Herr Gerhards haben mir sehr geholfen. Wichtigstes Anliegen für meine Arbeit war die Optimierung der Zusammenarbeit der verschiedenen Verbände. Dies ist erfreulicherweise in hervorragender Weise gelungen, da in den ganzen sechs Jahren kein Misston unsere Beratungen trübte und alle wesentlichen Beschlüsse einstimmig gefasst wurden. Dies ist durchaus keine Selbstverständlichkeit, wie die bisherigen Erfahrungen gezeigt hatten, da es doch bei der zum Teil unterschiedlichen Interessenlage früher immer wieder zu Reibereien zwischen Ärzten und Betroffenen gekommen war.

Eine sehr wichtige Aufgabe bestand zunächst in der Sanierung der Finanzen: Hatte doch die DDU eine sehr unangenehme Rückzahlung an das Bundesgesundheitsministeriums leisten müssen, so dass ein strikter Sparkurs nötig war. Ich verlegte deswegen das Sekretariat in mein häusliches Arbeitszimmer und begnügte mich mit einem sehr geringen Aufwand für gelegentliche Schreibarbeiten durch eine nicht von der DDU angestellte Sekretärin. Außerdem betrieb ich das Sammeln von Spenden bei der Pharmaindustrie. Erfreulicherweise gelang die finanzielle Sanierung innerhalb kurzer Zeit, ja es war möglich, die gesamte Reise- und Bürotätigkeit des Vorstands sowie verschiedene in- und ausländische Forschungsprojekte zu finanzieren. Feste Ausgaben galten den Veranstaltungen des Deutschen Diabetiker-Bundes und des Bundes diabetischer Kinder und Jugendlicher. Außerdem wurden Gelder bereitgestellt für die Mitfinanzierung des Gesundheitspasses für diabetische Erwachsene und des analogen Gesundheitspasses für diabetische Kinder, eine wichtige, von der Fachgesellschaft, der Deutschen Diabetes-Gesellschaft, besonders empfohlene Aktion. Wissenschaftliche Projekte, wie ein Projekt zur Erfassung von frühen Nierenschäden, was durch meine Münchner Kollegen Landgraf und Renner hervorragend initiiert wurde, ein weiteres Projekt von meiner früheren Mitarbeiterin Anette Ziegler, ein Hochdruckprojekt und einige internationale Projekte wurden gefördert. Die drei Vorstandssitzungen wurden jährlich durchgeführt, wobei wir uns jedes Mal während des Deutschen Diabetes-Kongresses, ferner einmal im Jahr in Mainz als Gast der Firma Novo und einmal in einer beliebigen deutschen Diabetesklinik als Gast der Firma Hoechst (später Aventis) zusammenfanden. Wir organisierten große Pressekonferenzen, so z.B. in München und zuletzt in Rastatt, wo 1000 Diabetiker zu den verschiedenen Fortbildungsveranstaltungen kamen. Zwei Broschüren wurden von uns herausgegeben, wobei uns mit der Broschüre „Diabetes heute" – unterstützt vom Bundesgesundheitsministerium – ein besonderer Coup gelang: Wir erzielten bei dieser Broschüre, die für die Betroffenen kostenlos zur Verfügung gestellt wird, eine Rekordauflage von bisher 1,75 Millionen Stück. Bei der Kassenärztlichen Bundesvereinigung setzten wir eine günstigere Abrechnungsmöglichkeit für den „Goldstandard" der Diabeteskontrolle, den HbA1c-Wert, für die diese Untersuchung durchführenden Ärzte durch. Auf Anregung der UNESCO beteiligte sich die DDU an dem oben erwähnten UNESCO-DDU-Hellmut-Mehnert-Preis. Eine der wichtigsten Aktionen und Aktivitäten der DDU war die durch Heinz Jäger initiierte Aktion „Insulin zum Leben". Das von der Pharmaindustrie großzügig gespendete Insulin konnte vor allem durch Zuwendungen der DDU, die die Transportkosten für die Insuline weitgehend übernommen hat, in den entsprechenden Entwicklungsländern verteilt werden. Zahlreiche Dankesbriefe bestätigten uns die Wichtigkeit dieser Aktion. 1998 fand eine DDU-Veranstaltung mit dem Thema „Leben mit über 50 Jahren Diabetes" für zahlreiche alte Diabetiker statt. Diese Patienten bieten ja ein besonders gutes Beispiel, wie man trotz Diabetes lange leben kann und zum großen Teil auch nur wenige Spätkomplikationen aufweist.

12. Kapitel

Besuche im Bundesgesundheitsministerium

Was hat die DDU weiter geleistet? Die internationalen Diabeteskongresse in Kobe und Helsinki wurden von uns besucht sowie eine spezielle Tagung über diabetische Folgeschäden in Istanbul. Wir vertraten dabei die Belange der deutschen Diabetologie auf internationaler Ebene. In nationaler Hinsicht pflegten wir eine enge Zusammenarbeit mit dem Bundesgesundheitsministerium u.a. durch zwei Besuche bei Minister Seehofer und einen Besuch bei der neuen Gesundheitsministerin Andrea Fischer. Hierüber möchte ich kurz berichten, da praktisch wichtige Probleme der Diabetologie, wie sie in diesem Buch im Mittelpunkt stehen, zur Sprache kamen. Im Januar 1999 fuhren wir – wahrscheinlich als erste Vertreter einer Selbsthilfeorganisation für die neue Ministerin – nach Bonn und legten Frau Fischer einen 10-Punkte-Katalog vor:

1. Wird es für die besonders belasteten Diabetiker zusätzliche Möglichkeiten einer verringerten Zuzahlung zu Medikamenten und Heilmitteln geben? Kann die Zuzahlung zum lebensnotwendigen Insulin ganz wegfallen?
   Die Ministerin betonte, dass eine gewisse Verminderung in der Zuzahlung von Medikamenten bereits vorgenommen worden sei. Weitere Reduzierungen stoßen insofern auf Schwierigkeiten, als natürlich auch andere Medikamente als das Insulin lebensrettend wirken und auch andere Kranke als die Diabetiker für sich Erleichterungen reklamieren können. Das Problem der chronisch Kranken soll aber auch vom Ministerium weiter verstärkte Beachtung finden. Ich regte in diesem Zusammenhang an, dass womöglich die Packungsgrößen für Insulin erweitert werden, so dass die Patienten dann für die gleiche Zuzahlung mehr Insulin erhalten könnten.

2. Können die Abstände für Rehabilitationsmaßnahmen von Diabetikern von derzeit vier auf zwei Jahre verkürzt werden?
   Wie beim ersten Punkt ist eine derartige Maßnahme natürlich auch unter dem Gesichtspunkt der Kosten und der Vergleichbarkeit mit anderen Krankheitsgruppen zu sehen, was die Erfüllung dieser Forderung erschwert.

3. Wie gedenkt das Bundesgesundheitsministerium der immer noch bestehenden Diskriminierung von Diabetikern (z.B. bei der Einstellung in den Öffentlichen Dienst) zu begegnen? Warum kommen die Eltern von diabetischen Kindern nicht in den Genuss von Pflegegeldern?
Die Ministerin sagte zu, persönlich auf ihre Kolleginnen und Kollegen einzuwirken, dass vor allem auch im Öffentlichen Dienst Diskriminierungen bei der Einstellung von Diabetikern vermieden werden. Im sonstigen Berufsleben besteht im Übrigen die Möglichkeit von Ausgleichszahlungen (anstelle der Einstellung von Behinderten) – Gelder, die wiederum für die berufliche Fortbildung der Behinderten verwendet werden. Von mir wurde der Punkt angesprochen, dass die Eltern diabetischer Kinder kein Pflegegeld erhalten, weil angeblich die entsprechenden zeitlichen Aufwendungen für die verschiedenen Pflegestufen nicht erreicht werden. Die Ministerin wies auf die finanziellen Grenzen der Pflegeversicherung und erneut auf die dann gleichartigen Ansprüche anderer Krankengruppen hin. Ich betone demgegenüber den Unterschied zu den Argumenten der oben diskutierten ersten zwei Punkte, da von den Eltern diabetischer Kinder vergleichbar besonders hohe Leistungen erbracht werden – was von einigen Gerichten übrigens anerkannt worden ist –, und es sich bei den diabetischen Kindern ja nur um eine sehr begrenzte Zahl von pflegebedürftigen Patienten handelt. Die Ministerin versprach dann in diesem Punkte Hilfe.

4. Wann wird das Berufsbild des Podologen (des medizinisch ausgebildeten Fußpflegers) geschaffen? Wann wird die für die Prävention des diabetischen Fußes unabdingbare medizinische Fußpflege endlich ermöglicht?
Hier versprach die Ministerin, dass dieses Problem in Kürze zu Gunsten der Diabetiker gelöst wird. Eine bundeseinheitliche Lösung sei zumindest nach dem jetzigen Stand der Dinge in allernächster Zeit zu erwarten. In der Tat ist dies inzwischen geschehen.

5. Besteht die Möglichkeit, Blut- und Harnzuckerteststreifen, die ja für die Selbstkontrolle der Patienten so wichtig sind, aus dem Arzeimittelbudget der Ärzte zu nehmen und ihre Verordnung zu erleichtern?

12. Kapitel

Da Teststreifen im Budget eingeschlossen sind, besteht derzeit keine Möglichkeit einer Sondervereinbarung. Die Ministerin betonte, dass die Kassenärztlichen Vereinigungen für so wichtige Leistungen, die für die Einstellung und das Schicksal der Diabetiker entscheidend sind, im Rahmen der Gesamtbudgetierung Sorge tragen müssten. Sie gab noch einmal zu bedenken, dass bestimmte finanzielle Zwänge und prinzipielle Überlegungen weitere Sonderlösungen für bestimmte Gruppen von Kranken praktisch unmöglich machen.

6. Welchen Bonus – natürlich aber kein direktes „Erfolgshonorar", sondern eine Berücksichtigung der Behandlungsqualität im Budget – können engagierte Ärzte erhalten, die durch ihre aufwendigere Therapie (einschließlich der Verordnung von Teststreifen) zur Kostensenkung wegen der damit verbundenen geringeren Hospitalisierungsrate beitragen?
   Hier verwies ich auf die Ergebnisse der oben zitierten UKPDS-Studie, bei der die Kosten-Nutzen-Analyse eindeutig gezeigt hat, dass gut eingestellte Diabetiker weniger Geld kosten, als Patienten, bei denen zu Unrecht an Medikamenten und auch an Teststreifen gespart wird. Auch hier wies die Ministerin auf die Rechte und Pflichten der Kassenärztlichen Vereinigungen hin. Keinesfalls sei aber seitens des Ministeriums daran gedacht, die Möglichkeiten der für die Patientenversorgung so wichtigen diabetischen Schwerpunktpraxen zu beschränken.
   Für mich ist es nach wie vor unverständlich, warum es im Zeitalter der Datenverarbeitung nicht möglich ist, dass Ärzte, die durch eine kluge Therapie bei den von ihnen betreuten Patienten die teureren Krankenhausaufenthalte verringern, dafür einen Bonus bekommen. Derzeit ist ja genau umgekehrt: Im Rahmen der geplanten Gesamtbudgetierung werden die Ärzte „bestraft", die eine gute Medizin mit der Mehrverordnung von wichtigen Medikamenten betreiben, obwohl sie volkswirtschaftlich gesehen bedeutende Sparpotentiale erzielen.

7. Werden die Schwerpunktpraxen mit ihrem großen Vorteil für die Patienten und für die Kostensenkung im Gesundheitswesen (seltenere Hospitalisierung der Patienten, siehe oben) weiterhin Sonderverträge erhalten? Wann findet die Fachbezeichnung „Diabetologe" offizielle Anerkennung?

Die Ministerin betonte, dass 0,6% des Gesamthonorars für besondere strukturelle Aufgaben von Schwerpunktpraxen und ähnlichem zusätzlich als Extrabudget für die Ärzte bereitgestellt worden seien. Die Kassenärztlichen Vereinigungen seien gehalten, für eine adäquate Bereitstellung von Geldern für solche wichtigen Aufgaben Sorge zu tragen. Hier zeigen sich nun zweifellos die in der Diskussion noch unüberbrückbaren Gegensätze zwischen diesen Kassenärztlichen Vereinigungen, die von einer „Mängelverwaltung" sprechen, und dem Ministerium, das Möglichkeiten der gerechten Verteilung und der dadurch bedingten Behebung von Mängeln sieht. Die ministerielle Diskussionsrunde war sich darin einig, dass Bestrebungen, Patienten auf besondere Qualitätsmerkmale bei der medizinischen Versorgung hinzuweisen, in den vorgegebenen standesrechtlich möglichen Grenzen durchaus erstrebenswert sind. Die Anerkennung der Fachbezeichnung „Diabetologe" ist allerdings wohl mehr ein Problem der Ärztekammern, auch wenn das Ministerium die Bemühungen um eine qualifizierte Patientenversorung im Prinzip unterstützt.

Für mich war neben der Einführung des Berufsbildes der Diabetesberaterin die Verleihung des Zertifikats „Diabetologe" durch die Deutsche Diabetes-Gesellschaft das wichtigste, was jemals von unserer Fachgesellschaft für die bessere Versorgung der Kranken beschlossen worden ist.

8. Falls eine Positivliste für Medikamente erstellt wird: Ist das Bundesgesundheitsministerium bereit, sich zur Diskussion und Entscheidungsfindung über diabetologische Fragen des hierfür zuständigen Pharmakotherapie-Ausschusses der Deutschen Diabetes-Gesellschaft und der von dieser Fachgesellschaft zu erstellenden Leitlinien zu bedienen?

Spontan sagte die Ministerin zu, dass die Positivliste keinesfalls erstellt werde, ohne sich des Sachverstandes der Experten zu bedienen. Dies gelte natürlich auch für die Diabetologie, für die ich – im Auftrag des Vorstands der Deutschen Diabetes-Gesellschaft – eine alsbaldige Unterstützung der entsprechenden Kommission des Ministeriums zusagte. In der Tat hat inzwischen unsere Fachgesellschaft eine entsprechende Stellungnahme abgegeben, die für die weitere Entwicklung der Arzneimittelzulassung hilfreich sein dürfte.

12. Kapitel

9. Bleibt die Möglichkeit bestehen, dass sich die über 35-jährigen deutschen Bürger alle zwei Jahre einem Gesundheits-Check-up (außerhalb des Budgets der Hausärzte) unterziehen können, auch um damit zur Frühdiagnose des Diabetes und zur rechtzeitigen Behandlung beizutragen?

   Hier betonte die Ministerin, dass von einer Einbeziehung der Gesundheitsuntersuchung in das begrenzte ärztliche Budget – entgegen anderen Verlautbarungen – keine Rede sein kann. Auch der Früherkennung des Diabetes eröffnen sich also damit nach wie vor alle Möglichkeiten, die allerdings von Ärzten und Patienten auch wirklich genutzt werden müssen (letzteres liegt, was die niedrigen Untersuchungsziffern angeht, nach wie vor im Argen).

10. Welche finanziellen Möglichkeiten seitens des Bundesgesundheitsministerums bestehen zur weiteren Unterstützung der Broschüre „Diabetes heute"?

    Hier sagte uns die Ministerin weitere Zuschüsse zu, die wir inzwischen auch für die oben erwähnte hohe Auflage der Broschüre erhalten haben.

Das Gespräch mit der Ministerin hat also eine ganze Menge ergeben, auch wenn die finanziellen Zwänge und die ideologischen Unterschiede, die sich im Laufe des nächsten Jahres erkennen ließen, der Ärzteschaft nicht das gebracht haben, was sie sich erwartet hatte. Wir wollen aber – wie bisher – das Bundesgesundheitsministerium in seiner Arbeit dort voll unterstützen, wo wir es verantworten können, wie wir uns umgekehrt eine Verbesserung der diabetologischen Situation durch Hilfe „von oben" in Deutschland erwarten. Unter der Schirmherrschaft der Deutschen Diabetes-Union erfolgt im Übrigen seit Januar 2000 zusammen mit dem Diabetesforschungsinstitut Düsseldorf unter Leitung meines Freundes, des hochangesehenen vorzüglichen Diabetologen und Endokrinologen Werner Scherbaum, die Gestaltung eines „Informationssystem Diabetes", das vom Bundesgesundheitsministerium getragen wird. Ich werde dabei auch in Zukunft – nach Beendigung meiner Präsidentschaft im Januar 2000 – die Belange der DDU aufgrund eines Vorstandsbeschlusses in den nächsten Jahren wahrnehmen.

Weitere Aktivitäten

Nach Ablauf meiner sechsjährigen Amtszeit als DDU-Präsident – mein Freund Helmut Henrichs wurde zu meiner Freude als Nachfolger gewählt – hat man mich freundlicherweise zum Ehrenpräsidenten ernannt und mich um einige weitere Aktivitäten gebeten (s. o.). Solche entfalte ich im Übrigen auch vor allem in zweierlei Hinsicht: Einmal bemühe ich mich weiter publizistisch tätig zu sein, und zum anderen habe ich mich stark in der ärztlichen Fortbildung engagiert. Seit Eintritt in den sogenannten „Ruhestand" habe ich alljährlich etwa 100 Fortbildungsvorträge vor Ärzten und Laien, vor Diabetesberaterinnen und Diätassistentinnen gehalten, eine Belastung, die mancher nicht verstehen kann und für einen Ruheständler unzuträglich hält. Ich kann dazu nur das Gegenteil sagen: Diese Vortragsreisen mit der vollen Konzentration auf die Vortragsthemen halten frisch und bedeuten, dass man durch Literaturlesen, Diaanfertigung und Bestreiten der anschließenden Diskussionen nach den Vorträgen ständig auf dem Laufenden bleibt. Ganz witzig ist es, in welcher Form die betreffenden Vorsitzenden der Kreisverbände oder andere Kolleginnen und Kollegen, die die Vortragsveranstaltung moderieren, mich als älteren Kollegen begrüßen. Kein mehr oder weniger schmeichelhaftes Beiwort ist mir inzwischen fremd: So werde ich gern als „Nestor" der Diabetologie vorgestellt (dabei hatte dieser alte Herr in der griechischen Sage kaum größere Verdienste als die seines hohen Lebensalters); ein anderer nannte mich „diabetologisches Urgestein", während wieder andere mich als „Guru" der Diabetologie oder als „Ikone" bezeichneten. Besonders belustigt (und erfreut) hat mich alten Fußballnarren die Charakterisierung als „Beckenbauer der Diabetologie". Naja, gut gemeint ist dies alles in jedem Fall, und geschmunzelt haben die Zuhörer und ich allemal darüber.

13. Kapitel
Familie, Kollegen, Freunde, Patienten

Diese Biographie soll – wie im Vorwort ausgeführt – in erster Linie eine Vernetzung zwischen dem, was ich selbst erlebt habe, also „erlebte Diabetologie", und die Entwicklung der Diabetesforschung, aufzeigen. Aus diesem Grunde kommt die Familie leider viel kürzer weg, als dass sie eigentlich – was ihre Bedeutung für mein Leben angeht – auch hier eine Schlüsselposition einnehmen würde. So seien nur noch einige wenige Anmerkungen in diesem Kapitel zur Familie gemacht. Dass wir vier Töchter (und bereits wieder drei Enkelinnen und „nur" einen Enkel) haben, hat manchem Freund Anlass zu „bedauernden" Bemerkungen gegeben. Als Töchtervater kann ich nur sagen: Welcher Unsinn! Als nach der Geburt der vierten Tochter in der Tat zum Teil Briefe kamen, die Kondolenzbriefen ähnelten, habe ich als „Danksagung" im Sommer 1972 folgendes Gedicht gemacht:

„Man hat der kleinen Friederike
zu ihrem und zu unsrem Glücke
soviel gewünscht, soviel geschenkt,
dass es uns Eltern nunmehr drängt,
zu danken Freunden, Onkeln, Tanten
und allen anderen Gratulanten.
Auch konnten wir Psychologie
durchaus studieren ganz ohne Müh',
da viele es mit Not nur schafften,
die vierte Tochter zu verkraften.
Der Adressat sei nicht verdrossen,
er ist natürlich ausgeschlossen!
So mancher sagte oder schrieb:
„Ein Mädchen ist doch auch recht lieb"
und „Hauptsache, sie ist gesund",
und Söhne „treiben's oft so bunt",
und „Töchter bleiben euch im Haus",
und „Wehrdienst fällt bei euch ganz aus".

Die Sprüche kennen wir seit Jahren,
seitdem wir Kinderwagen fahren.
Drum sagen wir nochmal für jeden:
Ein Trost ist wirklich nicht vonnöten.
Die Zweifler laden wir zur Wiege
von unsrer kleinen Friederike.

Die Zeiten änderten sich, bei der Geburt der Enkelinnen haben wir nur noch freudige Briefe bekommen ... Nur kurz sei noch erwähnt, dass unsere Tochter Stephanie ebenfalls als Internistin an meiner alten Klinik tätig ist, dass die zweite Tochter Katrin bei der Lufthansa angestellt ist, die dritte Tochter Andrea den Beruf der medizinisch-technischen Assistentin bis zu ihrer Eheschließung ausübte, und die vierte Tochter – die bewusste Friederike – mit Freude im Verlagswesen arbeitet. Jene Friederike, genannt Mucki, lernten unsere drei anderen Töchter übrigens auf eine merkwürdige Weise kennen, nämlich in Form einer Babyverwechslung! Im Sommer 1972 wollten meine Frau und ich zusammen mit dem Säugling vom Fenster der Wöchnerinnenstation die im Hof der Klinik neugierig wartenden anderen drei Kinder mit unserem Au-pair-Mädchen begrüßen und aus der damals noch gebotenen Ferne (Hygiene!) das Baby begutachten lassen. Wir erschienen zu dritt am geöffneten Fenster und winkten den jubelnden Kindern zu. Mit hochrotem Kopf kam aber plötzlich eine Schwester hereingeschossen, entschuldigte sich vielmals und nahm meiner Frau das Baby wieder ab. Man hatte uns den falschen Säugling in das Zimmer gereicht. So war die erste Begegnung unserer „Mucki" mit ihren Schwestern auf der Basis einer Babyverwechslung zustande gekommen.

Abenteuer eines Airedaleterriers

Zu erwähnen wäre noch, dass unsere Kinder beim Aufwachsen stets von Familienhunden begleitet wurden, die mir für die Entwicklung solcher Eigenschaften wie Tierliebe besonders wichtig gewesen waren. Elf Jahre waren ein Airedaleterrier und zwölf Jahre ein Entlebucher Sennenhund nacheinander Begleiter unserer Familie. Den Airedalerterrier Fridolin liebten unsere Kinder besonders

13. Kapitel

und nannten ihn ihren „Bruder". Meine Frau und ich haben damals sieben Bilderbücher für unsere Kinder gestaltet, die durchwegs Streiche unseres Hundes – wirkliche oder erfundene – zum Gegenstand hatten. Diese Bilderbücher kamen auf originelle Weise zustande. Ich war damals als wissenschaftlicher Beirat im Bundesgesundheitsamt tätig und musste einmal im Jahr zu einer eintägigen Sitzung nach Westberlin fliegen. Da diese Veranstaltung stets im Oktober stattfand und wir uns sieben Jahre lang für Weihnachten auf ein neues Bilderbuch vorbereiteten, habe ich sieben Reisen dazu benutzt, um 10 x 14 Zeilen Text für einen Stoff (z.B. „Fridolin im Zirkus", „Fridolin und die Olympischen Spiele", „Fridolin in der Schule" etc.) mit Reimen zu gestalten, zu denen dann meine Frau mit ihrer wesentlich schwierigeren Aufgabe die entsprechenden Bilder zu malen hatte. Bei den Sitzungen im Bundesgesundheitsamt ging es nur etwa in einem Fünftel der Fälle um das mich interessierende Thema Medizin, während sonst von Agrarwissenschaften und anderen Disziplinen die Rede war. So habe ich möglichst unauffällig jeweils meine „Fridolin-Gedichte" während der Besprechung der nichtmedizinischen Themen verfasst. Auf diese Weise geriet ich in den Ruf eines „Strebers". Die Kollegen sagten „Der Mehnert ist so eifrig, dass er sogar bei den Agrarwissenschaften sich laufend Notizen macht". Dieses Vorgehen kam aber unseren Bilderbüchern sehr zugute, und spätestens beim Rückflug hatte ich die Texte jeweils fertiggestellt.

Das, was uns mit der Familie besondere Freude machte – wie unsere alljährlichen Reisen nach Meran und nach Norderney – gehört nicht in dieses Buch. Es sei denn, dass ich zu erwähnen habe, wie die Meraner Reisen zustande kamen: Über mehr als 25 Jahre hatte ich hier den Seminarkongress der Bundesärztekammer zu organisieren und benutzte dies jeweils dazu, dass auch ein Familienurlaub angehängt wurde.

Jahrelang wurde ich immer wieder gefragt, ob ich mit Klaus Mehnert, dem großen Politologen und Schriftsteller verwandt sei. Ich musste diese Frage verneinen – mit Bedauern übrigens, denn ich habe diesen Namensvetter, den exzellenten Rußland- und Chinakenner, außerordentlich geschätzt. Manchmal dachte ich mir, ob nicht auch Klaus M. nach einer eventuellen Verwandtschaft mit Hellmut M. gefragt oder mit mir verwechselt würde. Eines Tages hatte ich dann in der Tat meine „größte Stunde": Eine Patientin sagte mir, am vorigen Abend sei im Fernsehen ein Vortrag von „Professor Mehnert" angekündigt worden und sie habe angenommen, ich würde sprechen; unbedingt wollte sie mich hören. Dann sei aber leider ein „anderer Mehnert" auf dem Bildschirm erschienen, sodass sie enttäuscht das Programm gewechselt habe ... Naja, in der Regel war es sonst wohl umgekehrt: Meine Diabetes- oder Ernährungsvorträge wollte so mancher nicht hören, der ein Rußlandreferat von Klaus Mehnert erwartet hatte! Noch einen Namensvetter gab es zu meinem Schrecken: Dieser alte Herr M. stellte ausgerechnet einen „Diabetestee" her, von dessen therapeutischen Nutzen ich nun gar nichts hielt. Jener Mehnert schrieb mir übrigens eines Tages einen Brief, der mit den Worten begann: „Wie ich höre, beschäftigen Sie, lieber Namensvetter, sich auch mit dem Diabetes. Wollen wir nicht zusammenarbeiten?" Ich beschloss aber, doch lieber der Schulmedizin treu zu bleiben.

Freunde und Kollegen

Wenn ich nun im Folgenden über Freunde, Kollegen und Patienten berichte, dann ziehe ich bewusst keinen Trennungsstrich zwischen diesen einzelnen Gruppen. Als Begründung hierfür mag dienen, dass sich die Grenzen sowieso verwischten, und z.B. manche Kollegen oder Patienten auch Freunde waren. Zum anderen komme ich damit am besten aus dem Dilemma heraus, dass ich bestimmte Personen erwähnen kann, ohne dass ich – sie als Patienten bezeichnend – damit das ärztliche Berufsgeheimnis verletze.

Die Freunde, die ich in meinem Leben gewann, haben sich aus verschiedenen Kreisen rekrutiert. Von der Kindheit her, also z.B. aus der Schule und aus dem Jungvolk, sind kaum Freunde zurückgeblieben. Mein damals bester Freund Paul Schettler fiel noch Ende April 1945 durch Kopfschuss im Kriegseinsatz gegen die amerikanischen Truppen in Mitteldeutschland. Ähnlich sieht es aus mit den Freunden, die ich unter so schwierigen Bedingungen in der russischen Internierung gewann. Hier haben biologische Gründe dazu geführt, dass ich keine Freunde aus der Lagerzeit mehr habe: Sie sind als die zum Teil wesentlich älteren schon vor Jahren gestorben. Es bleibt

13. Kapitel

der Freundeskreis aus der Studentenzeit und vor allem aus zwei Bereichen, die mir die meisten derzeitigen Freundschaften eingebracht haben: Aus dem Rotary-Club und aus dem Beruf. Wer wie ich neben Hobbys, wie Musik, Sport und Literatur, vor allem den Beruf zum Hobby gemacht hat und ihn bis heute ausübt, wird zwangsläufig und gern in diesem Bereich Freundschaften schließen können. Ich denke dabei an die schon oben erwähnten Fakultätskollegen, aber auch die Ärztinnen und Ärzte, die mir im Krankenhaus Schwabing begegneten. Über letztere und andere Mitarbeiter und Mitarbeiterinnen sowie über andere Münchner Diabetologen und die Verwaltungsangestellten habe ich oben schon berichtet. Die Diabetologie und im weiteren Sinne die Innere Medizin hat mich aber auch mit vielen auswärtigen Kollegen zusammengeführt, die zu Freunden wurden. Dies gilt z.b. für den hervorragenden Hochdruckspezialisten Thomas Philipp und seine Familie, die wir auf einer gemeinsamen Vortragsreihe nach Marokko kennenlernten. Auch Klaus-Henning Usadel, Nachfolger von Karl Schöffling auf dem Frankfurter Lehrstuhl und als Mitherausgeber der „Diabetologie in Klinik und Praxis", wurde mir ein guter, verlässlicher Freund. Gute Freunde gewann ich mit Federlin und Bretzel, die sich so besonders um die Inselzelltransplantation verdient gemacht haben und mit meinem alten Kampfgefährten Arno Gries, der – in Parallele zu unserer Münchner Institution – über viele Jahre das Diabetesforschungsinstitut in Düsseldorf leitete. Ammon, Beischer, Beyer, Bruns, Creutzfeldt, Göke, Frank, Grüneklee, Hanefeld, Haupt, Sailer, Henrichs, Kerner, Knick, Köbberling, Krone, Laube, Lohmann, May, Mies, Nauck, Oberdisse, Otto, Petrides, Petzoldt, Schatz, Scherbaum, Schernthaner, Schmülling, Schneider, Schulze, Schwedes, Seige, Tögel, Töller, Tschöpe, Weinges, Willms, Ziegler und früher die verstorbenen Jahnke, Sauer, Pfeiffer, Schöffling, Bergis – das alles sind nur einige Namen von auswärtigen Klinikern, die die Diabetologie entscheidend bestimmten und mit denen mich oft gute Freundschaft verbindet oder verbunden hat. Kristian Bergis hatte als „Einzelkämpfer" – ohne einer speziellen Diabetes-Schule zu entstammen – mit großartigem Engagement und viel erarbeiteten Sachverstand in Bad Mergentheim eine Diabetesklinik und – mit mir zusammen – eine wissenschaftliche Akademie aufgebaut und bis 1999 geleitet. Dann fiel der sympathische Arzt einem Flugzeugunglück zum Opfer, tief betrauert von seiner Familie und den Freunden, Kollegen und Patienten. Thomas Haak wurde – von Usadel aus Frankfurt kommend – zum Nachfolger gewählt – eine sehr gute Wahl, wie sich jetzt schon zeigt.

Neben dieser langen und immer noch unvollständigen Liste von Klinikern – einige andere habe ich an anderer Stelle in diesem Buch erwähnt – habe ich ein besonders gutes Verhältnis auch zu den niedergelassenen Diabetologen und Internisten. Hier stehen die Namen Funke, Meissner, Ratzmann, Ruhnau, Rüssmann, Stoeckle und vor allem auch Helmut Hasche für viele andere. Hasche war früher Mitarbeiter bei mir gewesen und hat sich immer durch besondere fachliche und menschliche Qualitäten ausgezeichnet. Wenige Ärzte haben ein so gutes Verhältnis zu ihren Patienten gehabt wie dieser ursprünglich als Theologe ausgebildete Arzt. Bezeichnend für ihn ist die Tatsache, dass er bei der Einstellung von Mitarbeitern in seine große Kissinger Spezialpraxis u.a. zu annoncieren pflegt: „Bei gleicher Qualifikation der Bewerber werden Diabetiker bzw. Diabetikerinnen bevorzugt eingestellt". Von Schwabinger Mitarbeitern seien noch – in Ergänzung zu bereits genannten – die besonders tüchtigen und sympathischen Christa Rettich, Eva Fach, Anna Schulz, Lutz Bremer, Volker Hardieck und Dirk Seele erwähnt.

Auch im Bereich der Pharmaindustrie, mit der eine gute Zusammenarbeit im Sinne des Fortschrittes der Arzneimittelforschung und zu Gunsten der Patienten dringend geboten ist, habe ich gute Freunde gewonnen. An der Spitze möchte ich Dieter Leihener von Hoechst (jetzt Aventis) benennen, mit dem mich in fachlicher und zum Beispiel auch in sportlicher Hinsicht viel verbindet. Dieter Leihener war für mich immer der Inbegriff eines wissenschaftlich ausgebildeten, engagierten, seriösen und stets verlässlichen Freundes im Bereich der Pharmaindustrie, die ja heutzutage manchen Angriffen ausgesetzt ist und in der führende Positionen – wie Leihener sie innehat – eine enorme Herausforderung und Aufgabe bedeuten. Aber auch an Hans Tritschler, Gabriele Mertes, Horst Wenzel, Titus Milech, Dagmar Lehwalder, Hans-Peter Reinicke, Werner Fekl, Günther Wolff, Konrad Schoppel, Thomas Lander, Kornelius Selenka, Egon Zimmermann, Volker Mähl und viele andere denke ich in diesem Zusammenhang.

13. Kapitel

Ich habe mehr als 30 Jahre im Kloster Wessobrunn stoffwechselkranke Kinder mitbetreut, die dorthin für sechswöchige Kuren – zumeist als Übergewichtige oder Diabetiker – aus den verschiedenen deutschen Bundesländern geschickt wurden. Leitende Ärzte waren Ernst Wittermann senior und dann einer seiner vier Söhne, nämlich Christoph Wittermann. Mit der gesamten Familie Wittermann hat uns vieles verbunden. Ernst Wittermann hat das große Verdienst – und wurde auch dementsprechend geehrt –, dass er den alten Bibliothekssaal in Polling bei Weilheim renovieren und zu einem der schönsten Konzertsäle Deutschlands gestalten ließ. Die Akustik und die Schönheit des Raumes sind einmalig. Die Familie Wittermann hat vom Vater bis zu den Enkeln in jeder Generation die Hausmusik gepflegt und gelegentlich Konzerte mit allen Familienangehörigen veranstaltet. Ich habe es immer bedauert, dass bei meiner Liebe zur Musik die aktive Ausübung bei uns zu kurz gekommen ist. Bei mir hat vor allem der Krieg hier eine nachteilige Rolle gespielt, während durch meine Kinder ein bisschen, aber viel zu wenig Hausmusik gemacht worden ist. Natürlich fehlte uns auch die immense musikalische Begabung, wie sie in der Familie Wittermann vorhanden ist.

Noch in der Universitätspoliklinik und auch später in Schwabing hatte ich Gastärzte, die an unserer Abteilung oder im Forschungsinstitut für ein oder zwei Jahre mit uns arbeiteten. Unvergesslich ist mir ein kleiner japanischer Professor, der später große Karriere machte und an der Poliklinik mit uns arbeitete. Ich schenkte ihm zu Weihnachten eine Flasche guten Moselwein in einer Geschenktüte. Prof. M. verbeugte sich dankbar, wie es japanische Art ist, immer wieder, sein Körper bewegte sich herauf und herunter, – und damit auch die Tüte, die schließlich platzte und die Weinflasche auf den Fußboden unserer Diabetikerambulanz knallen ließ. Die Flasche zerbrach, mein Japaner hatte das Gesicht verloren und die Ambulanz roch noch ein Vierteljahr lang nach Alkohol wie in einer Kneipe. Ich habe gleich am nächsten Tag eine neue Flasche mitgebracht, die mit wesentlich vorsichtigeren Verbeugungen in Empfang genommen wurde.

Unter meinen Patienten sei zunächst eines so exotischen Typs wie eines sympathischen libanesischen Gewichthebers gedacht, der an den Olympischen Spielen 1960 in Rom teilgenommen hatte und Jahre später mit einem seit einigen Wochen frisch manifestierten unbehandelten Typ-1-Diabetes völlig apathisch, abgemagert und ausgetrocknet auf meine Privatstation nach Schwabing kam. Innerhalb weniger Tage lebte er unter dem „Wundermittel" Insulin auf und wurde praktisch ein anderer Mensch. Nachdem er vorher – völlig entkräftet – nicht in der Lage gewesen war, seinen Koffer selbst zu tragen, lief er nach der Entlassung nun mit schwerem Gepäck – er hatte zudem in München noch tüchtig eingekauft – zum Taxi und später zum Flugzeug. Er schrieb mir zunächst einen begeisterten Brief aus dem Libanon, um sich dann aber eine Weile nicht zu melden. Schließlich kam nach zehn Wochen ein weiterer, diesmal verzweifelter Brief. Bei dem Patienten hatte sich eine äußerst schmerzhafte Neuropathie entwickelt, die ihn nicht leben und nicht schlafen ließ. Es handelte sich dabei um einen der relativ seltenen Fälle – und deshalb erwähne ich es hier –, bei denen die Änderung der Stoffwechselsituation zu solchen neuropathischen Beschwerden führt (auch „Insulinneuropathie" genannt). Üblicherweise ist es ja so, dass die Neuropathie sich bei schlechten Blutzuckerwerten bemerkbar macht und sich durch eine normnahe Einstellung des Blutzuckers bessert oder verschwindet. Es gibt aber, wie gesagt, auch Fälle, wo es gerade umgekehrt ist, nämlich Patienten, die mit sehr hohen Blutzuckerwerten zunächst beschwerdefrei sind und dann durch die Normalisierung des Blutzuckers schreckliche Schmerzzustände bekommen. Ich habe meinem libanesischen Freund geschrieben, dass er nicht verzweifeln soll, weil – wie ich wusste – diese Schmerzen nur für einen bestimmten Zeitraum anhalten würden. Und in der Tat nach weiteren acht Wochen kamen wieder begeisterte Briefe von einem schmerzfreien libanesischen Gewichtheber.

Wiederum: Probleme mit der Schwangerschaft

Ein anderer Fall, der mir in Erinnerung geblieben ist, ist der einer Typ-1-Diabetikerin, die schwerste Komplikationen im Sinne der diabetischen Netzhauterkrankung mit Augenblutungen und mit einem partiellen Nierenversagen aufwies. Diese junge Frau wurde schwanger. Obwohl ich sonst mit der Indikation eines Schwangerschaftsabbruches äußerst zurückhaltend bin, habe ich hier der Frau schweren

13. Kapitel

Herzens geraten, die Schwangerschaft abbrechen zu lassen. Was tat sie? Sie weigerte sich und sagte, es sei ihre letzte Chance, ein Kind zu bekommen. Sie wolle das Kind auf alle Fälle austragen. Und was passierte? Die junge Frau hat ein gesundes, lebendes Kind bekommen, ohne die häufig bei der Schwangerschaft zu erwartende Verschlechterung der eigenen gesundheitlichen Situation und ohne dass es bei dem Kind zu einer Missbildung oder gar zum Tode gekommen ist. Diese Fälle, die jeder von uns erlebt hat, stimmen doch sehr nachdenklich und geben mir Veranlassung, weitere Situationen im Zusammenhang mit der Schwangerschaft zu beschreiben:

Die erbliche Durchschlagskraft ist – wie mehrfach erwähnt – bei Typ-2-Diabetikern größer als bei Typ-1-Diabetikern. So ist es z.B. so, dass bei eineiigen Zwillingspartnern, von denen einer einen Diabetes hat, der andere zu 100% ebenfalls diabetisch wird, wenn es sich um einen Typ-2-Diabetes handelt. Bei Typ-1-Diabetes beträgt die Wahrscheinlichkeit nur – oder immerhin – 35%. Der Typ-2-Diabetes wird also strenger vererbt als der Typ-1-Diabetes. Diese Situation bedeutet auch, dass man jungen diabetischen Frauen (Typ-1-Diabetikerinnen), die ein Kind haben wollen, sagen kann, dass die Wahrscheinlichkeit für das Kind, als Kind einen Diabetes zu entwickeln, etwa 1 bis 2% beträgt, im Laufe des Lebens etwa 2 bis 4%. Wenn nur der Vater einen Typ-1-Diabetes hat, ist interessanterweise die Diabeteswahrscheinlichkeit doppelt so hoch, also 2 bis 4% im Kindesalter und 4 bis 8% im Verlaufe des Lebens des Kindes. Wenn aber beide Eltern einen Typ-1-Diabetes haben, dann steigt die Wahrscheinlichkeit, dass das Kind im Laufe des Lebens einen Typ-1-Diabetes bekommt, auf etwa 25% an. Dies habe ich bei einer Beratung über Familienplanung auch einem jungen diabetischen Paar gesagt. Die Antwort war: „Herr Professor, warum sagen Sie uns eigentlich nur, dass die Wahrscheinlichkeit für das Kind, einen Diabetes zu entwickeln, 25% beträgt und warum sagen Sie uns nicht, dass die Wahrscheinlichkeit für das Kind, keinen Diabetes zu bekommen, 75% beträgt?" Ich bin daraufhin sehr still geworden und habe mir meine Gedanken gemacht. Diese Gedanken habe ich mir um so mehr gemacht, als ich dieses und ein anderes diabetisches Paar über Jahrzehnte beobachten konnte: Von insgesamt drei Kindern entwickelte keines einen Diabetes. Natürlich enthebt eine solche Beobachtung den behandelnden Arzt nicht der Pflicht, bei der Familienplanung auf die höhere Vererbungsquote hinzuweisen.

Eines Tages passierte in Schwabing eine merkwürdige Geschichte. Eine wegen eines Knochensarkoms bereits beinamputierte Frau kam – von einem anderen Krankenhaus überwiesen – in unsere stationäre Behandlung. Die Frau hatte wenige Monate vorher eine Chemotherapie bekommen, was aber die Ausbreitung der Metastasen nicht verhindern konnte. Die Einweisungsdiagnose war „metastasierendes Knochensarkom mit Aszitesbildung". Die Frau hatte also, wie es schien, eine Aussaat von Krebszellen in den Bauchraum, was wiederum zur Wassersucht Veranlassung gab. Um es vorweg zu nehmen, dies war auch zum Teil wirklich richtig. Der stark gewölbte Bauch ließ bei der ersten kurzen Untersuchung – damals gab es noch keine Sonographie – dem Stationsarzt zunächst auch keinen Zweifel an der Diagnose. Anschließend begab der Arzt sich vorübergehend zur Arbeit in die Ambulanz. Wenig später kamen dann Schreckensrufe von der Station, die unseren erfahrenen Oberarzt Manfred Haslbeck sofort an den Ort des Geschehens eilen ließen: Die quasi todkranke Frau bekam trotz der vorangegangenen Chemotherapie, trotz des ausgedehnten Krebsleidens und ohne dass sie – als mehrfache Mutter! – vorher etwas bemerkt hatte, ein Kind! Letzteres musste man ihr allerdings nachsehen, da wegen der Krebsdiagnose vor mehr als einem Jahr eine – ganz offensichtlich misslungene – beidseitige Eileiterunterbindung durchgeführt worden war und die Patientin eine Schwangerschaft natürlich für völlig unmöglich hielt. Innerhalb kürzester Zeit wurde das Baby nun gesund und munter zur Welt gebracht: Die Abteilung stand Kopf. Der geschäftstüchtige Vater, ein an sich recht netter Ungar, verkaufte die Geschichte an ein Boulevard-Blatt, in dem wir relativ gut wegkamen, weil wir die Patientin ja gerade erst mit falscher oder besser fehlender Diagnose übernommen hatten. Mehr noch, der Vater war so gerührt, dass er – glücklich über die Geburt eines weiteren offenbar gesunden Kindes – mir eröffnete, mir zu Ehren werde das Kind meinen Vornamen als zweiten Namen erhalten, es solle Attila Hellmut heißen …

Eine medizinisch besonders interessante, aber menschlich sehr traurige Situation fanden wir bei einer Frau vor, bei der ein metastasierendes Inselzellkarzinom, also ein bösartiger Tumor der Insulin-produzierenden Zellen der Bauchspeicheldrüse, diagnostiziert worden war. Diese Frau litt – wie es zu diesem Tumor gehört – an

13. Kapitel

gelegentlichen Hypoglykämien, die ihr aber zunächst noch nicht viel zu schaffen machten. Nach einigen Monaten kam sie erstmals zu uns und teilte uns glückstrahlend mit, dass sie schwanger sei. Nun ergab sich eine verheerende Situation. Unter dem Einfluss der Schwangerschaft wuchs offenbar die Krebsgeschwulst mit ihren Insulin-produzierenden Metastasen besonders stark, so dass die Frau aus ihren Unterzuckerungen nicht mehr herauskam. Wir mussten ihr einen späten Schwangerschaftsabbruch anraten, den sie in ihrer Notsituation auch akzeptierte. Und jetzt passierte das Eigentümliche und Kennzeichnende für die Situation: Nach der Schwangerschaftsunterbrechung und der entsprechenden Rückbildung der hormonellen Situation auf die Phase vor der Schwangerschaft blieben die Hypoglykämien völlig weg. Die Frau erzählte immer wieder, sie glaube, dass sie mit der Schwangerschaftsunterbrechung auch von ihrem Tumor geheilt worden sei. Dem war natürlich nicht so, und die bedauernswerte Patientin ist dann etwa ein Jahr später letztlich ihrem Krebsleiden erlegen. Dass aber durch die Schwangerschaft offenbar krebsfördernde – die Metastasenbildung verstärkende – Faktoren freigesetzt worden waren, wie sie sich in diesem Fall durch die vermehrt auftretenden Hypoglykämien in der Schwangerschaft einerseits und durch den Wegfall dieser Hypoglykämien nach Unterbrechung der Schwangerschaft andererseits feststellen ließen, war schon äußerst bemerkenswert.

Die Insulinresistenz, d.h. die Unterempfindlichkeit gegenüber dem körpereigenen oder dem gespritzten Insulin, ist – wie wir es in dem Kapitel „Volkskrankheit Diabetes" gehört haben – ein Charakteristikum des Typ-2-Diabetes, also der Zuckerkrankheit der älteren, meist übergewichtigen Patienten. Es gibt und es gab aber auch andere Formen der Insulinresistenz, die uns zu schaffen machten. So war es vor der Entdeckung des Humaninsulins die Abschwächung der Insulinwirkung durch spezielle Antikörper, die im Organismus der insulinbedürftigen Diabetiker gebildet wurden. Man darf ja nicht verkennen, dass es sich bei den damaligen Insulinen um Rinder- oder Schweineinsulin gehandelt hatte, Insuline, die in der chemischen Struktur zwar nur wenig vom Humaninsulin abwichen, aber mit diesem Unterschied in der Aminosäurensequenz sowie aufgrund von „Verunreinigungen" doch vom Körper als Fremdeiweiß erkannt worden sind. Hier werden dann Antikörper gebildet, die natürlich die gewünschte Insulinwirkung nach der Injektion abschwächen. Dies konnte so weit gehen, dass wir – heutzutage mag man es kaum noch glauben – Patienten über Nacht 5000 Einheiten Insulin intravenös infundieren mussten, um die „Sperre" bei der Insulinwirkung wenigstens annähernd zu durchbrechen. Ein weiterer Nebeneffekt der tierischen Insuline waren die nicht seltenen Insulinallergien, die man durch eine Desensibilisierung oder aber – was ich für weniger gut hielt – durch Cortisongaben abschwächen und bekämpfen konnte. Eine andere Form der Insulinresistenz gab und gibt es noch heute. Sie ist allerdings außergewöhnlich selten. Ich meine damit die nach subkutaner Injektion offenbar bei einigen wenigen Patienten stattfindende enzymatische Zerstörung des gespritzten Hormons Insulin am Injektionsort im Fettgewebe der Patienten. Eine solche Reaktion, die anscheinend auf bestimmten eiweißspaltenden Enzymen beruht, ist natürlich mit einer Insulintherapie nicht vereinbar. Hier kann man dann entweder vorübergehend – es bleibt einem ja auch gar nichts anderes übrig – Insulin intravenös, also in das Blutgefäßsystem verabreichen, in dem diese eiweißzerstörenden Enzyme nicht vorhanden sind, oder man versucht, auf dem gleichen intravenösen Wege eine implantierte Insulinpumpe tätig werden zu lassen. Ich hatte schon beschrieben, dass wir die ersten waren, die eine solche Pumpe mit venösem Anschluss bei einer Patientin installiert hatten. Nun geschah dies bei einer weiteren Frau, die die geschilderte Form der Insulinresistenz aufwies und die einige Jahre an der Pumpe blieb. In dieser Zeit wurde sie schwanger und brachte ein gesundes lebendes Kind zur Welt. Später konnte sie erstaunlicherweise auf die Pumpe verzichten, weil offenbar die pathologische Zerstörung des Insulins am Injektionsort aus uns unbekannten Gründen nicht mehr stattfand.

Prominente

Viel zu verdanken hat die Forschergruppe Diabetes und im speziellen ich Hans Erhard Bock, Ordinarius und später Emeritus der Medizinischen Fakultät der Universität Tübingen. In den ersten Jahren meiner Tätigkeit als Chefarzt in Schwabing teilte mir meine Sekre-

13. Kapitel

tärin eines Tages mit, dass ein gewisser Herr Prof. Bock am Telefon in der Leitung sei. Bock war schon damals für unsere Ärztegeneration der Größte, der zudem die meisten Lehrstühle in Deutschland mit seinen Schülern besetzt hatte. Dementsprechend war meine Reaktion, und ich sagte Liesl Feltl: „Verbinden Sie mich ganz schnell, wir dürfen Prof. Bock auf keinen Fall warten lassen". Es ist ja immer etwas peinlich, wenn jüngere Kollegen den Älteren am Telefon warten lassen und das Gespräch nicht umgeschaltet wird. Bock war sehr nett zu mir, fragte mich, wie es mir ging, und sagte dann: „Im übrigen werden Sie sich vorstellen können, Herr Mehnert, dass ich nicht nur angerufen habe, um mich nach Ihrem Befinden zu erkundigen, sondern ich wollte Sie fragen, ob Sie meine Tochter ärztlich ausbilden wollen". Ich habe damals sofort ja gesagt und innerhalb kürzester Zeit eine Drittmittelstelle besorgt, um den mich ehrenden Wunsch des großen Bock nachzukommen. Im Übrigen war Wiebke Bock eine – dem Vorbild ihres Vaters entsprechend – ausgezeichnete Ärztin; sie blieb einige Jahre bei uns und war später immer der Abteilung verbunden. Bock verdanke ich im Übrigen auch das erste Hauptreferat, das ich über Diabetes in Wiesbaden beim Internistenkongress halten durfte und eine wunderbare Rede, die der nun schon fast 95-Jährige mir zu meinem 70. Geburtstag in München hielt.

Ein guter Freund ist mir immer Franz Beckenbauer gewesen. Ich lernte den großen Sportler kennen, als wir beide Trauzeugen beim Ehepaar Häser waren. Karl Häser, mein alter Studienfreund, war betreuender Arzt beim FC Bayern und Christa Häser – wie schon erwähnt – meine langjährige Privatassistentin. Ich habe mich mit Franz Beckenbauer auf Anhieb gut verstanden, zumal ich ja – wie verschiedentlich in diesem Buch anklang – ein Fußballnarr bin. Franz war dann auch bei meiner Abschiedsvorlesung mit dabei, obwohl sich bei ihm die Termine häuften. Ein Kollege fragte mich anschließend in spöttischem Ton, wie ich denn dazu käme, einen „Fußballer" zu meiner Abschiedsvorlesung einzuladen. Da wurde ich richtig böse. Ich wies den Kollegen darauf hin, dass kaum einer mit ursprünglich so schwierigen Startpositionen so viel aus seinem Leben gemacht hat, wie dieser begnadete Fußballspieler und großartige Mensch. Es ist ja nicht nur so, dass er die schönsten langen Pässe aus dem Fußgelenk schlagen konnte (unvergesslich, wie er dabei keinen Blick auf den Ball verschwendete, sondern nur das Spielfeld im Auge hatte; alles andere ging wie von selbst), sondern das besonders Bemerkenswerte ist eben, was Franz Beckenbauer sonst noch erreicht hat. Er ist musik- und literaturinteressiert und ein glänzender Gesprächspartner in Interviews. Dass er abgesehen davon der größte Fachmann auf dem Gebiet des wirklich zum Volksvergnügen gewordenen Fußballs ist, braucht kaum erwähnt zu werden. Zu meinem 70. Geburtstag hat meine Tochter Mucki ein Video mit Aufzeichnungen von Gesprächen guter Freunde von mir gemacht. Dabei hat sich auch Franz Beckenbauer zur Verfügung gestellt und sagte mir (während er so quasi nebenbei mit dem Ball jonglierte): „Auch der Hellmut hat ja vor vielen Jahren beim SC Wacker Leipzig gespielt. Leider muss man wissen, dass er dabei den Platz so umgepflügt hat, dass dieser nur noch als Parkplatz zu verwenden ist". So ganz unrecht hatte der Franz mit dieser witzigen Äußerung nicht, wenn ich einen ehrlichen Vergleich zwischen seinen Fußballkünsten und meiner Bolzerei anstelle. Die Frage, was für ihn wichtiger gewesen sei – der Sieg in der Fußballweltmeisterschaft 1974 mit F. B. als Libero und Spielführer oder der Gewinn der Weltmeisterschaft 1990 als Teamchef und Trainer – wurde von ihm eindeutig und ohne zu zögern beantwortet: Der Erfolg 1990. Die Arbeit mit den jüngeren Sportlern hatte ihm eben besonders viel Freude bereitet. Im Frühjahr 2000 wurde Franz Beckenbauer übrigens Ehrendoktor der bulgarischen Sportakademie – nicht wegen seiner sportlichen Verdienste, sondern wegen seines sozialen Einsatzes für in Not geratene Menschen. Und einen ganz großen Erfolg hatte Franz Beckenbauer im Juli 2000 zu verzeichnen: Dank seines Engagements ist es gelungen, für das Jahr 2006 die Fußball-Weltmeisterschaft nach Deutschland zu holen. Neben der sportlichen Perspektive bedeutet das für die Volkswirtschaft ein geschätztes Plus von ca. fünf Milliarden Mark. Wer denkt bei dem Franz jetzt nicht an den König Midas aus der Sage, bei dem bekanntlich alles, was er anfasste, zu Gold wurde?

Ich habe im Laufe meiner langen ärztlichen Tätigkeit viel mit Medizinjournalisten zu tun gehabt. Ich habe diese Spezies der Zeitungsleute immer besonders geschätzt, da viele von ihnen in hervorragender Weise Fachkunde und die Fähigkeit, medizinisches Wissen an die Leser heranzubringen, auszeichnete. Hier könnte ich

13. Kapitel

viele Namen nennen, möchte mich aber – neben meinem Freund Karl-Heinz Spaeth (s.u.) – auf die Fernsehjournalistin Frau Dr. Antje-Kathrin Kühnemann beschränken, mit der ich über viele Jahre immer wieder zusammengearbeitet habe. Auslöser war sicherlich die Tatsache, dass sie bei mir im Rahmen ihrer Ausbildung vorübergehend als Assistenzärztin in Schwabing tätig war und sich dort ausgezeichnet bewährte. Es war beachtlich, dass eine so attraktive Ärztin (deswegen für manche Schwestern eigentlich der „natürliche Feind") gerade beim Pflegepersonal wegen ihrer Hilfsbereitschaft und ihres Engagements außerordentlich beliebt war. Ich habe ihr ein sehr gutes Zeugnis schreiben können und bin dann oft in ihrer Fernseh-Sprechstunde als Gesprächspartner gewesen. Sie hat die hervorragende Gabe, auch schwierige Sachverhalte zu konkretisieren und in einfachen Worten den Hörern herüberzubringen. Wenn z.B. ein Gastroenterologe sagte: „Und wenn wir uns nun der Therapie des Ulcus duodeni zuwenden ...", dann unterbrach sie mit einem freundlichen Lächeln, stets höflich bleibend, den Gesprächspartner und sagte: „Aber sicherlich, Sie haben Recht, wir wollen jetzt über die Behandlung des Zwölffingerdarmgeschwürs sprechen". Kaum einer der Kapazitäten, die mit ihr zu tun hatten, hat aufgrund ihrer liebenswürdigen Art gemerkt, dass sie uns Gesprächspartner immer stets fest im Griff hatte und uns keine Fremdwort-Eskapaden gestattete.

Die in München am Diabetes interessierten Kollegen haben trotz der zweifellos bestehenden Konkurrenzsituation immer gut zusammengehalten und sind sich fair begegnet. Außer Schwabing, wo ich nochmals die Namen Standl, Kuhlmann, Haslbeck, Dietze, Janka, Bachmann, Hillebrand, Kraus, Brauch, Häser, Wicklmayr, Häring, Ziegler, Lotz, Walter, Rett nennen möchte, war es vor allem das Diabeteszentrum im neuesten Münchner städtischen Krankenhaus in Bogenhausen, das – besetzt mit meinen alten Schülern Dieter Hepp als Chef und Rolf Renner als Oberarzt – hervorragende Diabetologie machte. Das Gleiche gilt aber auch für Rüdiger Landgraf in der Uniklinik Innenstadt, für Peter Bottermann im Krankenhaus rechts der Isar und für Peter Dieterle, der Chefarzt in Neuperlach wurde, in jenem Haus also, in dem ich die Festrede bei der Eröffnung halten durfte. Es ist bezeichnend, dass diese scheinbare Überbesetzung mit Diabetologen für eine Stadt wie München gerade recht war: Der Diabetes ist eben so häufig und so problembeladen geworden, dass eine Millionenstadt mit dem großen Einzugsgebiet von München für das Fach Diabetologie verschiedene Zentren benötigt, um die Betreuung und Behandlung der zuckerkranken Patienten gewährleisten zu können.

Der Schauspieler Gert Fröbe war ein guter Freund von mir. Ich habe ihn auch ärztlich betreut und immer wieder versucht, ihm ein niedrigeres Körpergewicht nahezulegen. Mit seinem wunderbaren sächsischen Akzent versicherte er mir aber, dass dies nicht ginge: Das Gewicht sei gleichsam sein Markenzeichen, und er könne seinen Schauspielertyp nicht willkürlich ändern. Ich habe ihn allerdings darauf hingewiesen, dass er in einem seiner ersten und besten Filme, in dem er einen damals ganz mageren Spätheimkehrer („Otto Normalverbraucher") spielte, bewiesen habe, dass er auch mit 30 Kilo weniger eine gute Figur abgäbe. Fröbe hat uns einen unvergesslichen Abend in unserem Haus beschert, wozu wir ein Dutzend Fakultätskollegen mit ihren Damen eingeladen hatten: Er trug Morgenstern-Gedichte vor, die er mit schauspielerischen Einlagen verbrämte. Ab und an kommt diese Darstellung wieder im Fernsehen, und immer wieder bin ich begeistert von der Kunst des genialen Mimen. Interessant war zu beobachten, dass der große Gert Fröbe selbst bei einer so harmlosen Abendveranstaltung und vor einem so wohlwollenden Kreis von Zuhörern enormes Lampenfieber hatte. Dieses Lampenfieber brauchte er, wie er sagte, und es verschwand sofort, wenn er seinen Auftritt hatte. Beim Abendessen hat er der begeisterten Runde dann noch seine Lebensgeschichte erzählt, die er so komisch darzustellen wusste, dass ich vor Lachen nicht mehr sitzen konnte. Vor allem seine Story, wie er als junger Bühnenhilfsarbeiter durch eine von ihm für eine eingeplante Explosion gewählte zu hohe Pulverdosis die Dresdner Oper für 48 Stunden lahm legte und die Premiere kippte, war umwerfend witzig. Fröbe musste nach diesem Ereignis den Beruf wechseln – so erzählte er – und beschloss, Schauspieler zu werden. Da er die beste Ausbildung anstrebte, sprach er Erich Ponto vor und wählte dafür den Faust-Monolog. Zunächst große Enttäuschung, denn Ponto wieherte vor Lachen! Fröbe wollte sich verabschieden, aber Ponto hielt ihn zurück: „Lieber Herr Fröbe, Sie sind doch hochbegabt, nur haben Sie sich das falsche Stück gewählt, Sie müssen Komiker werden!" Und das wurde Fröbe dann, allerdings auch mit durchaus schwergewichtigen Rollen und auch – mit den Morgenstern-Gedichten.

13. Kapitel

Primär aus ärztlichen Gründen kam eines Tages einer der damals wohl größten lebenden deutschen Chirurgen, Prof. Wachsmuth aus Würzburg, als Emeritus zu mir und ließ sich beraten. Ich wies ihn darauf hin, dass alle gesundheitlichen Probleme durch eine gewisse Gewichtsabnahme in den Griff zu bekommen seien. Der außerordentlich disziplinierte Arzt nahm daraufhin binnen eines Vierteljahres zehn Kilo ab und hatte keinerlei Probleme mehr. Mein Wort „Die Personenwaage ist wichtiger als die Küchenwaage" hat ihm besonders gefallen, und er hat es immer wieder zitiert. Wachsmuth hatte sich übrigens, wie ich später zufällig hörte, im Krieg als Militärarzt größte Verdienste erworben, indem er zahllose belgische Juden vor dem Abtransport in das KZ-Lager und damit vor dem sicheren Tod bewahrte. Bezeichnenderweise hat der bescheidene alte Herr darüber nie gesprochen. Umso wichtiger ist es mir aber, dass wenigstens auf diese Weise einmal von einem Kollegen dieser großen menschlichen Handlung von Wachsmuth gedacht wird.

In den 80er Jahren ereilte mich in Schwabing die Nachricht des mich manchmal konsultierenden Ministerpräsidenten Franz-Joseph Strauß, einen Gast der bayerischen Staatsregierung – nämlich den König eines Südsee-Minireiches – ärztlich zu beraten. Bei der Majestät handelte es sich um einen der am meisten übergewichtigen Patienten, die ich jemals gesehen habe. Ich nahm an dem Essen zu seinen Ehren teil, wobei für den König statt eines Sessels, in den er nicht hineingepasst hätte, ein Sofa als Sitzgelegenheit bereitgestellt wurde. Franz-Joseph Strauss – auch nicht gerade ein Astheniker – wirkte im Vergleich zur Majestät wie ein „Brunnenbuberl", so schmal sah er aus. Die Begleitung des Königs bestand u.a. aus Hofdamen, die originellerweise über der festlichen europäischen Kleidung einen Schurz aus Schilf oder ähnlichen Pflanzen trugen. Ich habe dann nach dem Essen nur mit dem indischen Leibarzt des Königs sprechen können und ihm lakonisch erklärt, dass die Probleme Seiner Majestät mit der Gewichtsabnahme stehen und fallen würden. Ich sehe noch den waidwunden Blick des indischen Kollegen, der mir sagte „Mit diesem Ratschlag habe ich schon seit vielen Jahren keinerlei Erfolg". Ich habe dann Ende der 90er Jahre noch einmal ein Bild des Königs gesehen und konnte feststellen, dass er doch ganz erheblich abgenommen hatte. Ich hoffe nur, dass keine bösartige Erkrankung hierfür Anlass gegeben hat. Vielleicht hat sich aber mein Inder mit seinen Vorhaltungen allmählich doch durchsetzen können.

Unter meinen Patienten befanden sich auch zahlreiche arabische Diabetikerinnen und Diabetiker. Prominenteste Betroffene war sicherlich eine stark übergewichtige Typ-2-Diabetikerin mit vielen Komplikationen, die als Mutter eines arabischen Staatsoberhauptes von ihren Betreuern und Freunden – und so auch von uns – nur die „Königin" genannt wurde. Es handelte sich dabei um eine besonders nette und im Grunde – bis auf diätetische Fragen – sehr kooperative Patientin, die ich sowohl in einem herrlichen Anwesen in den bayerischen Alpen als auch gelegentlich in ihrem arabischen Heimatland in einem Palast am indischen Ozean besuchen und ärztlich betreuen durfte. Einmal kam es zu einem ärztlichen Konsil, an dem Helmut Lydtin, mein früherer Doktorand und Freund Karl Geser und ich teilnehmen sollten. Zu diesem Zweck wurden wir in einem luxuriös mit Schlaf- und Wohnzimmern eingerichteten Düsenjet nach Arabien geflogen und zur Audienz in den königlichen Palast gebeten. Die Königin machte zunächst mit uns – wie in ihrem Lande üblich – Konversation, bis wir nach einer Stunde zum Thema kamen. Wir konnten ihr einige wichtige Ratschläge geben und – wie ich meine – die später notwendige Dialysebehandlung nach Nierenversagen noch um einige Zeit verschieben helfen. Während des Rückflugs nach Deutschland verfassten wir einen ausführlichen Arztbericht und wurden u.a. für unsere Bemühungen mit einem Lieferwagen voll Bananen, Kokosnüssen, Datteln und Mangofrüchten belohnt. Der Münchner Zoll fragte uns bei unserer Ankunft, zu welcher Firma wir gehören würden. Man war völlig erstaunt zu vernehmen, dass es sich bei den Südfrüchten um ein Geschenk handelte, das wir im übrigen sogleich an ein Garmischer Kinderheim für rheumakranke Patienten weiterleiteten. Lediglich die drei Kühlbehälter, die jeweils mit köstlichen Langusten gefüllt waren, behielten wir für uns. Ich habe sofort nach meiner Rückkehr zahlreiche Freunde angerufen und sie am nächsten Abend zu einem arabischen Langustenessen nach Krailling eingeladen. Das war ein Fest mit köstlichen Speisen!

Meine Liebe zu Arabien kam auch durch eine andere Episode zum Tragen. Als vor wenigen Jahren mein Freund Dieter Hepp seinen 60. Geburtstag mit einem internationalen Symposion im Diabeteszentrum Bogenhausen beging, trat sein Oberarzt, mein Freund Rolf Renner an mich heran mit der Bitte, doch durch eine

13. Kapitel

Verkleidungsszene zur Auflockerung des Symposions beizutragen. Ihm schwebte vor, dass ich mich als „arabischer Gesundheitsminister" für die zahlreichen arabischen Patienten Hepps bedanken und in deren Namen die Geburtstagswünsche darbringen sollte. Ich konnte es auch auf meine alten Tage nicht lassen und habe mich noch einmal – wie zu den seligen Zeiten Rottenhöfers – in ein wunderbares arabisches Gewand geworfen, mir neue Aufsteckzähne machen und mich von dem Theaterfriseur von Derrick, dem bekannten Herrn Krebs, mit Perücke versehen und schminken lassen. Solcherart verkleidet bin ich dann nach Bogenhausen gegangen, wo mich bei dem Symposion zunächst niemand erkannte. Renner sagte in köstlichem, halb unterwürfigen Tone, dass er beglückt sei, seine Exzellenz, den Gesundheitsminister von Abu Dabi begrüßen zu können, der es sich nicht nehmen ließe, Dieter Hepp zum 60. Geburtstag die Wünsche seiner Regierung und die Wünsche der Patienten zu überbringen. Ich habe dann eine aus „Arabisch", Englisch und Deutsch gemischte Rede gehalten und konnte zu meiner Freude feststellen, dass mich langjährige Freunde, wie Ludwig Weiss und Georg Löffler, nicht erkannten. Ich habe Dieter Hepp zwei dumme Geschichten, von mir erfunden (angeblich aus Tausendundeiner Nacht), wieder teils arabisch, teils deutsch erzählt und ihm ein Päckchen in Glanzpapier mit einem goldenen Band überreicht. Darin war aber nicht etwa eine Rolex-Uhr, sondern es war nur eine Packung billiger Datteln enthalten, die zu meinen vorher erzählten Anekdoten passten. Rolf Renner sagte dann: „Wir müssen noch einiges richtigstellen. Es handelt sich nämlich hier nicht um den Gesundheitsminister von Abu Dabi, aber er soll selbst sagen, wer er ist". Und ich bin dann noch einmal in die Mitte des Hörsaals getreten und habe gesagt: „Ich bin Hellmut Mehnert". Zunächst war einige Sekunden Totenstille, und dann brach ein tosendes Gelächter aus, was vor allem die amerikanischen Referenten, die bis zuletzt nicht verstanden, worum es ging, nicht deuten konnten. Mit viel Mühe musste man den Ausländern erklären, dass es sich um einen Münchner Verkleidungsscherz gehandelt hatte und dass der wirklich unkenntliche arabische Gesundheitsminister niemand anders als der langjährige Freund von Dieter Hepp, nämlich Hellmut Mehnert sei. Dieter Hepp hat sich übrigens in köstlicher Weise für diesen Auftritt des Arabers „gerächt".

Bei der ersten Verleihung des Hellmut-Mehnert-Preises trat er – großartig als bayerischer Ministerialbeamter verkleidet – auf, gratulierte mir im Namen des Kultusministeriums zum gleichzeitigen 70. Geburtstag und verlieh mir den Ehrenhut der „Kraillinger Gebirgsschützen". Sein Auftritt war so echt, dass hinterher Zuhörer zu ihm kamen, die ihn als Ministerialbeamten aus dem Kultusministerium ansprachen und ihn – wie ich hörte – nach dem Zeitpunkt der nächsten bayerischen Schulferien fragten.

Wenn man in einem Fach spezialisiert viele Jahre tätig ist, ergibt es sich von selbst, dass prominente Patienten um Rat suchen. Hier muss man unterscheiden zwischen denen, für die es einfach „chic" ist, den Prof. XY wegen ihrer Krankheit (oder auch wegen angeblicher Beschwerden ohne Krankheit) zu konsultieren, und anderen, die wirklich ärztliche Hilfe brauchen. Ein gewisses unfreiwilliges Raster für meine Beschäftigung mit der Prominenz stellte die Tatsache dar, dass meine Privatstation in einem alten Krankenhaus mit durchaus nicht optimalen sanitären Verhältnissen untergebracht war. Hin und wieder kam es vor, dass Patienten auf dem Absatz kehrtmachten und sagten: „Hier lasse ich mich nicht behandeln". Ich habe ihnen nie nachgetrauert, da wirklich kranke Menschen sich an diesen Äußerlichkeiten nicht gestoßen haben. Dazu darf ich wirklich Prominente, die vorwiegend an einem komplikationsreichen Diabetes litten, zählen. U.a. habe ich einige weltberühmte Sänger behandeln dürfen, deren Namen ich hier aus Datenschutzgründen nicht nennen möchte, auch wenn einige von ihnen schon gestorben sind. Die Gespräche mit ihnen über Fragen der Musik waren für mich immer eine besondere zusätzliche Belohnung dafür, dass ich diese sehr differenzierten und nicht immer ganz einfachen Patienten behandeln durfte. Einer von ihnen hatte z.B. von einem Hals-Nasen-Ohrenarzt seit Jahren Cortison verschrieben bekommen, was angeblich seiner Stimme gut tun sollte. Ich konnte ihn, den ich besonders schätzte, nur mit Mühe davon überzeugen, dass gerade im Zusammenhang mit seinem Diabetes eine solche Behandlung unerwünscht sei und dass sicherlich seine wunderbare Stimme vom Cortisonentzug nicht verschlechtert würde. Er hat dann noch viele Jahre ohne Cortison an allen Bühnen der Welt gesungen.

Hier und da kamen auch Leistungssportler in meine Sprechstunde, bei denen sich ein frisch manifestierter Diabetes ergeben

13. Kapitel

hatte. Leistungssport und Diabetes sind oft schwer miteinander zu vereinbaren, vor allem, wenn es sich um Disziplinen handelt, bei denen man von vornherein nicht weiß, welche körperliche Belastung auftreten wird. Letzteres gilt z.B. für Tennisspieler, die zwei, drei, vier oder fünf Sätze je nach Modus und je nach Stärke des Gegners zu spielen haben und die natürlich – wenn sie ihre Nahrungszufuhr und ihre Insulinmenge nur auf eine geringere Satzzahl festgelegt haben – bei längeren Spielen in Unterzuckerschwierigkeiten geraten können. Ideal sind zweifellos Sportarten wie Laufen und Springen, Turnen, Reiten und andere in ihrer körperlichen Belastung annähernd vorhersehbare Sportarten. Andererseits war es aber nicht möglich, Leistungssportlern, die z.B. in Mannschaftssportarten wie Fußball oder Hockey tätig waren, einfach diesen Sport und ihren Lebenserwerb zu untersagen, weil sie Diabetes hatten. Wir haben sie deshalb entsprechend sorgfältig beraten und im Allgemeinen mit den zur Disziplin neigenden Patienten gute Erfahrungen gemacht. Ein berühmter Hockeyspieler der deutschen Nationalmannschaft hat jahrelang als Diabetiker Spitzenleistungen geboten.

Ganz am Anfang meiner Zeit in Schwabing wurde – bevor wir die später von mir installierte Koma-Intensiv-Einheit eröffneten – ein Patient im bewusstlosen Zustand gebracht, der sich als der Bruder eines bekannten bayerischen Ministers herausstellte. Es handelte sich bei dem Mann um einen Diabetiker, der – soweit konnte man die Fremdanamnese von den Angehörigen erheben – seit Wochen starken Durst hatte und am heutigen Tag bewusstlos geworden war. Die Diagnose eines Coma diabeticum war schnell gestellt, wobei der katastrophal niedrige Wert des Kaliums von 1,8 mmol/l auffiel. Dieser Elektrolytwert muss bekanntlich in einem Bereich von deutlich über 3 mmol/l liegen und ist bei Komapatienten mitunter sogar anfänglich leicht erhöht. Erst, wenn durch das lebensrettende Insulin der Zucker in die Zellen getrieben wird, wandert Kalium mit, so dass es unmittelbar nach Beginn der Komabehandlung zu lebensgefährlichen Absenkungen des Blutkaliumwertes kommen kann. Wenn aber – wie in dem Falle des Ministerbruders – der Kaliumwert von vornherein schon extrem niedrig ist, besteht akute Lebensgefahr. Wir haben damals unglaublich hohe Mengen Kalium rasch infundiert – was ebenfalls nicht ungefährlich ist – und hatten Glück: Der Patient wurde gerettet und ist uns – ebenso wie sein für unsere Forschergruppe nicht unwichtiger Bruder – stets gewogen geblieben. Viele Ärzte und Wissenschaftler haben es erlebt, dass man durch das Glück einer gelungenen ärztlichen Therapie oft mehr bei Vorgesetzten oder zuständigen Dienststellen beweisen kann, als dies mit noch so schön formulierten Anträgen der Fall ist. Der Forschergruppe hat dieses Koma mit Hypokaliämie jedenfalls nicht geschadet.

Der Generalkonsul eines Balkanstaates lud meine Frau und mich eines Tages zu den Festspielen nach Salzburg ein. Wir haben dabei eine der letzten Aufführungen mit Herbert von Karajan („Carmen") erlebt. Anschließend wurden wir noch zusammen mit einer österreichischen Ministerin und ihrem Ehemann von meinem Patienten in den „Goldenen Hirsch" zu einem opulenten Mahl eingeladen, bei dem ich im Hinblick auf meinen übergewichtigen Patienten beide Augen zudrücken musste. Mit dem Ehemann der Ministerin verstand ich mich besonders gut, da er wie ich ein Sportfan war. Wir frozzelten uns ein wenig bezüglich unseres Wissens oder Nichtwissens, was schließlich in seiner Frage gipfelte: „Ich wette, Herr Professor, dass Sie mir nicht sagen können, welche Mannschaft mit welcher Zeit 1936 bei den Olympischen Spielen in Berlin die 4 x 100 m-Staffel der Männer gewonnen hat". Wie aus der Pistole geschossen kam meine Antwort: „Die Goldmedaille gewannen die USA mit der Mannschaft Owens, Metcalfe, Draper und Wykoff in der Zeit von 39,8 Sekunden". Jetzt war mein österreichischer Sportfreund wirklich konsterniert und gab sich geschlagen.

Weil wir gerade bei der Politik sind: Natürlich habe ich verschiedene Mitglieder der bayerischen Staatsregierung im Laufe der Jahre behandelt, wobei mir die in diesem wunderschönen Lande weltanschaulich betriebene Überernährung mit kalorienreichen Nahrungsmitteln und Getränken die Typ-2-Diabetiker geradezu zutrieb. In anderem Zusammenhang hatte ich Franz-Joseph Strauß kennengelernt, nämlich als er mich im Jahre 1979 mit dem Bayerischen Verdienstorden ausgezeichnet hat. Dieser Orden wird nur an 2000 lebende Personen gegeben, die sich in irgendeiner Weise um Bayern verdient gemacht haben. Ich glaube, dass vor allem unser Einsatz für die Patienten in Schulung und Beratung sowie die Münchner Früherfassungsaktion für die Ordensverleihung eine Rolle gespielt haben. In diesem Zusammenhang kam ich aber auch

13. Kapitel

zu Gesprächen mit Strauß, diesem unglaublich gescheiten Mann, der über ein sagenhaftes Gedächtnis verfügte. Ich habe ihm damals über meinen Ärger mit den Religionslehrern meiner Kinder berichtet, die in einem fehlgeleiteten Wahn, progredient zu sein, alles und jedes an Glaubensgrundsätzen und gesellschaftlichen Werten in Frage stellten. An einer Münchner Schule gab es sogar das Aufsatzthema für eine höhere Klasse „Wie hätten Sie Abraham Lincoln umgebracht?" Strauß wusste über diese Dinge Bescheid und hat sich zusammen mit seinem immer besonders effizienten Kultusministerium – wie ich meine – mit Erfolg darum bemüht, eine Verbesserung zu erzielen. Jahre später hat dann München in einer großen Trauerzeremonie Abschied von seinem prominentesten Politiker genommen. Auch ich bin im Trauerzug in der Ludwigstraße – links neben mir der riesige Stoltenberg, rechts neben mir der kleine Blüm – mitmarschiert.

Medizinische Raritäten

Als die neuen oralen Antidiabetika vom Typ der Sulfonylharnstoffe eingeführt wurden, hatte ich – noch in der Poliklinik – einen kleinen, sehr geschäftstüchtigen Patienten, der mich dringend um kostenfreie Arzneimittelmuster bat. Diese gab es damals noch in Hülle und Fülle, so dass ich ihn mit 200 Tabletten des neuen Präparats Carbutamid („Invenol") nach Hause ließ. Wenig später kam er erneut und war kaum wiederzuerkennen. Er hatte eine der in immerhin bis zu 5 % unter dieser Substanz auftretenden Allergien entwickelt und eine üble Dermatitis, hohes Fieber und Beeinträchtigungen des blutbildenden Systems erlitten. Natürlich habe ich ihn sofort von dem Präparat abgesetzt. Außerdem wurde er kostenlos stationär behandelt. Wir waren glücklich, dass er ohne Schäden diese Situation überstanden hatte, die im übrigen meine Meinung gegen dieses Präparat natürlich entsprechend verstärkte (siehe oben). Der Patient nahm die Sache gelassen, hat sich aber über eines furchtbar geärgert: Nämlich, dass er nun noch ca. 190 Tabletten Carbutamid übrig hatte, die er nicht einnehmen konnte. Welcher Ärger für den preisbewussten, geschäftstüchtigen Patienten!

Annette L. bekam im Alter von sechs Monaten eine der ganz seltenen, frühestmöglichen Diabeteserkrankungen, natürlich vom Typ 1. Ich habe diese besonders liebenswerte Patientin über Jahrzehnte betreut und leider eine große Enttäuschung erleben müssen. Der Verlauf – nicht zuletzt allerdings gefördert durch eine sehr schlechte Diabeteseinstellung während der Pubertät und der durch Überernährung bedingten Übergewichtigkeit der Patientin – war schlimm. Annette wurde blind, musste der Dialyse und später der Nierentransplantation zugeführt werden und bekam einen komplizierten diabetischen Fuß. Ich weiß nicht, wie es ausgegangen wäre, wenn die Einstellung so gut geblieben wäre, wie sie sich in den ersten zwölf Lebensjahren der Patientin ergeben hatte. Dass Annette in dieser Zeit ohne Schäden geblieben war, ist natürlich auch kein Beweis dafür, dass dies ohne Verschlechterung der Stoffwechselsituation so fortgedauert hätte. Trotzdem habe ich aus diesen und anderen Fällen die Lehre gezogen, dass man Typ-1-Diabetiker auf keinen Fall nur mit Insulin behandeln und ihnen raten darf, dass sie „Diätfehler" mit Insulin einfach „wegspritzen" können. Was passiert denn in einer solchen Situation? Nun, solche Patienten werden zwangsläufig – und so war es bei Annette auch – übergewichtig und haben neben schlechten Blutzuckerwerten dann auch hohe Blutfette und womöglich einen hohen Blutdruck. Übergewichtige Typ-1-Diabetiker – und vor allem junge Mädchen in und nach der Pubertät – haben aber, wie jeder erfahrene Diabetologe weiß, eine besonders schlechte Prognose und erleiden frühzeitig schwere Komplikationen. Annette ist für mich gleichwohl immer bewunderswert geblieben, weil sie ihr glückliches lebensbejahendes Naturell trotz der schlimmsten Komplikationen, die man erleiden kann, stets bewahrt hat. Sie hat für mich immer viel bedeutet.

Eine besonders tückische Form der Neuropathie ist die autonome Nervenerkrankung, die solche Nerven betrifft, die man nicht willkürlich beeinflussen kann. U.a. gibt es dabei auch eine diabetische Diarrhoe, die durch Motilitätsstörungen im Magen-Darm-Bereich entsteht. Von einem alten Diabetologen hatte ich gehört, dass erstaunlicherweise in dieser Situation Antibiotika, vor allem vom Typ des Tetrazyklins, gut helfen können. Ein jüngerer Patient mit einem Langzeitdiabetes litt an dieser Form der Neuropathie und war wegen der Durchfälle auch beruflich nicht mehr einsetzbar. Ich

13. Kapitel

habe damals erstmals in Schwabing Tetrazyklin verordnet und hatte – ohne mein Verdienst – einen phantastischen Erfolg: Der Patient verlor seine Durchfälle und zeigte auch bei Langzeitbehandlung mit dem Antibiotikum keine Resistenz bzw. Verschlechterung. Offenbar beeinflusst das Antibiotikum die durch die Motilitätsstörungen des Darms in Unordnung geratene Darmflora mit der Überwucherung darmfremder Keime so sehr, dass es zu einem solchen Erfolg kommen kann.

Einen der höchsten Blutzuckerwerte erlebte ich bei einem großen, übergewichtigen Mann, der aufgrund der Vorhaltungen seiner Frau schließlich unsere Ambulanz widerwillig aufsuchte; denn der dem Bayern an sich nicht unangenehme Durst hatte doch ungeheure Ausmaße angenommen. Als wir den Blutzucker gemessen haben, stellte sich heraus, dass dieser mehr als 1000 mg/dl betrug. Der Patient war nur schwer von der Notwendigkeit einer stationären Aufnahme zu überzeugen. Nachträglich – so muss ich sagen – hatte er eigentlich Recht, denn die Behandlung gestaltete sich sehr einfach. Natürlich handelte es sich um einen frisch manifestierten Diabetes, der aber ausgelöst war durch die Gabe von Thiaziddiuretika, also von speziellen wassertreibenden Mitteln, von denen man damals erstmals hörte, dass sie einen Diabetes auslösen oder verschlechtern können. Ich setzte diese Mittel ab, gab dem Patienten vorübergehend neben einer Diät orale Antidiabetika und konnte ihn schließlich ohne jede Medikation mit normalen Blutzuckerwerten entlassen. Mein Amtsnachfolger und guter Freund Eberhard Standl hat übrigens – wie schon oben erwähnt – über diesen Thiaziddiabetes eine sehr kluge Doktorarbeit bei mir verfasst, die die Problematik dieser Form der Stoffwechselbelastung beleuchtet.

Eine extreme Seltenheit – und ich habe in meinem gesamten ärztlichen Leben nur zwei Fälle davon gesehen – ist der transitorische Säuglingsdiabetes. Da er in seiner Entstehung besonders interessant ist, sei seine Pathogenese hier kurz dargestellt. Es handelt sich bei den diabetischen Säuglingen um Kinder von Frauen, die aus irgendwelchen Gründen – z.B. wegen eines insulinproduzierenden gutartigen Tumors – während der Schwangerschaft häufig Hypoglykämien, also Unterzuckerungen haben und insgesamt einen sehr niedrigen Blutzucker aufweisen. Dadurch, dass der Blutzucker der

Mutter niedrig ist, ist natürlich auch der Zuckergehalt im Blut des Feten im Mutterleib betroffen, da der Zucker die Plazentarschranke ohne Schwierigkeiten passiert. Wegen der niedrigen Blutzuckerwerte im Feten hat das Kind im Mutterleib nun nur einen geringen Anreiz, Insulin-produzierende Zellen in seiner eigenen Bauchspeicheldrüse zu bilden, so dass das Kind nach der Entbindung in ein Leben tritt, auf das es seitens seiner reduzierten Möglichkeit, Insulin zu bilden, nicht vorbereitet ist. Die Folge davon ist, dass nun die Blutzuckerwerte des Neugeborenen stark heraufgehen, denn die eigene schwache Insulinproduktion vermag den Blutzucker nicht in den Griff zu bekommen. Jetzt geschieht aber etwas, was normalerweise bereits im Mutterleib stattfinden soll: Durch die hohen Blutzuckerwerte kommt es zu einem verstärkten Anreiz, nun ausreichend insulinproduzierende Zellen in der kindlichen Bauchspeicheldrüse zu bilden, was im Allgemeinen innerhalb von wenigen Wochen gelingt. Die Folge davon ist, dass der transitorische Säuglingsdiabetes mit Werten, die bis zu 300 und 400 mg/dl Blutzucker gehen können, wieder verschwindet: Das Kind wird in der Regel auch später nicht erneut diabetisch.

Unter meinen Patienten möchte ich noch einmal Karl-Heinz Spaeth erwähnen, da er Verschiedenes für mich bedeutet hat: Er war ein guter Freund, er ist als Medizinjournalist vielfach für den Diabetes tätig geworden und er hat einen Diabetes mit allen Komplikationen erlitten und ist daran verstorben. Ich habe ihn und seine Frau Jana immer besonders geschätzt. Nicht zuletzt war er auch Weggefährte bei einigen unserer Faschingsscherze.

Gutachten: Probleme mit Ärzten, Anwälten und Patienten

Viele Patienten hat man natürlich auch bei der in den ersten Kapiteln des Buches schon erwähnten Erstellung von Gutachten kennengelernt. Es handelte sich dabei – wie gesagt – vor allem um Verfolgte des Dritten Reiches oder um Kriegsgefangene, bei denen es darum ging, später auftretende Schäden oder einen nach Jahren sich manifestierenden Diabetes zu beurteilen. Schlechte, geldgierige Anwälte haben hier oft sehr viel Unheil gestiftet, indem sie den sowieso schon bedauernswerten Gutachtenspatienten einredeten, man könne den Diabetes auf die Gefangenschaft beziehen. Leider war ja – wie oben erwähnt – eher das Gegenteil der Fall: Gewisse Hungerperioden können die Manifestation des Diabetes sogar verschieben, wenngleich natürlich vom psychosomatischen Standpunkt her gesehen eine längere Fastenperiode dann wieder vermehrt Anlass zur Nahrungszufuhr und damit zum Übergewicht sowie zur Entstehung eines Diabetes geben mag. Solche Probleme galt es nun möglichst exakt zu klären und neutral und gerecht zu lösen. Mitunter kam auch das Problem „Autofahren und Diabetes" auf den Gutachter zu. Ich habe nur in einem einzigen Fall dafür plädieren müssen, dass einem Diabetiker der Führerschein entzogen wurde. In diesem Fall handelte es sich um einen jungen Mann, der völlig uneinsichtig war, immer wieder Alkohol trank, sich nicht selbst kontrollierte, nicht im Griff hatte und ständigen unerwarteten Hypoglykämien ausgesetzt war. Als er schließlich einen Serienunfall in der Unterzuckerung verursachte, war seine Fahrerlaubnis nicht mehr zu halten, der Führerschein musste ihm entzogen werden. Ich habe viel mit Juristen gestritten, die der Ansicht waren, dass Diabetiker generell nicht Autofahren dürften, da ja – was an sich zutrifft – eine Hypoglykämie bei insulinspritzenden oder mit speziellen blutzuckersenkenden Tabletten behandelten Patienten nie ganz auszuschließen ist. Demgegenüber musste aber betont werden, dass Diabetiker sonst gerade besonders diszipliniert sind und dass alle Statistiken eine geringere Unfallrate für Diabetiker erwiesen haben, als es auf Nichtdiabetiker zutrifft. Gerade in dieser Hinsicht und in anderen sozialmedizinischen Fragen haben wir eng mit erfahrenen Kollegen wie Petrides, Kurow und Finck und von den Laienorganisationen mit den Herren Bürger-Büsing, Jäger, Malcherczyk, Fehrmann und der großartigen Anita Storch zusammengearbeitet.

Eines Tages kam ein junger Anwalt zu mir, der selbst in eine Gutachtensangelegenheit verwickelt war. Es handelte sich darum, dass er von einer Tante eine große Erbschaft gemacht hatte, die von anderen Familienangehörigen angefochten worden war. Die in einem großen Münchner Krankenhaus verstorbene Tante hatte nämlich ihr Testament in den letzten Lebenswochen noch zu Gunsten des Neffen geändert, dem nun von den Verwandten vorgeworfen wurde, er habe die kranke, bereits unzurechnungsfähige Tante im

Sinne einer Testamentsänderung beeinflusst. Ich wurde als Gutachter zu der Frage bestellt, ob der Gesundheitszustand der Tante bei der Abfassung des neuen Testaments tatsächlich Anlass zu dieser Vermutung geben konnte. Mein Problem war, dass der behandelnde Chefarzt den Angehörigen bescheinigt hatte, die Tante habe unter hohem Fieber, von dem sie nicht mehr genas, ihr Testament geändert und sei unzurechnungsfähig gewesen. Ich habe mir daraufhin als Gutachter des Anwalts die Krankenunterlagen geben lassen und konnte mit einigen Schwierigkeiten, aber doch schließlich überzeugend darlegen, dass das Fieber erst fünf Tage nach Abfassung des Testaments aufgetreten war und dass aus den erfreulicherweise reichlichen Mitteilungen im Krankenblatt hervorging, wie sehr die Patientin noch aktiv am Leben in der Klinik teilgenommen hatte und auch zu anderen Untersuchungen geschickt worden war. Es konnte also keine Rede davon sein, dass das Testament im Zustand der Unzurechnungsfähigkeit abgefasst worden war. Das Gericht folgte schließlich meinem Gutachten und fällte ein Urteil zu Gunsten des Neffen der Patientin. Es machte einen sehr schlechten Eindruck vor Gericht, dass das Gegengutachten meines Kollegen – vorsichtig formuliert – sehr fahrlässig erstellt worden war. Der Richter sprach sogar von einem skandalösen Gefälligkeitsgutachten. Ich habe schon einmal darauf hingewiesen, dass solche Gefälligkeitsgutachten mit das Schlimmste sind, was ein Arzt entgegen dem Ethos seines Berufes tun kann.

Mitunter kommt man natürlich auch in die Verlegenheit, kriminelle Patienten zu behandeln. Ich erinnere mich daran, dass ich einen der berüchtigtsten Zuhälter Münchens, einen mit Schmuck beladenen, übergewichtigen, unsympathischen Mann behandeln musste, der sich aber dann unter der Therapie – wieder ging es in erster Linie um diätetische Maßnahmen – als erstaunlich kooperativ und als zunehmend sympathischer herausstellte. Ob die Diabetestherapie allerdings dazu führte, dass er seinen zweifelhaften Beruf aufgab, muss ich bezweifeln.

Einer der nettesten Patienten überhaupt war ein Textilindustrieller, der wegen seines Diabetes zu mir auf die Privatstation kam und die Beurteilung wünschte, dass er für einen Gerichtsprozess gesundheitlich nicht in Frage käme. Er war der damals meistverschuldete Mann in Deutschland mit hunderten von Millionen Mark Schulden, die er bei den Problemen, die die Textilindustrie unter dem Druck der asiatischen Konkurrenz bekam, sozusagen in den Sand gesetzt hatte. Auch dieser Mann war außerordentlich sympathisch und tat mir irgendwie leid. Ich konnte ihm aber bei seinem relativ milden Diabetes wirklich nicht bescheinigen, dass er für eine Gerichtsverhandlung nicht in Frage käme. Er hat mir diese Entscheidung durchaus wohlwollend abgenommen und es mir nicht verübelt. Beim Prozess ist er dann, wie ich hörte, doch relativ gut weggekommen, weil ihm kaum eigenes Verschulden nachgewiesen werden konnte.

Diabetiker – liebenswerte Patienten

Ein Problem, das immer wieder bei der Behandlung von Patienten auftaucht, ist die Frage, ob man Geschenke annehmen darf. Hier gibt es seitens der vorgesetzten Behörden für die Ärzte Vorschriften, die ich für vorsintflutlich halte. Mein alter Lehrer Seitz hat uns in seiner klugen Art, zwischenmenschliche Beziehungen zu beurteilen, im Gegensatz zu ministeriellen Anordnungen ganz klar gesagt, dass wir Geschenke in gewissem Umfang annehmen sollten. Er wies damals darauf hin – und ähnliches habe ich für meine Mitarbeiter auch getan –, dass man einen alten Rentner, der einem eine Tafel Schokolade oder fünf Mark in die Hand drückt, auf keinen Fall dadurch beschämen darf, dass man dieses Geschenk ablehnt. Allzu leicht entsteht ja der Eindruck, dass das Geschenk zu klein, zu unbedeutend ist, und der Schenkende ist dann natürlich tief gekränkt. Wir haben Geldgeschenke immer in eine Stationskasse getan und davon mit den Schwestern Kaffee getrunken. Es ist oft schwieriger, bestimmte Geschenke anzunehmen, als sie abzulehnen. Die Ablehnung muss man sich aber aus den genannten Gründen sehr gut überlegen.

Wenn ich einen Patiententyp als „Lieblingspatient" ansprechen soll, dann würde ich zwei Gruppen auswählen: Einmal diabetische Schwangere und zum anderen jene liebenswerten alten bayerischen Rentnerinnen, die in diesem Lande – wie mir scheint – sehr häufig an einem Diabetes erkranken. Ich bin gerade mit diesen alten Damen immer sehr gut ausgekommen und habe stets versucht, den Arztbesuch für sie attraktiv und interessant zu gestalten. Man muss sich eben einfach Zeit nehmen und auch über die Familie oder über allgemeine Probleme mit diesen Patientinnen sprechen, um ihnen das Gefühl zu geben, dass sie bei ihrem Arzt in jeder Weise gut aufgehoben sind. Es ist für mich noch heute beglückend, dass ich gerade aus diesem Kreis und von diesen älteren Damen oder ihren Angehörigen noch immer Zeichen des Dankes zu Weihnachten oder zum Jahreswechsel erfahre.

Das Münchhausen-Syndrom

Abschließend möchte ich im Zusammenhang mit Patientenschicksalen aber auf ein Krankheitsbild eingehen, das viel zu wenig bekannt ist und an das man gerade als Diabetologe immer wieder denken muss. Ich meine damit das sogenannte „Münchhausen-Syndrom". Unter Münchhausen-Syndrom versteht man die psychische Abartigkeit von Patienten, die unter Vorspiegelung von falschen Beschwerden oder Befunden den Arzt veranlassen wollen, einen zum Teil schwerwiegenden Eingriff vorzunehmen. Man muss sich dies wohl so erklären, dass die Patienten vermehrt die Aufmerksamkeit auf sich lenken wollen, indem sie als Risikokranke oder gar als Operationsfälle imponieren. In der Diabetologie spielt dabei die gewollte Erzielung einer Unterzuckersituation durch den Patienten eine besondere Rolle. Der Patient wird sich also im Übermaß Medikamente – in erster Linie Insulin – zuführen, um womöglich bewusstlos in der Unterzuckerung, also in der Hypoglykämie, aufgefunden zu werden. Wenn dies der Fall ist, dann wird er natürlich entsprechend mit Zuckergaben behandelt, und die Situation ist für den psychisch abartigen Patienten damit zunächst schon einmal günstig: Er steht – wie gewollt – im Mittelpunkt ärztlicher Bemühungen. Da diese Verhaltensweise aber natürlich zeitlich limitiert ist, wird er die übermäßigen Insulingaben wiederholen, um erneut in einen solchen Zustand zu geraten. Wenn er dies öfter tut, stellt sich für den Arzt die Frage, was hier wirklich für eine Komplikation vorliegt. Nicht selten – und das ist das Hauptziel der Diabetiker (und Nichtdiabetiker) mit Münchhausen-Syndrom – wird dann die Diagnose eines insulinproduzierenden Tumors diskutiert, und – wenn es ganz schlimm geht – wird der Patient sogar an der

Bauchspeicheldrüse operiert. Dabei wird dann nicht selten nach vergeblicher Inspizierung der Bauchspeicheldrüse durch den Chirurgen ein großer Teil der Drüse wegoperiert. Bestimmte Insulin-produzierende Tumoren sind ja oft sehr klein, aber so aktiv, dass sie der optischen Kontrolle entgehen können, aber dennoch erhebliche Hypoglykämien verursachen. Der Patient hat sein Ziel erreicht, er steht als Mensch mit einer schweren Operation im Mittelpunkt des Interesses und überlegt, wie er nun weiter sein Münchhausen-Syndrom ausleben kann.

Den ersten Fall dieser Art, den ich erlebte, bildete ein junges Mädchen, die wohlbehütete Tochter – die Psychosomatiker würden sagen „zu wohl behütete" – eines Warenhausbesitzers aus dem Rheinland. Dieses junge Mädchen galt in Diabetologenkreisen – und sie war wegen der Aktivitäten ihres Vater überall bekannt – als besonders gut eingestellt mit normoglykämischen Blutzuckerwerten und einer tadellosen gesundheitlichen Entwicklung. Das ganze hielt vor bis zur Pubertät, in der dann plötzlich unerwartete, schwere Hypoglykämien bei dem jungen Mädchen auftraten. Sie wurde nun buchstäblich von einer Klinik in die andere gereicht, war vorübergehend kurze Zeit auch bei uns, ohne dass wir eine Diagnose stellten, und ging dann zu Pfeiffer nach Ulm und schließlich zu Creutzfeldt nach Göttingen. Auch Pfeiffer konnte die Diagnose nicht stellen und vermutete damals, dass es sich um ein seltenes Syndrom handelte, bei dem Insulinantikörper das normalerweise gespritzte Insulin abbinden und in der Nacht aus ihrer Bindung freigeben: Dann erst kommt es zur Hypoglykämie. So etwas gibt es tatsächlich, traf aber für das junge Mädchen keineswegs zu. In der Göttinger Klinik hat man dann die Diagnose – eher zufällig – gestellt, als folgendes passierte: Das junge Mädchen lag in einem Einzelzimmer auf der Privatstation, sie verabschiedete sich eines Abends von ihren Eltern, die ins Kino gehen wollten. Vor dem Krankenhaus bemerkte der Vater, dass er die Kinokarten im Zimmer der Tochter vergessen hatte, kam zurück und stellte fest, dass gerade in diesem Moment die überraschte und erschrockene Tochter sich zusätzlich zu ihrer bereits vorher verabreichten normalen Insulindosis eine große Menge Insulin spritzte. Ihre eigentliche Abendinsulininjektion hatte sie – wie gesagt – längst erhalten, es konnte sich also nur um zusätzlich verabreichtes Insulin handeln. Der Vater nahm seine Tochter ins Gebet, verständigte den Stationsarzt, und die Tochter gab zu, dass sie seit Monaten heimlich abends Insulin spritzte, um – im Sinne eines Münchhausen-Syndroms – sich in den Mittelpunkt der ärztlichen und familiären Bemühungen zu stellen. Dieser Fall hat damals viel Staub aufgewirbelt und wurde übrigens von meinem Freund Jürgen Steinke aus Boston, der uns seinerzeit in Deutschland besuchte, schon nachdem ich ihm unsere Münchner Story erzählte, richtig gedeutet. Er als Diabetiker und Diabetologe wusste von Boston her, dass solche Fälle nicht selten sind und gab mir damals ein Diapositiv, das ich manchmal bei Fortbildungsveranstaltungen gezeigt habe. Auf diesem Dia war ein Röntgenbild des Beckens eines Patienten abgebildet, in dessen Enddarm ein Fläschchen zu erkennen war. Man hat mit dieser Untersuchung einen heimlich Insulin spritzenden Patienten überführen können, der – damit die Insulinampulle nicht im Krankenzimmer bemerkt wurde – diese nach Benutzung jeweils in das Rektum einführte ...

Von Stund an waren wir besonders wach im Hinblick auf Münchhausen-Patienten. Mein Mitarbeiter und Freund Helmut Hasche hat in der „Deutschen Medizinischen Wochenschrift" Jahre später über eine ganze Sammlung von solchen Fällen berichtet, bei denen die persönliche und berufliche Anamnese besonders aufschlussreich war. Es handelte sich nämlich in vielen Fällen um Menschen, die dem ärztlichen oder Pflegeberuf nahestehen oder ihm nachgehen und die auf diese Weise Verständnis für die pathophysiologischen Zusammenhänge haben und die Zugang zu den Medikamenten besitzen.

In einem anderen Fall kam eine sehr prominente junge Diabetikerin zu uns, die eine Verwandte von Tito war und in Jugoslawien und anderen Ländern von einer endokrinologischen Klinik in die andere herumgereicht worden war. Auch hier dominierten Hypoglykämien, die nicht zu erklären waren. Wir inspizierten die Haut der Patientin eingehend, konnten aber keinen Hinweis auf heimlich gegebene Insulininjektionen finden. Beweisend ist dies natürlich nicht, da solche Patienten oft an den unmöglichsten Stellen, z.B. in die Schleimhaut des Enddarms, sich Insulin verabreichen, damit die Spritzstellen an der äußeren Haut nicht entdeckt werden. Wir schickten die Patientin zu einer allgemeinen Röntgenuntersuchung

13. Kapitel

und untersuchten in der Zwischenzeit ihr Krankenzimmer gründlich. U.a. haben wir auch auf das äußere Fensterkreuz unsere Blicke gerichtet, denn bei einem anderen Patienten hatten wir dort in einem Säckchen an einer Mullbinde befestigt das ganze Spritzenarsenal mit der Insulinampulle außen an der Hauswand aufgehängt vorgefunden. Aber auch das half uns nicht. Schließlich kam Hasche auf die gute Idee, die Kleidungsstücke der Patientin zu inspizieren. Ein guter Gott hatte ihm den Gedanken eingegeben, sich besonders mit den Pantoffeln der Tito-Nichte zu beschäftigen. Und in der Tat fanden wir an der Fußspitze in den Schlappen eingenäht Euglucon-Tabletten, also Tabletten jenes Sulfonylharnstoffpräparats, das besonders stark blutzuckersenkend wirkt und das bei Nichtdiabetikerinnen – und um eine solche handelte es sich – zu schwersten Hypoglykämien mit Bewusstlosigkeit führt. Wir haben der Patientin dann Blut abgenommen, haben das Euglucon (Glibenclamid) später auch bei der Firma Hoechst nachweisen lassen können und im Übrigen schon aufgrund des Befundes der jungen Frau auf den Kopf zugesagt, was es mit ihren Beschwerden auf sich hatte. Sie war daraufhin bitterböse und hat die Klinik sofort verlassen. Wir haben dann einen entsprechenden Arztbrief nach Jugoslawien geschrieben und im Übrigen nie wieder etwas von der Patientin gehört.

Ein letzter Fall ereignete sich in einer niederbayerischen Landwirtsfamilie, die das Unglück hatte, dass alle drei Buben der wirklich geplagten Eltern einen Typ-1-Diabetes entwickelten. Dies ist eine Rarität, da die erbliche Durchschlagskraft des Typ-1-Diabetes – wie gesagt – gering ist. Ich habe die tapfere Mutter R. immer bewundert, die erst dann, als auch bei dem dritten Jungen ein Diabetes auftrat, zusammenbrach und bitterlich weinte. Sie hat aber schließlich auch diese Situation in den Griff bekommen und ihren Buben ein gutes, von bestimmten Maßnahmen gesteuertes, lebenswertes Leben ermöglicht. Nur der Jüngste fiel vorübergehend aus der Rolle. Auch er bekam unerklärliche, schwere Hypoglykämien. Ich habe daraufhin natürlich sofort den Verdacht auf ein Münchhausen-Syndrom gehabt und teilte dies auch der Mutter mit. Die war nun ehrlich entrüstet, weil sie sagte, dass so etwas – also die heimliche zusätzliche Insulin-Injektion – bei ihrem Buben überhaupt nicht in Frage käme. Wir haben dann den Jungen bei uns stationär aufgenommen und ihn strikt beobachtet. Aufgrund der verwinkelten Bauweise unseres alten Hauses konnte man vom Gang vor den Krankenzimmern auf den Vorraum der Toilette schauen. Dies war für unsere kluge und erfahrene Stationsschwester Anlass genug, den Buben bei einem Besuch der Toilette zu beobachten und festzustellen, dass er im Vorraum – und das war sein Fehler – in Sichtweite unserer Stationsschwester heimlich Insulin spritzte. Ich habe ihn mir dann vorgenommen und ihm – ohne ihm Vorwürfe zu machen – die Situation auseinandergesetzt. Wir haben die völlig überraschten Eltern natürlich aufklären müssen und um „gut Wetter" gebeten. Von Stund an hörte der Junge auf, heimlich Insulin zu spritzen und war von da an einer meiner besteingestellten jugendlichen Diabetiker. Er ist bis heute ohne Komplikationen geblieben.

Die Familie R. war noch in anderer Hinsicht bemerkenswert. Für Frau R., die – wie gesagt – von einem großem Bauernhof vom Lande kam, war es eine Selbstverständlichkeit, dass man „seinem Doktor" bei jedem Besuch Naturalien mitbrachte. Legendär in unserer Familie waren die frischen Landeier der Familie R. oder in der Spargelzeit die drei bis vier Kilo Spargel, die uns mitgebracht wurden und die mir und meiner Familie eine besondere Freude bereiteten. Hätte ich dieses Geschenk womöglich ablehnen müssen?

14. Kapitel
Rückblick und Ausblick

Wie in den vorangegangenen Kapiteln gezeigt wurde, haben bestimmte Entscheidungen mein Leben weitgehend bestimmt, Entscheidungen, die durchaus auch anders hätten ausfallen können. Im Grunde begann es mit dem Beschluss meiner Eltern, mich bereits nach drei Vorschuljahren im Gymnasium einschulen zu lassen. Dadurch habe ich mein Abitur noch kurz vor der russischen Internierung absolviert und war nicht gezwungen, nach 1948 noch einmal die Schulbank zu drücken (wenn ich dies dann überhaupt noch gewollt hätte). Als zweite sehr wichtige Entscheidung sehe ich nachträglich meine „Mogelei" in Gefangenschaft an, bei der ich mich an dem unseren körperlichen Zustand beurteilenden russischen Lagerarzt durch einen Trick vorbeidrückte und somit als Arbeitsfähiger dem Transport nach Sibirien entging. Von dem damaligen Sibirientransport hat übrigens etwa nur ein Drittel der Gefangenen die Heimat wiedergesehen. Eine weitere Entscheidung, die natürlich wegweisend für mich war, ist die Wahl von München als Studienort gewesen. Genauso gut hätte ich damals nach Hamburg oder an fünf andere Universitäten gehen können, für die ich alle die Zulassung erhalten hatte. München war in jeder Hinsicht die richtige Wahl: familiär, beruflich, kulturell. Eine Entscheidung, die mir durch meinen Oberarzt Prof. Stuhlfauth nahegelegt wurde und die ich glücklicherweise fällte, ist dann für mein berufliches, aber letztlich auch für mein privates Leben von immenser Wichtigkeit gewesen, der Entschluss nämlich, mich der Diabetologie zu widmen. Ich habe in diesem Buch versucht darzulegen, wie sehr die Beschäftigung mit dem Diabetes verknüpft war mit meinem Leben, wie es im Titel heißt als „lebenslange Herausforderung". Vor die plötzliche Wahl gestellt, bei Übernahme der Schwabinger Stoffwechselabteilung die Hälfte der Betten abzugeben oder aber auf diese Chefarztposition zu verzichten – habe ich mich im Gegensatz zu anderen Ratschlägen – sofort und richtig für die vorübergehende Verkleinerung der Abteilung entschieden. Abgesehen davon, dass diese Bettenreduzierung bereits nach vier Jahren meiner Tätigkeit wieder rückgängig gemacht worden war, bin ich sicher, dass bei ei-

Rückblick und Ausblick

ner Ablehnung der Teilung ich die Chefarztposition in Schwabing nie erhalten und damit meinen Lebensweg entscheidend nachteilig beeinflusst hätte. Während meiner Schwabinger Zeit sind es dann zwei Dinge gewesen, die für mich und meine Mitarbeiter bedeutsam waren: Die Errichtung des Diabetesforschungsinstituts mit der Installierung der Forschergruppe Diabetes zusammen mit Otto Wieland und meine konsequente Arbeit an der Münchner Krankenhausreform nicht nur bei dem Entwurf hierfür, sondern auch bei der Fortschreibung über die nächsten zweieinhalb Jahrzehnte. All das waren gute, waren richtige Entscheidungen. Die wichtigste und beste Entscheidung habe ich aber getroffen mit meiner Eheschließung. Wie schon eingangs ausgeführt, sollten die familiären Belange in diesem Buch relativ kurz wegkommen, da es eben mehr um eine Art „erlebte Diabetologie" ging als um meine persönliche Biographie. Eines sei aber an dieser Stelle als Beispiel angeführt, wie sehr sich meine Frau mit meinen Problemen und meinem Leben identifizierte. Als Anfang der 80er Jahre in allen Krankenhäusern Deutschlands der Pflegenotstand ausbrach, galt es zu handeln. Es waren ja die schlechten Bedingungen – von der Bezahlung und von der Arbeitszeit her –, die immer mehr Schwestern und Pfleger aus dem Pflegeberuf vertrieben und einen zum Teil wirklich katastrophalen Notstand in den Krankenhäusern der Bundesrepublik hervorriefen. Es kam überall zum Abbau von Betten und zu Schließungen von ganzen Stationen oder gar Abteilungen, weil der Betrieb so nicht aufrecht erhalten werden konnte. Das ganze war ein Circulus vitiosus deswegen, weil durch die schlechteren Arbeitsbedingungen infolge Personalmangels wiederum weitere Schwestern und Pfleger abwanderten, und sich die Situation noch mehr verschlechterte. Die Stadt München hat damals alles mögliche getan, um die bedrohliche Lage zu verbessern und hat sie Jahre später auch wieder in den Griff bekommen. In diesen Monaten des Jahres 1981, in dem buchstäblich unsere ganze Arbeit in Schwabing auf dem Spiele stand, hat meine Frau – zusammen mit meiner Tochter Andrea – von sich aus freiwillig und ohne viele Worte darum zu machen, als Pflegehilfskraft auf einer meiner Stationen gearbeitet. Frau und Tochter haben sich nicht vor den unangenehmsten Arbeiten gescheut und haben mit meinen Schwestern gut zusammengearbeitet. Eine meiner Stationsschwestern hat mir später gesagt, dass dieses Beispiel, das ausgerechnet die Frau des Chefarztes damals gegeben hat, für das Pflegepersonal eine große Ermunterung bedeutete und dass dies mit ein Grund dafür gewesen sei, warum unsere Abteilung letztlich einen im Vergleich zum übrigen Haus eher geringeren Verlust an Pflegepersonal zu beklagen hatte.

In beruflicher Hinsicht habe ich einiges falsch und manches richtig gemacht. So habe ich mich – in guter Gesellschaft mit vielen Ärzten und Forschern – zunächst immer gegen die von den klügeren Patienten stets vertretene These gerichtet, dass es „gute und schlechte Futterverwerter" gäbe. Wir haben die Übergewichtigkeit und die Fettsucht damals als ein reines Bilanzproblem angesehen, das es in der Tat bis zu einem Grade auch heute noch darstellt; denn nur wer weniger isst, als er verbraucht, kann abnehmen. Andererseits gibt es aber neuere biochemische und ernährungsphysiologische Erkenntnisse, die klar erkennen lassen, dass bestimmte Menschen bei Zufuhr von Kalorien diese eher als Wärme abstrahlen, während andere sie vermehrt im Fettgewebe einlagern. Das macht auf die Dauer doch eine ganze Menge aus und erklärt, warum es eben doch gute und schlechte Futterverwerter gibt. Einen weiteren Kardinalfehler beging ich in der anfänglichen Ablehnung der Kombinationstherapie „Insulin plus Sulfonylharnstoffe". Was hatte das zu bedeuten? Nun, die Sulfonylharnstoffe sind bekanntlich Substanzen, die die körpereigene Insulinsekretion anregen, und es schien mir ursprünglich nicht sinnvoll zu sein, solche Substanzen zusätzlich zu geben, wenn man sowieso Insulin zu spritzen hat. Eigene Untersuchungen, die mit einem falschen Ansatz durchgeführt wurden, schienen diese These zu bestätigen. Denn wenn man die Patienten, die auf Tabletten allein nicht mehr ansprachen, komplett auf Insulin umstellte und erst nach Erreichung einer sehr hohen Insulindosis versuchte, zusätzlich Tabletten zu geben, hatte man in der Regel mit dieser Kombination keinen Erfolg. Zeigte sich doch, dass durch die hohen Insulinspiegel, die man mit dem gespritzten Insulin erzielt, die körpereigene Insulinsekretion unterdrückt wird, und dass dann die Tabletten, die die Insulinsekretion anregen sollen, nichts mehr leisten können. Mein Mitarbeiter Werner Bachmann hat – ebenso wie Haupt, Rosak und andere Autoren – als erster eindrucksvoll zeigen können, dass eine strukturierte, gut durchdachte kombinierte Behandlung durchaus ihren Erfolg hat. Man muss eben die Tabletten beibehalten, dabei zunächst nur kleine Mengen Insulin spritzen und diese Dosis sehr langsam erhöhen, um Erfolg zu haben. Es zeigt sich nämlich dann sehr rasch, dass man für die Erzielung guter Ergebnisse im Schnitt nur etwa 15 Einheiten Insulin (zusätzlich zur Tabletten-Therapie) benötigt, während bei einer Umstellung auf Insulin allein 60 bis 80 Einheiten täglich benötigt werden. Letzteres hat – von Kostengründen einmal ganz abgesehen – den gravierenden Nachteil, dass viele dieser mit höchsten Insulindosen behandelten Patienten vermehrt an Gewicht zunehmen, was bei den kombiniert behandelten Diabetikern – wie mehrfach gezeigt wurde – weniger der Fall ist. Einen weiteren Fehler habe ich begangen, als ich in einem ersten Gutachten, zu dem ich von den Krankenkassen aufgefordert worden war, die Blutzuckerselbstkontrolle der Patienten als auf die Dauer undurchführbar und für die Patienten zu belastend ablehnte. Es ist natürlich zweifellos so, dass das ständige Stechen in den Finger zur Gewinnung von Blut eine äußerst lästige und auch schmerzhafte Prozedur ist, die die Patienten nicht mögen. Andererseits hatte ich aber die Bereitschaft der Diabetiker unterschätzt, an der guten Diabeteseinstellung mitzuwirken. Hierfür ist nicht nur das Bemühen der Patienten verantwortlich, keine hohen Blutzuckerwerte zu haben bzw. diese rechtzeitig zu erkennen (um damit den gefürchteten Folgeschäden zu begegnen), sondern vor allem die Vermeidung von Unterzuckerreaktionen bzw. deren rechtzeitige Erkennung sind die eigentliche Triebfeder für die Bereitschaft der Patienten, an der Blutzuckerselbstkontrolle mitzuwirken. So kommt es, dass die wirklich gut eingestellten, mit intensivierter Insulintherapie, also mit mehreren Spritzen täglich behandelten Diabetiker, mehrfach am Tag Blutzuckerselbstkontrollen durchführen und sich in einem Bereich des Blutzuckers bewegen, der sie von der in familiärer und beruflicher Hinsicht so gefürchteten Unterzuckerung fernhält.

In anderen Bereichen haben meine Gruppe und ich glücklicher agiert. So haben wir als erste in Deutschland eine intensive und später gut strukturierte Schulung installiert, die ich nach wie vor als wichtigste Therapiemaßnahme für den Patienten ansehe. Mein Lehrer Joslin hat von der Trias (er nannte es „Troika") „Diät, Muskelarbeit, Insulin" gesprochen. Ich habe diesen Begriff der Troika beibehalten, ihn aber anders beschrieben. Das erste Zugpferd ist für

14. Kapitel

mich die Schulung des Patienten, das zweite Zugpferd die Therapie der Stoffwechselstörung (im engeren Sinne mit Diät, Muskelarbeit, Insulin, aber auch oralen Antidiabetika) und das dritte Zugpferd schließlich die Sicherstellung des Therapieerfolgs durch Selbstkontrolle des Patienten, wobei Insulin spritzende Diabetiker vornehmlich Blutzuckerselbstkontrollen durchzuführen haben. An der Schulung habe ich mich bis zu meinen letzten Diensttagen immer selbst beteiligt und damit das Beispiel der Joslin-Klinik imitiert, in der – wie schon erwähnt – in absoluter Selbstverständlichkeit die Spitzenkräfte (also der alte Joslin selbst, Marble, White, Root, Krall, Bradley) in die Schulung der Patienten einbezogen waren. Die besten Ärzte waren für die Joslin-Klinik gerade gut genug, um die wichtigste Aufgabe, nämlich die Patientenschulung, zu vollziehen.

Eine großartige Münchner Einrichtung ist übrigens das Gesundheitsforum der „Süddeutschen Zeitung", in dem wichtige Themen der gesamten Medizin abgehandelt werden und bei dem ich als Moderator mit Journalisten und Fakultätskollegen in vielen großen Laienveranstaltungen mitwirken darf.

In Anerkennung der Joslin'schen Richtlinien und Vermutungen zur Prognose, die mich absolut überzeugten, habe ich stets für eine optimale, das heißt scharfe und normnahe Diabeteseinstellung der Patienten mit annähernd normalisierten Blutzuckerwerten gekämpft. Ich muss wirklich sagen „gekämpft", da es gerade in der deutschen Diabetologie immer wieder „progressive" Kollegen gab, die mit dem Gegenteil kokettierten und die angeblich bessere Lebensqualität der Patienten durch eine allzu liberale Einstellung als wichtiger ansahen als die optimierte Diabetesbehandlung. Dabei ist der ganze Ansatz dieser gefährlichen „Liberalität" natürlich falsch. Gut kontrollierte Diabetiker müssen zwar mehr auf sich achten, fühlen sich aber – wie verschiedene Studien gezeigt haben – wohler als schlecht eingestellte und haben natürlich eine bessere Lebenserwartung. Mein Vorgänger Felix Steigerwaldt hat in diesem Zusammenhang immer betont, dass die postprandialen Blutzuckerwerte, also die nach dem Essen gemessenen Werte des Blutzuckers, für Diagnose, Therapie und Prognose wichtiger sind als die Nüchternblutzuckerwerte, die er verächtlich als „Hungerblutzucker" abtat. Hier haben wir über viele Jahre erleben müssen, dass diese klugen Erkenntnisse alter Diabetologen nicht beachtet wurden. Ich habe mit meiner Gruppe immer darauf bestanden, dass für die Diagnose und für die Prognose der postprandiale Blutzuckerwert beachtet wird. Jüngste Untersuchungen, die in aller Welt durchgeführt wurden, haben dies in dramatischer Weise jetzt für richtig befunden, da in der Tat die Sterblichkeit infolge Gefäßschäden bei Diabetikern vermehrt einhergeht mit erhöhten postprandialen und weniger mit erhöhten Nüchternblutzuckerwerten. Auch die gefährliche Verniedlichung pathologischer Ergebnisse im sogenannten Glucosetoleranztest, also nach Gabe von mit Flüssigkeit zugeführtem Traubenzucker, haben wir in ihrer Bedeutung glücklicherweise immer richtig erkannt und bekämpft. Über lange Jahre wurden nämlich solche Ergebnisse bagatellisiert, und das Vorstadium des Diabetes, nämlich die gestörte Glucosetoleranz, als harmlos bezeichnet. Das ist absolut falsch, abgesehen davon, dass 50% dieser Patienten mit dieser frühen Zuckerstoffwechselstörung später einen manifesten Diabetes entwickeln.

Ausführlich habe ich mich zeit meines beruflichen Lebens mit der Diabetesdiät beschäftigt und bin über zweieinhalb Jahrzehnte Vorsitzender oder Mitglied des Ernährungsausschusses der Deutschen Diabetes-Gesellschaft gewesen. Auch hier konnte ich an die Erfahrungen alter deutscher Kliniker anknüpfen, die sich später weltweit als richtig erwiesen haben: Nicht die fettreiche, sondern die kohlenhydratreiche Diät ist es, die zu besseren Ergebnissen im Hinblick auf die Ansprechbarkeit auf Insulin und für die Lebenserwartung der Patienten führt. Abstruse Spezialdiäten, wie die sogenannte Nulldiät, bei der Fett und Alkohol freigestellt wurden und bei der die Patienten nur deswegen an Gewicht abnehmen, weil ihnen übel wurde, haben wir von Anfang an energisch bekämpft. Auch habe ich – und das ist in dem Buch wiederholt betont worden – immer dafür plädiert, dass der Typ-1-Diabetiker bei allen Liberalisierungstendenzen, die ihre Berechtigung haben, eine gewisse spezifischere und striktere Ernährungsweise im Sinne einer kaloriengerechten Kost einhalten muss, um eine gute Prognose zu haben. Es hat sich doch – wie schon erwähnt – gezeigt, dass bei der großen amerikanischen DCCT-Studie, die die Überlegenheit scharf eingestellter Diabetiker im Hinblick auf die Mikroangiopathie bei Typ-1-Diabetes bewiesen hat, jene Typ-1-Diabetiker noch besser abschnitten, die eben gleichzeitig eine Diät einhielten und ihr Körpergewicht im Griff hatten. Diese Patienten hatten nicht nur ein besseres HbA1c und seltener Mikroangiopathien, sondern wiesen vor allem ein deutlich geringeres Ausmaß an Arteriosklerose auf, von der man ja weiß, dass sie mit bestimmten diätetischen Richtlinien besonders gut zu bekämpfen ist.

Bei der medikamentösen Therapie haben wir uns sowohl mit den oralen Antidiabetika (Tabletten) als auch mit der Insulinbehandlung beschäftigt. Bei den oralen Antidiabetika muss ich anmerken, dass ich die Biguanide in Deutschland eingeführt und mich zu diesem Thema habilitiert habe. Es war für mich ein großer Glücksfall, dass ich deswegen schon im Jahre 1961 als noch nicht habilitierter, 33-jähriger Diabetologe beim Internationalen Diabeteskongress in Genf das Hauptreferat über die Biguanidbehandlung halten durfte. Das hat mir natürlich in meiner weiteren beruflichen Tätigkeit sehr geholfen. Auch mit den Sulfonylharnstoffen, mit Acarbose und mit den Glitazonen hat sich unsere Gruppe befasst. Als erster habe ich 1958 – wie oben erwähnt – die orale Kombinationstherapie „Biguanid plus Sulfonylharnstoff" (im engeren Sinne „Buformin plus Tolbutamid") beschrieben und bin zu meiner Freude immer wieder mit meinen Erfahrungen bestätigt worden. Dabei lag die Idee doch so nah und wurde im gleichen Jahr auch von anderen Autoren unabhängig von mir aufgegriffen: Da diese unterschiedlichen Substanzen einen unterschiedlichen Wirkungsmechanismus der Blutzuckersenkung aufwiesen, war es sinnvoll, sie zu kombinieren, um auf zweifache Weise den Blutzucker zu senken und einen additiven Effekt zu erzielen.

Bei der intensivierten Insulintherapie dachte ich eine zeitlang, dass ich „ihr Vater" oder einer ihrer Väter gewesen bin. Denn schon vor 40 Jahren habe ich den Satz geprägt „Je instabiler ein Diabetes ist, desto häufiger müssen kurz wirkende Insuline gespritzt werden". Dies ist in der Tat die Grundlage für das Basis-Bolus-Konzept, bei dem man gewissermaßen ein lang wirkendes Basalinsulin unterlegt und dies mit kleinen kurz wirkenden Insulinspritzen zu den Mahlzeiten kombiniert. Ich hätte nur wissen müssen, dass mein Lehrer Joslin bereits im Jahre 1928 (!) – also in meinem Geburtsjahr und nur sechs Jahre nach Einführung des Insulins in die Klinik – in einer lesenswerten Arbeit darauf hinwies, dass die Häufigkeit der Insulininjektion vom Schweregrad des Diabetes abhängt und dass

Rückblick und Ausblick

es Patienten gibt, die viermal am Tag Insulin zu spritzen haben (was unserer intensivierten Insulintherapie heutzutage entspricht). Joslin war also der Vater der intensivierten Insulintherapie!

Auf unsere Arbeiten zur Resorption von Zuckern und Zuckeralkoholen bin ich im Text des Buches näher eingegangen. Auch sie bildeten die Grundlage für unser Interesse an diätetischen Fragen. Meine Gruppe hat sich ferner speziell mit den beiden anderen „Killern" der Typ-2-Diabetiker, nämlich mit dem Hochdruck und der Dyslipoproteinämie, also der Störung in der Zusammensetzung der Blutfette, beschäftigt. Frühzeitig haben wir darauf hingewiesen, dass die sogenannten ACE-Hemmer eben nicht nur den Blutdruck senken, sondern auch der Insulinresistenz entgegenwirken, was nun jüngst mit der sogenannten HOPE-Studie bestätigt wurde. Eine gute Diabeteseinstellung kann nach unserer Ansicht nur zustande kommen, wenn Hyperglykämie, Dyslipoproteinämie und Hypertonie erfolgreich und bei Diabetikern besonders strikt therapiert werden und wenn – nicht zu vergessen – die Patienten das Rauchen vermeiden. Die Insulinresistenz selbst wurde durch weltweit anerkannte Arbeiten von Hans Häring und Monika Kellerer aus unserer Gruppe erforscht.

Was kann man nun im Hinblick auf die Zukunft sagen? Sicherlich stehen jetzt weitere diagnostische Tests und Therapiemethoden im Vordergrund, die von Bedeutung sein werden. Ich darf daran erinnern, dass der deutsche Physiker Kaiser bereits vor Jahrzehnten auf die Chance hingewiesen hat, den Blutzucker unblutig, nämlich mit Hilfe einer Infrarotspektralanalyse, zu messen. Leider sind diese Untersuchungen nicht im erwünschten Maße fortgeschritten, was natürlich mit den Kosten und den Schwierigkeiten der Miniaturisierung eines solchen Verfahrens zusammenhängt. Bei der Therapie wird man sich bemühen, neue orale Antidiabetika zu entdecken und Insulinanaloga zu entwickeln, also Insuline, bei denen eine geringfügige Abwandlung des Moleküls entweder sehr kurz oder sehr lang wirkende Präparate zur Folge hat. Letzteres ist bereits gelungen mit kurz wirkenden Präparaten von Lilly und Novo Nordisk und mit dem Präparat Insulin glargin von Aventis, das sehr stabil und sehr lang wirksam ist, ohne wesentliche Hypoglykämien hervorzurufen. Die gleiche Firma, nämlich Aventis, bemüht sich ferner um Insuline zur Inhalation, die also wie bei Asthmakranken mit einem „Hub" dann zugeführt werden, wenn die Nahrungszufuhr es erfordert. Natürlich wäre diese nichtinvasive Gabe von Insulin ein deutlicher Fortschritt, und man ist gespannt, was aus dieser Entwicklung noch werden wird. Die Gruppe von Federlin und Bretzel hat sich – wie erwähnt – mit großem Erfolg um die Transplantation von insulinproduzierenden Zellen bemüht, die in die Pfortader eingespritzt werden, sich in der Leber festsetzen und von dort aus die Insulinproduktion bei Insulinmangeldiabetikern übernehmen können. Wahrscheinlich ist dieses Verfahren noch wichtiger als die im Augenblick noch erfolgreichere Pankreastransplantation, bei der das Organ oder ein großer Teil davon verpflanzt wird, um bei geeigneten Patienten die Insulinproduktion zu übernehmen. Was die Gentherapie in Zukunft bringen wird, ist in der Diabetologie noch offen, muss man doch bedenken, dass es sich gerade beim Typ-2-Diabetes (95% aller Zuckerkranken) um einen Diabetestyp handelt, bei dem eine große Zahl von Genen bei der Pathogenese im Spiel ist.

Im Augenblick dominiert das Bestreben, eine „evidence-based medicine" zu betreiben. Man will damit vernünftigerweise zum Ausdruck bringen, dass in der Regel nur solche Therapiemethoden rückhaltlos eingesetzt werden sollen, bei denen Studienergebnisse im Hinblick auf „harte Endpunkte" den Nutzen der Therapie gezeigt haben. Man will also z.B. in bestimmten Situationen nur solche Medikamente verwenden, bei denen die Verringerung der Amputationsrate oder die Herzinfarkthäufigkeit signifikant im Vergleich zu Placebo verringert worden ist. Dieser Ansatz ist gut, ist aber keineswegs neu, da verantwortungsbewusste Ärzte in gleicher Weise stets gehandelt haben, wenn die Möglichkeit dazu bestand. Andererseits muss man aber bedenken, dass wirklich Evidenz-basierte Ergebnisse nach Aussagen von Kennern wie Creutzfeldt u.a. nur in etwa 15% der Fälle überhaupt möglich sind. Im Übrigen besteht die Gefahr, dass durch das Warten auf Studien, die oft erst nach einem Jahrzehnt nach der Einführung eines Präparats vorliegen können, bestimmte wichtige Medikamente den Patienten vorenthalten werden. Ich möchte nicht als Gegensatz, sondern als Ergänzung zu dem Begriff „evidence-based medicine" den Begriff „knowledge-based medicine" prägen, der besagen soll, dass in bestimmten Situationen, in denen einfach noch keine Evidenz-basierte Resultate gewonnen werden konnten, eben das Wissen um die Wirkungsweise und um die ersten Nebenwirkungen von Medikamenten den weiteren Einsatz bestimmen. Ich glaube, dass dieses Bestreben sehr berechtigt ist, wie verschiedene Beispiele in der Entwicklung von Pharmazeutika in den letzten Jahren und Jahrzehnten gezeigt haben. So wurden von manchen Gruppen die Lipidsenker abgelehnt, weil einerseits – völlig im Gegensatz zur gut begründeten Lehrmeinung – die Cholesterintheorie ignoriert wurde (man bestritt, dass hohe Cholesterinwerte von Einfluss auf die Entwicklung der Arteriosklerose sind), und weil zum anderen für die Blutfett-senkenden Substanzen, insbesondere für die gewiss nicht billigen Statine, keine Evidenz-basierten Studien vorlagen. Sie konnten aber gar nicht vorgelegen haben, weil die Substanzen ja erst vor relativ kurzer Zeit eingeführt worden sind und weil Erfahrungen ausgedehnter Art deshalb noch nicht vorhanden waren. Die Situation hat sich jetzt natürlich entscheidend geändert, nachdem die 4S-Studie, WOS-Studie, die CARE-Studie, die Lipid-Studie und andere Studien den großen Wert von Lipidsenkern vom Typ der Statine – nicht zuletzt bei Diabetikern und auch bei älteren Menschen – schlagend bewiesen haben. Wir haben diese Substanzen aufgrund der von uns vertretenen „knowledge-based medicine" immer bei Hypercholesterinämien, die wir diätetisch nicht in den Griff bekommen konnten, verordnet. Nachträglich können wir sagen, dass andere und wir damit geholfen haben, Tausenden von Menschen das Leben zu retten, während die, die aus unerklärlichen Gründen diese Substanzen ablehnten, sich vorwerfen lassen müssen, dass sie viele vermeidbare kardiovaskuläre Ereignisse bis hin zum Infarkt und zum Herztod nicht verhindern halfen.

Ähnliche Erfahrungen konnte man in den letzten Jahren mit der total unberechtigten Ablehnung von ACE-Hemmern machen, deren kardio- und nephroprotektiver Effekt, also der Effekt, der einen Schutz gegen Herz- und Nierenschäden darstellt, sowie deren günstige Beeinflussung der Insulinresistenz (als Grundlage des Typ-2-Diabetes) inzwischen unbestritten sind. Auch hier hatten erste Untersuchungen eindeutig in die richtige Richtung gewiesen. Ich darf darauf hinweisen, dass gerade die Beeinflussung der Diabetestypischen Unterempfindlichkeit gegenüber dem körpereigenen Insulin von unserer Gruppe (Dietze, Wicklmayr, Rett) geprüft und als durch ACE-Hemmer günstig beeinflussbar erkannt wurde. In der Tat hat – wie erwähnt – die HOPE-Studie in allerjüngster Zeit gezeigt, dass bei einer großen Gruppe von Probanden, die noch keinen Diabetes hatten, diejenigen im Laufe der Studie zu 30% seltener einen Diabetes entwickelten, die mit ACE-Hemmern und nicht mit einer Placebo-ähnlichen Substanz behandelt wurden. Auch das hätte man sich ableiten können durch das vorhandene Wissen, also durch die „knowledge-based medicine". Wieder ein Beispiel bietet das Metformin, das in Deutschland als Biguanid vor allem von einer bestimmten Diabetologengruppe geradezu verteufelt wurde. Zu unserer Genugtuung zeigte sich aber in der weltweit anerkannten UKPDS (United Kingdom Prospective Diabetes Study), dass ausgerechnet Metformin nicht nur wegen seiner blutzuckersenkenden, sondern vor allem auch wegen seiner anderen Eigenschaften (Verhinderung von Gewichtszunahme, Effekte auf die Blutfette, antithrombotische Wirkung) am besten von allen oralen Antidiabetika abgeschnitten hat. Auch die Sulfonylharnstoffe, die als Schädlinge im kardiovaskulären Bereich apostrophiert wurden, zeigten sich in der UKPDS als völlig unschädlich und gut wirksam. Gleiches galt dabei auch für die Acarbose.

Ich meine, dass man durch eine Mischung und gute Beachtung von Evidenz-basierter Medizin und Wissens-basierter Medizin Gutes tun kann, um den Patienten zu helfen. Die „barfußmedizinische" Attitüde, überall an allen Medikamenten zu sparen, – es sei denn, sie beweisen nach Jahrzehnten, wie wirksam sie sind –, führt nicht nur zum Stopp von Innovationen bei der Pharmaindustrie, sondern auch zu einer Zweiklassenmedizin oder – wie Seehofer sie bezeichnet – als jetzt schon weitgehend sich abzeichnende Mehrklassenmedizin. In der Tat ist es ja so geworden, dass durch die Budgetierung im Gesundheitswesen Kassenpatienten deutlich weniger und schlechtere Präparate verordnet bekommen werden, als es bei Privatpatienten der Fall ist. Ich darf in diesem Zusammenhang auf meine Festansprache zum Wiesbadener Internistenkongress 1981 verweisen (S. 263 ff.), in der ich damals noch guten Glaubens ausführte, dass eine Zweiklassenmedizin oder gar Mehrklassenmedizin in Deutschland nicht existiert. Dies kann ich mit gutem Gewissen heute nicht mehr behaupten. Es ist ganz sicher so, dass diejenigen, die sich durch ihre bessere Versicherung mehr und

Rückblick und Ausblick

teurere Medikamente leisten können, diese eher verordnet bekommen als der Kassenpatient bei dem in den Budgetfesseln gefangenen Arzt. Dies kann aber nicht der Sinn der Gesundheitspolitik der Zukunft sein!

Ich bin trotzdem alles in allem zuversichtlich, dass sich die Möglichkeiten für eine bessere Medizin wieder zu Gunsten der Patienten ändern werden. Wenn man bedenkt, dass bei Befragung der Bevölkerung diese das gesundheitliche Wohlergehen regelmäßig als das höchste Gut bezeichnet, und wenn man auf der anderen Seite weiß, dass die Medizin in der jetzigen Form angesichts ihrer Fortschritte und der zunehmenden Überalterung der Bevölkerung immer teurer, ja fast unbezahlbar wird, dann muss es zu bestimmten Änderungen im Gesundheitswesen kommen. Dies kann, nach allem was man weiß und was letztlich von niemandem bestritten wird, nur auf einer angemessenen Selbstbeteiligung der Patienten beruhen. Diese Selbstbeteiligung muss sich aber analog zu unserer Wirtschaftspolitik – im Sinne der sozialen Marktwirtschaft – auch in sozialer Hinsicht bewähren, d.h. die Bedürftigen müssen von Zuzahlungen weitgehend befreit werden. Wenn dieses Ziel erreicht ist, d.h. wenn wieder allen Menschen in diesem Lande unabhängig vom Einkommen alle Möglichkeiten der Medizin eröffnet werden, dann werden auch Diabetikerinnen und Diabetiker, um die es in diesem Buch vor allem ging, wieder das Bewusstsein haben können, ein langes und beschwerdefreies Leben mit Hilfe ihrer Ärzte und deren medizinischen Möglichkeiten führen zu können.

Literatur

Allan, F. N.: History of Treatment of Diabetes by Diet. J. Amer. Diet. Ass. 6, 1–9 (1939).

Banting, F.G., Best, C. H., Collip, J. B., Campbell, W. R., Fletcher, A. A.: Pancreatic Extracts in the Treatment of Diabetes mellitus. Canad. Med. Ass. J. 12, 141–146 (1922).

Banting, F. G., Best, C. H., Collip, J. R., Macleod, J. J. R., Noble, E. C.: The Preparation of Pancreatic Extracts Containing Insulin. Proc. Transact. Roy. Soc., Canad. Sect. 5, 16, 27–30 (1922).

Bertram, F., Bendtfeld, E., Otto, H.: Über ein peroral wirksames Antidiabetikum. Dtsch. med. Wschr. 80, 1455–1460 (1955).

Bouchardat, A.: De la glycosurie ou diabète sucré. Paris (1875).

Brunner, J. C.: Experimenta nova circa Pancreas. Amsterdam, Weltsten (1682).

Creutzfeldt, W.: Orale Diabetestherapie mit Sulfonamidderivaten. Münch. med. Wschr. 98, 1409–1413 (1956).

Dörzbach, E., Müller, R.: Die Insulintherapie: Die Insulinpräparate. In: Handbuch des Diabetes mellitus. Hrsg. E. F. Pfeiffer Bd. 2, München, Lehmann, S. 1087–1089 (1971).

Ehrhardt, G.: Über neue peroral wirksame blutzuckersenkende Substanzen. Naturwiss. 43, 93 (1956).

Frank, E. Nothmann, M., Wagner, A.: Über synthetisch dargestellte Körper mit insulinartiger Wirkung auf den menschlichen und tierischen Organismus. Klin. Wschr. 5, 2100–2107 (1926).

Franke, H., Fuchs, J.: Ein neues antidiabetisches Prinzip. Ergebnisse klinischer Untersuchungen. Dtsch. med. Wschr. 80, 1449–1450 (1955).

Galen: Opera. In: Corpus Medicorum Graecorum. Hrsg. v. E. Littre. Bd. 1, Leipzig 1821, S. 781, Bd. 3., Leipzig 1822, S. 344, Bd. 8, Leipzig, S. 394 (1824).

Hagedorn, H. C., Jensen, B. N: Zur Mikrobestimmung des Blutzuckers mittels Ferricyanid. Biochem. Zschr. 135, 46–58 (1923).

Hagedorn, H. C., Jensen, B. N., Krarup, N. B., Wodsrup, I.: Protamine Insulinate. J. Amer. Med. Ass. 106, 177–180 (1936).

Literatur

Hesse, E., Taubmann, G.: Die Wirkung des Biguanids und seiner Derivate auf den Zuckerstoffwechsel. Arch. Exp. Path. Pharmak. 142, 290–308 (1929).

Houssay, B. A., Biasotti, A.: Hypophysectomie et diabète pancréatique chez le crapaud. C.R. soc. Biol. Paris 104, 407–410 (1930).

Janbon, M., Chapal, J., Vedel, A., Schaap, J.: Accidents hypoglycémiques graves par un sulfamidothiazol (le VK 57 ou 2254 RP). Montpellier méd. 21/22, 441 (1942).

Joslin, E. P., Root, H. F., White, P., Marble, A.: The Treatment of Diabetes mellitus. London, Kimpton 1916, 9. Aufl. London (1953).

Kimmelstiel, P., Wilson, C.: Intracapillary Lesions in the Glomeruli of the Kidney. Amer. J. Path. 12, 83–96 (1936).

Kussmaul, A.: Zur Lehre vom Diabetes mellitus. Über eine eigenthümliche Todesart bei Diabetischen, über Acetonämie, Glycerin-Behandlung des Diabetes und Einspritzungen von Diastase in Blut bei dieser Krankheit. Dtsch. Arch. Klin. Med. 14, 1–46 (1874).

Langerhans, P.: Beiträge zur mikroskopischen Anatomie der Bauchspeicheldrüse. Med. Diss. Berlin (1869).

Levine, R.: Insulin. The Biography of a Small Protein. New Engl. J. Med. 277, 1059–1064 (1967).

Loubatieres, A.: Analyse du mécanisme de l'action hypoglycémiante du paminobenzènesulfamidothiodiazol (2254 RP). C. R. soc. biol. Paris 96, 766–767 (1944).

Maske, H.: Über die orale Behandlung des Diabetes mellitus mit N-(4-Methylbenzolsulfonyl)-N-butyl-Harnstoff (D 860). Dtsch. med. Wschr. 81, 823–825 (1956).

Mann, G.: Deutsche Geschichte des 19. Und 20. Jahrhunderts. Frankfurt am Main, S. Fischer (1992).

Mehnert, H.: Typ-2-Diabetes. Pathogenese – Diagnostik – Therapie – Folgeschäden. München, Medikon Verlag, 2. Auflage (2000).

Mehnert, H., Karg, E.: Glybenclamid (HB 419): ein neues orales Antidiabetikum der Sulfonylharnstoff-Reihe. Dtsch. med. Wschr. 94, 819–824 (1969).

Mehnert, H., Seitz, W.: Klinische Erfahrungen mit dem blutzuckersenkenden Biguanid DBI. Münch. med. Wschr. 100, 1056–1058 (1958).

Mehnert, H., Seitz, W.: Weitere Ergebnisse der Diabetesbehandlung mit blutzuckersenkenden Biguaniden. Münch. med. Wschr. 100, 1844–1851 (1958).

Mehnert, H., Standl, E., Usadel, K.-H.: Diabetologie in Klinik und Praxis. Stuttgart, New York, Thieme, 4. Auflage (1999).

Noorden, C. v.: Die Zuckerkrankheit und ihre Behandlung. Berlin, Hirschwald, S. 176 (1895).

Raptis, S., Rau, M. A., Schröder, K. E., Faulhaber, J. D., Pfeiffer, E. F.: Comparative Study of Insulin Secretion Following Repeated Administration of Glucose, Tolbutamide and Glibenclamid (HB 419). In: Diabetes and Non Diabetic Subjects. Horm. Stoffwechsel-Forsch. 1, 65–72 (1969).

Schadewaldt, H.: Die Geschichte des Diabetes. Allergie Immun. Forsch. Bd. 2, S. 9–22. Stuttgart, Schattauer (1968).

Spann, W.: Kalte Chirurgie. Landsberg, ecomed verlag, 3. Auflage (1998).

Standl, E., Mehnert, H.: Das große TRIAS-Handbuch für Diabetiker. Stuttgart, Trias (1998).

Ungar, G., Freedman, L, Shapiro, S. L.: Pharmacological Studies of a New Hypoglycemic Drug. Proc. Soc. exp. Biol. Med. 95, 190–192 (1957).

Watanabe, C. K.: Studies in the Metabolic Changes Induces by Administration of Guanidine Bases. I.: Influence of Injected Guanidine Hydrochloride upon Blood Sugar Content. J. Biol. Chem. 33, 253–265 (1918).

Weil, G.: Leb ich denn, wenn andere leben? Nagel und Kimche AG Zürich/Frauenfeld, 2. Auflage (1998).

Zuelzer, G. L.: Über Versuche einer spezifischen Fermenttherapie des Diabetes. Z. exp. Path. Ther. 23, 307–318 (1908).